看護判断のための
気づきと
アセスメント

母性看護

編集
茅島江子・村井文江・細坂泰子

中央法規

はじめに
Introduction

　　母性看護を行う看護職には，妊産婦や新生児に対して，観察するべき情報に気づき，情報を整理し，必要なケアが何であるかをアセスメント・判断して看護実践を行う能力が必要とされています。これは決して簡単なことではありません。初めて臨床実習に参加する学生や，就職して日の浅い新人看護師にとってはなおさらのことです。学生や新人看護師は，さまざまな情報で溢れている臨床の現場のなかで，対象の前で何を観察したらよいのか，立ち尽くしてしまうこともあるでしょう。しかし，ベテランの看護職は，看護判断のための気づきとアセスメントの引き出しをたくさんもっているので，妊産婦のニーズにいち早く気づき，意識的な観察，アセスメントを経て必要なケアを提供します。

　　臨床実習が初経験の学生も，駆け出しの新人看護師も，適切な気づきができるためには，臨床の現場で活用できる知識，アセスメントの視点，看護の引き出しが必要です。本書は，妊産婦・新生児のニーズに気づく力を高めることを目標に，気づきの根拠となる知識，アセスメントの視点，保健指導・看護計画，妊産婦・新生児の異常の4つの引き出しを作り，フローチャートや図表を用いて視覚的にわかりやすく，楽しく，学修できる本として企画しました。気づきの根拠となる知識では，ケアの基盤となる理論を解説しました。アセスメントの視点では，妊産婦の背景にある情報，心身の変化や症状のアセスメントの視点および妊産婦や胎児・新生児への影響について説明しました。保健指導・看護計画では，各時期の看護のポイントを説明し，妊産婦・新生児の異常では，主な異常と悪化しないための看護について解説しています。

　　気づく力を高めるためには，常日頃からケアを改善する最新の視点をもつことも必要です。2018年にWHOは，医療化された出産ケアを見直し，妊産婦のQOLを高めるケアへと，ケアの質の転換を目指して「ポジティブな出産体験のための分娩期ケア」を発表しました。本書によって，臨床の現場で妊産婦のニーズに気づく力が高まり，情報を整理し，的確な看護判断を行い，女性がポジティブな出産を体験できるための看護実践に役立てていただければ幸いです。

2022年1月
編者を代表して
茅島江子

目次
contents

第 **1** 部

妊娠期の看護

第 **1** 章

妊婦をまるごと捉えよう

1 妊婦をまるごと捉えよう

妊娠とは,「受精卵の着床から始まり,胎芽または胎児および付属物の排出をもって終了するまでの状態」(日本産婦人科学会)であり,妊婦とはその時期の女性を指す。妊婦は,妊娠することで自分の体内に新しい生命が宿り,心身ともに大きな変化が生じる。妊娠中の心身の変化は,それ自体,健康な生理的変化であるが,妊娠経過と日常生活は密接な関連があり,仕事や家事など,日常生活等で心身の負担が大きい場合には,母子の健康に重大な悪影響を及ぼすこともある。

したがって,定期的な妊婦健診での健康診査と保健指導によって心身の健康状態を把握し,異常を早期に発見することと,異常を予防,悪化させないための保健指導は重要である。初診では,①妊婦の健康状態(年齢,妊娠・出産等に関する既往歴,ハイリスク因子の有無等),②妊婦の生活環境(居住地,家族関係,職業,文化的背景,サポート等),③妊婦の自己管理能力(ヘルスプロモーション,セルフケア能力)などについて,問題がないか気づき,アセスメントし,看護の必要性について判断することが大切である。

とくに初診時には,妊婦の健康状態,妊婦が妊娠中の心身の変化に合わせて自己管理できるかどうかを看護判断する。妊娠・出産に関する不安が強い,セルフケア能力が低い,サポートが得られない等の問題がある場合には,妊婦の不安軽減,セルフケア能力を高める等のサポートを行う。

第1部「妊娠期の看護」では,妊娠時期の区分に合わせて心身の変化,妊娠期の異常などの気づき,アセスメント,看護について解説する。なお,妊娠時期の区分は,妊娠初期,妊娠中期,妊娠末期の3区分とした。

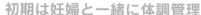

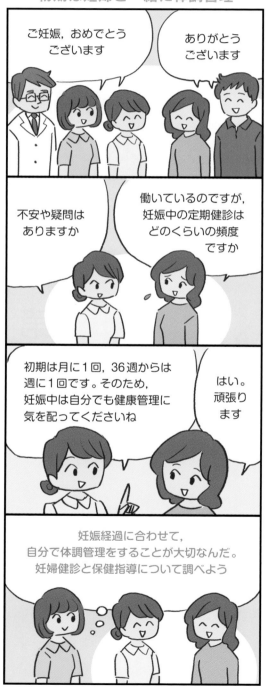

01　妊娠初期の心身の変化と日常生活を捉える

　妊娠初期は，妊娠〜13週6日で，この時期は胎児が急速に成長し，各器官が形成される重要な時期である。母体は，妊娠黄体や胎盤からのエストロゲンやプロゲステロンの分泌が高まり，妊娠を維持する。この時期には，身体的にはプロゲステロンの増加，子宮の増大等によって消化管の運動が低下し，食物の通過時間の延長や便秘になり，つわりが生じることが多い。一方，胎児の染色体異常や絨毛膜羊膜炎などによって流産することもある。

　つわりが悪化して妊娠悪阻になっていないかどうか，性器出血や腹痛など切迫流産の症状がないかどうかなど，妊娠初期の異常に気づき，アセスメントすることが大切である。

　心理的には，妊娠したことに適応する時期であり，妊娠したことへの喜びがある一方で不安や戸惑いもあるなど，アンビバレント（両面価値的）な感情をもつこともある。妊娠初期には外見的には身体的に変化がなく，周囲の理解が不十分になりやすいので，妊婦のサポート状況も踏まえて，支援する必要がある。

　妊娠初期は，妊娠による心身の変化に適応する時期で，異常を予防するために主に5つの視点で気づき，アセスメントを行う。
①妊娠初期の経過は順調か
②つわり，性器出血等の症状はないか
③流産予防等のセルフケアはできているか
④家族や職場でのサポートはあるか
⑤母性保護に関する制度は活用しているか

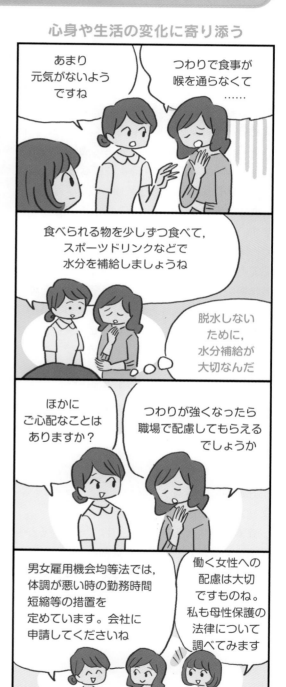

心身や生活の変化に寄り添う

妊娠中期は，妊娠14週0日〜27週6日の時期にあたる。この時期には，胎盤が完成して安定期となる。妊婦は，子宮の増大で腹部が徐々に大きくなり，胎動も自覚して胎児への愛着が高まる。心理的には，出産に向けて準備を行いながら，母親役割を獲得していく。一方，父親（パートナー）においても，妊婦の腹部の増大により，父親として実感するようになる。

妊娠中期には，妊娠性貧血，切迫早産，妊娠高血圧症候群や妊娠糖尿病などの異常が起こりやすい。異常は，母子の健康状態に影響するので，異常に気づき，アセスメントすることが大切である。また，この時期は，出産に向けて両親学級などに参加し，妊娠・出産の経過を理解し，妊婦自身がセルフケア能力を高める時期でもある。妊娠経過に合わせて，セルフケアできているかどうかに気づき，アセスメントし，セルフケア不足がないかどうか看護判断を行う。

妊娠中期は，安定期ではあるが，妊娠高血圧症候群などの異常が出現する時期でもある。それらの異常を予防するセルフケアができているかどうかなど，主に5つの視点で気づき・アセスメントを行う。

①妊娠中期の経過は順調か
②妊娠高血圧症候群などの異常はないか
③異常を予防するセルフケアはできているか
④家族や職場でのサポートはあるか
⑤母性保護制度の活用はできているか

トラブルを予防する視点でアセスメントを

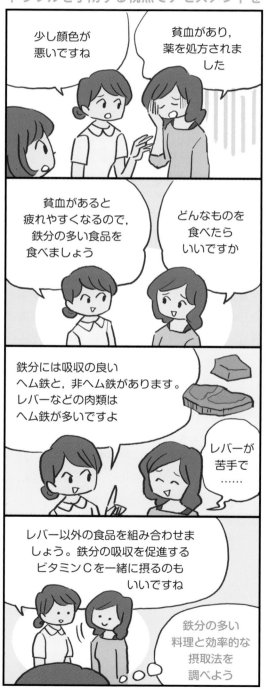

03 妊娠末期の心身の変化と日常生活を捉える

妊娠末期は，妊娠28週0日以降の時期にあたる。妊娠36週頃には，循環血液量が増え，循環赤血球量の増加が追いつかずに相対的に赤血球の割合が減り，貧血傾向となる（水血症）。一方，腹部や乳房が大きくなり，子宮の増大により，胃や肺が圧迫されるようになるので，身体的には階段の昇降などで動悸・息切れ，腰痛などの不快症状も強くなってくる。また，児頭が骨盤内に貫入してくることで，膀胱が圧迫され，頻尿になり，睡眠不足にもなる。

この時期には，妊娠高血圧症候群などの異常が重症化しやすい。心理的には，新たな家族が生まれる期待と同時に，陣痛がいつ始まるかなど，出産に対する不安が生じてくる。また，出産・育児の準備を整える時期でもある。

妊娠末期には，不快症状が強くなり，妊娠高血圧症候群が重症化やすく，出産に関する期待と不安，出産の準備を整える時期である。不快症状や異常の有無，異常の予防のためのセルフケアができているか，出産の準備はできているどうかなど，主に5つの視点で気づき・アセスメントを行う。

①妊娠末期の経過は順調か
②妊娠高血圧症候群などの異常はないか
③不快症状へのセルフケアはできているか
④家族のサポートはあるか
⑤出産・育児の準備はできているか

不快症状や不安を解消する

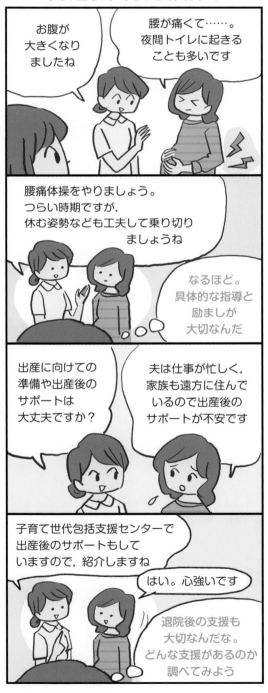

妊娠と気づく力テスト

第1部

第2章

妊娠期の気づく力を高める
基礎知識

ヘルスプロモーション理論

ヘルスプロモーションとは,「人々が自らの健康をコントロールし,改善することができるようにするプロセス」と定義されており,健康生活の習慣づくりと健康生活の環境づくりの2つの活動がある(図1)[1]。

妊婦は,地域で生活しながら,妊婦自身がそれまでの健康生活を維持し,心身の状態をコントロールしていく必要がある。妊婦は,ヘルスプロモーション活動を行うことにより,妊娠経過が順調に経過するための個人の力を高めることができる。具体的には,妊婦が妊娠の経過および妊娠中の摂生に関する正しい知識をもつことで,望ましい保健行動へと導いていく。反対に間違った知識は,いたずらに不安を増強したり,妊娠中の生活を乱し,妊娠経過に悪影響を及ぼす可能性がある。

近年の少産傾向により,家族にとって子どもは,valuable child(大切な子ども)になってきている。このため,よいお産へのneedsが高まり,妊娠・分娩に関する情報は,さまざまな形で氾濫している。妊婦がこれらの情報を正しく選択し,必要な知識を得て個人のパワーを高めるヘルスプロモーションを行うことが大切である。ヘルスプロモーションの力が弱い場合には,子育て世代包括支援センターなどの社会資源を活用して支援する。看護者は,ヘルスプロモーションの個人のパワーがどの程度であるかに気づき,アセスメントすることで,妊婦の自己管理能力に関する看護判断を行う。

01 個人のパワーを高めるヘルスプロモーション

身体的なヘルスプロモーション

妊娠経過中,妊婦はそれぞれの家庭で生活している。このため,妊娠が正常に経過するためには,それぞれの生活の場で栄養,休養,清潔,排泄,運動,性生活などの日常生活行動が健康的に行われなければならない。

しかし,たとえ日常生活行動が望ましいものでなくても,生活習慣は長年にわたって行われてきており,一朝一夕に変えることができない点を認識しておく必要がある。妊娠中のヘルスプロモーションとして行われている運動としては,妊婦水泳や妊婦エアロビクスなどがある(図2,図3)。これらは助産師などの健康管理の下で行われている。妊婦のヘルスプロモーションが適切に行われているか,気づき,アセスメントすることによって,妊婦がおかれている状況のなかで,より健康的な日常生活を送っているかどうか看護判断する。

精神的なヘルスプロモーション

妊娠は,新しい生命が誕生するための特別な期間であり,妊婦にとっては,親になる役割転換の予測段階にあたる。妊婦は,母親となるために胎児を受容し,分娩に備えて準備し,役割転換に伴う同一性の混乱を解決していかなければならない。妊娠期間中,多くの妊婦は,疑念,懸念と歓喜,興奮といった対立する感情が併存するアンビバレントな状態にあり,不安が強く,情緒的に不安定で,内向的,消極的になりやすいといわれている。このような心理的特徴は,

図1 ヘルスプロモーションの2つの活動

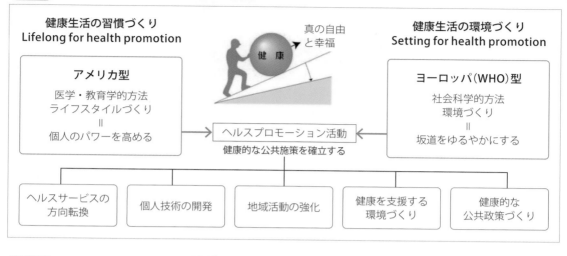

健康生活の習慣づくり
Lifelong for health promotion

真の自由
と幸福

健康

健康生活の環境づくり
Setting for health promotion

アメリカ型

医学・教育学的方法
ライフスタイルづくり
＝
個人のパワーを高める

ヘルスプロモーション活動

健康的な公共施策を確立する

ヨーロッパ(WHO)型

社会科学的方法
環境づくり
＝
坂道をゆるやかにする

| ヘルスサービスの方向転換 | 個人技術の開発 | 地域活動の強化 | 健康を支援する環境づくり | 健康的な公共政策づくり |

図2 妊婦水泳　　**図3** 妊婦エアロビクス

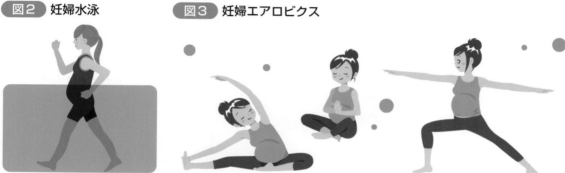

妊婦が母親として順応するうえで必要なものともいえる。

しかし，これらの変化が著しく，病的になってくると，母親として順応するうえで障害となるばかりでなく，身体的不快感を強めたり，妊娠経過に悪影響を及ぼしてくる可能性がある。妊婦の心理状態に気づき，アセスメントし，看護判断をすることは，妊婦が母親としてスムーズに順応するためにも，妊娠が正常に経過するためにも重要である。

社会環境とヘルスプロモーション

地域で生活する妊婦にとって，家族や地域の身体的・精神的・社会的・経済的サポートは，妊娠中の生活を整えるうえで大切な要素である。しかし，核家族化による家族のサポートの

減少，人口の都市集中化による住宅の問題・医療過疎の問題，若年妊娠の増加など，現代の家族や地域が抱える問題は，多種多様化している。妊婦のヘルスプロモーションの力が弱い場合には，家族や地域における子育て世代包括支援センターなどの社会資源を活用して，ヘルスプロモーションの勾配を低くする。このことは，妊婦を取り巻く環境を整え，妊婦が心身ともに安定して妊娠期間を過ごすうえでも重要である。

以上に述べた妊娠期のヘルスプロモーションの視点を踏まえて，妊婦が個人のパワーを高めるヘルスプロモーションができているかどうか，妊婦が家族や地域の社会資源を活用できているかどうかに気づき，アセスメントし，ヘルスプロモーションにおけるサポートが必要かどうかを看護判断する。

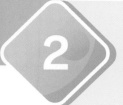

エンパワメントの概念と支援

01 エンパワメントの概念

エンパワメントの用いられ方は、社会の変化を反映している。始まりは17世紀の法律用語であり、公的な権威や権限を付与する意味であった。その後、第二次世界大戦以後における公民権運動、フェミニズム運動、発展途上国の開発支援などでは、権威や権限を与えられることに留まらず、権利を獲得、コントロールして、課題解決や状況改善をすることまでを包含するようになった。この過程において、援助をするという考え方から、自らが主体的にコントロールすることが、エンパワメントの意味の中心となった。

看護や保健の領域においては、専門家の指示を遵守して健康行動を実行するという考えから脱却して、対象中心の支援を促進しようとする動きが、エンパワメントの概念を用いることにつながっている。世界的健康戦略の1つである「ヘルスプロモーション」、2000年からスタートした「健康日本21」も、エンパワメントの概念を基盤にした施策である。どちらも一人ひとりが主体となり、健康という課題に取り組むこと、自らがコントロールして改善していくことを理念に取り入れている。

社会学、心理学、教育学、社会福祉学、経営学、組織学などに加え、公衆衛生学、看護学と、多様な領域で活用されているエンパワメントの概念であるが、理論的基盤もなく定義も多様である[2)3)]。看護においてもいくつかの定義が示されている[4)5)]。このようななかで、巴山ら[6)]が示している定義「人々が他者との相互作用を通して、自ら最適な状況を主体的に選び取り、その成果に基づくさらなる力量を獲得していくプロセス」は、包括的であり、看護においても活用できる。

エンパワメントの構造としては、個人、集団・組織、コミュニティの3つのレベルがある（図1）。これらは相互に関連して、それぞれのエンパワメントを発展させている。

02 エンパワメントへの支援

エンパワメントは、対象だけの力で獲得していくことが難しく、外部からの支援が必要である[2)]。しかし、エンパワメントは、あくまでも対象が自らエンパワーすることであり、専門家は対象をエンパワーすることはできない[5)]。専門家が対象をエンパワーしようとすることによって、対象の主体性も力も奪ってしまう[7)]ことがあるように、支援における対象と支援者の関係性の難しさが存在する。

エンパワメントの支援における理念としては、①対象第一主義（People first）、②情報提供と対象の意思決定を重視した支援（Informed Choice）、③専門家が対象の行動に価値をつけて判断しない（Non Judgement with Value）があげられている[7)]。具体的には、対象のもっている力を信じ、対等な関係でコミュニケーションをとり、情報を共有し、対象の現状認識と目標設定に対して方法を選択し、自分でコント

ロールできるようにすることである。この理念
を念頭におき，常に振り返りながら支援するこ

とが，より適切な関係，そして支援につながる。

図1 エンパワメントの3つのレベルと関係

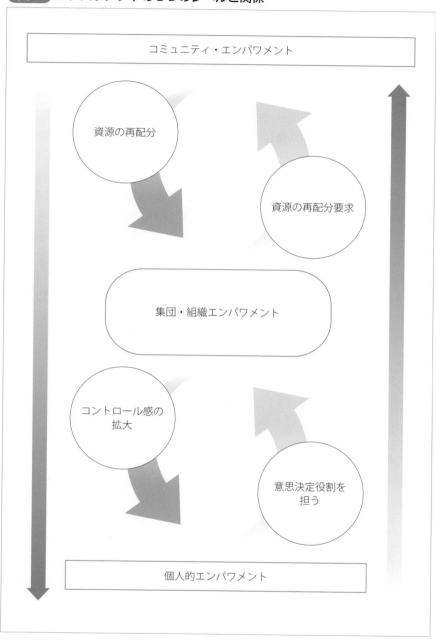

3 セルフケア理論

ドロセア・オレム(Dorothea E.Orem)はセルフケアを、「その人自身の機能と発達を調整するために、自分自身や自分の環境に向けた活動を自発的に開始し実践することであり、生命、健康、安寧の維持を目的とする」と定義している[8]。

妊娠中は、正常に経過している妊婦でも、妊娠に伴う身体的、心理的変化は、新しい状況へ適応していく過程であり、異常に陥りやすい状態にある。さらに、妊婦の心身の状態は、妊婦を取り巻く生活環境によって影響を受けることが多い。たとえば、通常の生活ではとくに支障のない階段の昇降も、妊婦、とくに流産の危険性の高い妊婦にとっては大変な問題となる。このように生活環境は、妊婦にとって非常に身近な、妊娠経過を左右する重要な要因の1つである。

したがって、妊娠が順調に経過するためには、妊婦自身がそれぞれの生活環境を整えていくセルフケア能力を高めていく必要がある。しかし、普段生活している環境や習慣的行動は長年にわたって繰り返されており、身体的、心理的に深く根づいているので、簡単に変容することは難しい。また、妊婦が指導内容を受け入れて行動を変容するかどうかは、妊婦の年齢、教育、宗教、結婚、収入、職業、社会経済的地位などに影響される。そこで、妊婦のセルフケア能力(セルフケアエージェンシー)の良否に気づき、アセスメントしセルフケア能力を看護判断する。セルフケア能力については主に、①身体面、②精神面、③日常生活面、④生活環境面の4つの視点で看護判断する。

01 身体面のセルフケア能力

妊娠初期から末期にかけて、妊娠経過とともに身体的不快症状が出現するため、それらの症状に合わせたセルフケアが必要となる。身体的不快症状には、栄養摂取、睡眠・休養、排泄、安楽などを妨げる症状がある。妊婦が妊娠経過に伴う身体的な変化を理解し、セルフケアができているかどうか、セルフケア不足がないかどうかに気づき、アセスメントし、身体面のセルフケア能力を看護判断する。

図1の妊娠中の不快症状の発症頻度を参考に、不快症状が継続している場合には、セルフケア不足が考えられる。不快症状が継続している場合には、それらの不快症状に合わせたセルフケアの方法を指導することにより、セルフケア能力を高め、症状を軽減する。

図1 妊娠中の不快症状と発症頻度（%）

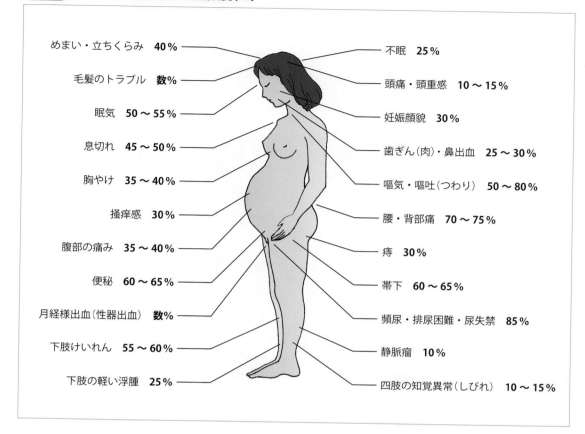

めまい・立ちくらみ **40%**	不眠 **25%**
毛髪のトラブル **数%**	頭痛・頭重感 **10〜15%**
眠気 **50〜55%**	妊娠顔貌 **30%**
息切れ **45〜50%**	歯ぎん（肉）・鼻出血 **25〜30%**
胸やけ **35〜40%**	嘔気・嘔吐（つわり） **50〜80%**
掻痒感 **30%**	腰・背部痛 **70〜75%**
腹部の痛み **35〜40%**	痔 **30%**
便秘 **60〜65%**	帯下 **60〜65%**
月経様出血（性器出血） **数%**	頻尿・排尿困難・尿失禁 **85%**
下肢けいれん **55〜60%**	静脈瘤 **10%**
下肢の軽い浮腫 **25%**	四肢の知覚異常（しびれ） **10〜15%**

02 精神面のセルフケア能力

　妊婦の不安や恐怖は，分娩に耐えられるかどうか，子どもに奇形はないかなどさまざまである。初産婦は経産婦より，ハイリスク妊婦は正常妊婦よりも不安が強いとの報告がある[9]。これらの不安に対して，妊婦は身近な友人やインターネットなどからさまざまな情報を得て，不安を軽減している。しかし，それらの不安をコントロールできず，不安が強くなる場合がある。そこで，精神面の不安があるかどうか，不安の行動表現に気づき，アセスメントすることが大切である。

　不安の行動表現には，①身体機能の障害や疲れ，便秘，不眠，②敵意にみちた身体的爆発，③言語的・情緒的表現，④引きこもり，⑤依存・しがみつき，⑥強迫観念，⑦恐怖症的行為，⑧無分別な行動，⑨自己破壊的行動などがある。不安の行動表現がある場合には，不安の原因となる要因の有無，精神的なセルフケア能力に気づき，アセスメントし，精神面のセルフケア能力を看護判断する。精神面のセルフケア能力が低い場合には，不安を軽減するための相談やカウンセリングを行い，精神面のセルフケア不足を補う必要がある。

03 日常生活面のセルフケア能力

日常生活面については主に，①栄養，②睡眠・休養，③日常生活動作，④運動，⑤清潔，⑥嗜好品，⑦性生活についてセルフケアできているかどうかに気づき，アセスメントし，セルフケアの能力を看護判断する。

04 生活環境面のセルフケア能力

生活環境面については，①ソーシャルサポート，②分娩や育児の準備がある。

婦の受け止め方などに気づき，アセスメントし，セルフケア能力を看護判断する。

ソーシャルサポート

専門的援助提供者と，非専門的援助提供者によって構成されている。看護師は専門的援助提供者の一人であるが，妊婦が日常生活を円滑に送るうえで重要な役割を果たしているのは，非専門的援助提供者である家族，親族，友人，仕事仲間，隣人である。したがって，これらのソーシャルサポートがあり，それらが良好に働くことは，妊婦の心身の状態を良好に保つうえで重要である。ソーシャルサポートの状況を把握するためには，援助者の有無ばかりでなく，援助内容，援助者との関係性，援助に対する妊

分娩・育児の準備状況

分娩時の必要物品の準備，育児用品については，住居環境，社会環境などに合わせて準備しておく必要がある。また，入院する病院の緊急時の連絡先を家族がわかるようにしておいたり，上に子どもがいる場合，下の子に対して嫉妬して情緒的に不安定になる場合があるので，子どもが家族役割の変化に適応できるように準備しておく必要もある。妊婦がこれらの準備ができているかどうかに気づき，アセスメントし，準備の状況を看護判断する。

4 ウェルネス

ウェルネスは，1961年にハルバート・ダン（Halbert L. Dunn）が提唱した概念で，1980年代に日本でも用いられるようになり，国立大学法人琉球大学ウェルネス研究分野では，『健康は手段・基盤であり，豊かな人生，輝く人生を目指している過程こそウェルネスであり，より広い健康観を超えた「生き方」「ライフスタイルデザイン」，そして「自己実現」を表しているものがウェルネス』と定義している[10]。

看護では，さまざまな疾患をもつ患者に対して，病気に焦点を当てて，問題解決型の看護過程を展開してきている。しかし，妊産婦の場合，妊娠・分娩・産褥という生理的変化は病気ではなく，順調に経過することが多い。ただし，生理的変化に適応できない場合，健康障害を引き起こすこともある。したがって，妊産婦においては，妊娠・分娩・産褥が順調に経過するように看護過程を展開する。すなわち，妊産婦の健康状態がよい場合には健康状態を維持・向上するように，健康状態が悪い場合には，回復するか，それ以上悪化しないように看護過程を展開する。母性看護学は，このような看護の特徴があり，健康に焦点を当てた，ウェルネス志向型の看護過程を展開することが多い。

ウェルネス志向の考え方について太田は，図1に示すように4つのパターンに分類している[11]。縦軸は健康レベルを良い状態（正常）と悪い状態（異常）に区分し，横軸は向かっているレベルの方向性を示している。良い状態では「①さらに良い状態へレベルアップする」「②良い状態を維持している」，悪い状態では「③良い方向へ向かっている」「④これ以上悪化することなく，その状態を維持している」の4つである。

母性看護学でウェルネス志向型の看護過程を展開することのメリットは，①妊娠・分娩・産褥という生理的な変化に合わせて，順調に経過するための保健指導を中心としたケアを展開できること，②妊産婦自身のもてる力を発揮し，順調に経過できるようにセルフケアを促進できることである。妊娠・分娩・産褥が順調に経過している場合には，ウェルネス志向の①と②のパターンへ向かうように看護過程を展開する。一方，健康状態が悪化した場合には，問題解決型の看護過程を展開する必要もある。しかし，そのような場合でも，ウェルネス志向の③と④のパターンへ向かうように，ウェルネス志向型の看護過程を並行して展開し，健康障害のある妊産婦が健康的な部分に目を向け，セルフケアができるようにする。

図1　ウェルネス志向の4つのパターン

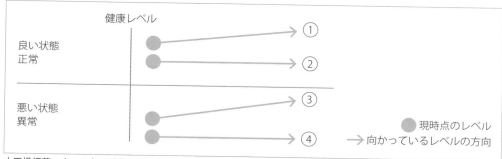

太田操編著：ウェルネス看護診断にもとづく母性看護過程．第3版，p.21，医歯薬出版，2017．

5 妊産婦や乳幼児を支援する法律

近年，核家族化，晩婚化，若年妊娠などで，産前産後の心身が不安定な時期に家族等から十分な育児等の支援が得られず，心身の不調や育児不安等を抱える母親が増えてきている。そこで，地域で生活する母子をサポートするために，さまざまな母子保健事業，産前・産後サポート事業が行われるようになってきた。妊産婦や乳幼児を支援するこれらの事業は，母子保健法，児童福祉法に基づいて行われてきており，事業内容と法制度を理解しておく必要がある。

01 母子保健法

1965（昭和40）年に制定された，母性と乳幼児の健康の保持・増進を目的とする法律。1994（平成6）年の地域保健法改正で，住民に身近な保健サービスが市町村に一元化されることになり，これに伴って母子保健法も改正され，これまで都道府県が行っていた母子保健事業は1997（平成9）年4月から市町村に移譲された。

また，2016（平成28）年の改正では，第5条2項に国および地方公共団体の責務として，「当該施策が乳児及び幼児に対する虐待の予防及び早期発見に資するものであることに留意すべきである」とされ，これに併せて，第22条「母子健康包括支援センター」設置の努力義務が課せられた。さらに，2021（令和3）年4月には，近年の核家族化，晩婚化，若年妊娠などで，産前産後の心身が不安定な時期に家族等から十分な育児等の支援が得られず，心身の不調や育児不安等を抱える出産後1年以内の母親とその子を対象に支援する事業として，第17条二「産後ケア事業」が法定化された。

02 児童福祉法

1947（昭和22）年に制定された，すべての児童がもつ権利と児童福祉を保障することを目的とする法律。児童虐待の増加などから，2009（平成21）年の改正で，乳児家庭全戸訪問事業（6条の3第4項），養育支援訪問事業（6条の3第5項），地域子育て支援拠点事業（6条の3第6項），一時預かり事業（6条の3第7項）が位置づけられて実施されている。

さらに，2016（平成28）年から，児童虐待の発生予防から自立支援までの一連の対策を強化するために，要支援児童や特定妊婦に関する情報について，病院，診療所，児童福祉施設，学校などは市町村に情報提供するように努めなければならないと規定された。

03 労働基準法

1947（昭和22）年に制定された，労働条件に関する最低基準を定めた法律。妊産婦等の母性保護に関する規定には，危険有害業務の就業制限（64条），産前産後休業（65条第1項，第2項），軽易業務転換（65条第3項），妊産婦に対する変形労働時間制の適用制限（第66条），育児時間（第67条）がある。妊娠中や産後1年を経過しない妊産婦を危険有害業務に就かせることはできない。また，産後休業の8週間（産後6週以降，本人が働きたいという希望を出し，医師が支障がないと判断した場合，業務に就かせることが可能）は女性労働者が請求しなくても休業となる。その他の規定では，女性労働者が請求した場合に適用される。

04 男女雇用機会均等法

正式名称は，「雇用の分野における男女の均等な機会及び待遇の確保等に関する法律」。

1972（昭和47）年に制定された「勤労婦人福祉法」が女性差別撤廃条約批准に向けて名称変更され，1985（昭和60）年に制定された，性別にかかわらず，労働者が雇用の分野において均等な機会が得られ，意欲と能力に応じて均等な待遇を受けられるようにすることを目的とした法律。この法律では，妊娠中および出産後の健康管理に関する措置として，保健指導または健康診査を受けるための時間の確保（第12条），勤務時間の変更，勤務の軽減（第13条）等が規定されている。

05 育児・介護休業法

正式名称は，「育児休業，介護休業等育児又は家族介護を行う労働者の福祉に関する法律」。

1991（平成3）年に制定された，育児および介護を行う労働者が，仕事を継続しながら両立できるように定めた法律。この法律では，育児休業（第5・6・9条），子の看護休暇（第16条），育児を行う労働者の所定外労働の制限（第16条），育児を行う労働者の時間外労働の制限（第17条），所定労働時間の短縮措置（第23条）が規定されている。育児休業を取得できるのは，原則として1歳に満たない子を養育する男女労働者であり，子が1歳に達するまでの期間であるが，両親がともに育児休業を取得する場合には，1歳2か月まで延長できる。また，保育所に入所できないなどの場合には，最長2歳まで延長可能である。なお令和4年4月以降，産後パパ育休の創設など，3段階で改正される。

6 現代の妊婦が抱える課題

01 高齢妊娠

　高齢初産婦は35歳以上と日本産科婦人科学会で定義されているが，経産婦についてはとくに定義されていない。しかし，35歳以上の妊娠では，児の染色体異常，流産率が高く，母体の糖尿病合併，妊娠高血圧症候群，軟産道強靭による分娩障害が増えるなど，母子のリスクが高くなる。とくに，40歳以上の高齢妊婦については，帝王切開分娩割合，分娩時出血量，胎児奇形，12週以降の流産・IUFD（子宮内胎児死亡）の割合が高いとの報告がある[12]。また，分娩時には，前置胎盤，癒着胎盤，常位胎盤早期剥離，羊水塞栓症など，妊娠末期の異常の発生率も高い。

　高齢妊婦は，妊娠初期には妊娠継続，妊娠経過に関する不安が大きく，妊娠末期には，分娩や育児に関する不安も大きいと考えられる。高齢妊婦は，就業している女性も多い。また，本人の親が高齢のため，サポートが得られにくい可能性がある。妊娠・分娩中の異常や不安の有無に気づき，アセスメントし，子育て世代包括支援センター等についての情報やサポート不足がないかどうか，看護判断を行う。

02 不妊治療後の妊娠

　近年の晩婚化により不妊症カップルは増えており，生殖補助医療(assisted reproductive technology：ART)のニーズが高まっている。その一方で，ARTのその後の妊娠・出産への影響についての報告は少ない。ARTを受けた女性の周産期の予後については，Lukeらのマサチューセッツ女性の大規模調査(2017)により，体外受精群は妊孕性低下群よりも妊娠中の性器出血，胎盤関連疾患，分娩前の入院治療，帝王切開術，新生児の低出生体重，早産の危険性が上昇することが報告されている[13]。また，Ishiharaらによるわが国のARTデータの分析(2014)でも，ARTの約8割を占める凍結融解胚移植(FET)では新鮮胚移植よりも癒着胎盤［調整オッズ比(AOR) 3.16］，妊娠高血圧症候群

［(AOR) 1.58］と，それらの危険性が高くなると報告されている[14]。

　このように，ARTを受けて妊娠した女性は高齢妊娠，母体合併症のリスクがあり，妊娠・出産が無事に継続するかどうか不安を感じていることが多く，妊娠中に母親役割が十分にイメージできないこともある。これらの妊婦については，妊婦同士の交流を促す支援や思いを共有する支援，児や育児への現実的な想像を促す支援が重要である[15]。妊娠中の異常の有無，妊娠・出産に関する不安，妊婦同士の交流の有無，児や育児の現実的な想像ができているかどうかなど，心身の状況に気づき，アセスメントし，看護判断を行う。

03 外国人妊産婦の妊娠

外国人妊産婦は，言語によるコミュニケーション不足，情報不足，社会的経済的不安定，文化や習慣，医療制度の違いなどの問題を抱えている[16]。西村ら[17]の妊娠期から産後1か月までの在日外国人6名の主観的体験の調査によると，妊娠すると友人や家族から情報を収集し，自分なりに入院時期を判断するなど，医療機関に相談せずに行動することがある。また，切迫早産，誘発分娩，緊急帝王切開になるなど，妊娠・分娩・産褥経過や新生児の経過が正常から逸脱した場合には，医療者からの質問が理解できなくて不安や不満を抱えたまま過ごすこともある。

したがって，外国人妊産婦については，妊婦健診の際に，妊娠経過，入院の時期などを理解しているかどうか，正常経過から逸脱しているかどうかに気づき，アセスメントし，看護判断を行う。外国人妊産婦の言語に翻訳された母子手帳の活用も有効である。

04 新型コロナウイルス感染症（COVID-19）

新型コロナウイルス（COVID-19）感染による母子への影響については，中国武漢でのCOVID-19に感染した妊娠患者7名の追跡調査[18]では，全患者が発症3日以内に帝王切開術を受けたが，母子の転帰は良好であったとの報告がある。一方，COVID-19に感染したスペイン妊婦82名のスイス報告[19]では，帝王切開は臨床的悪化と有意に関連した（OR：13.4），NICU入院リスクが増大した（OR：6.9）との報告もある。さらに，ロンドンのセントジョージ大学病院では，パンデミック前後で，死産率が2.38/1,000から9.31/1,000へと4倍増加したとの報告もある[20]。

COVID-19感染症のパンデミックは，感染していない妊婦にとっても，大きなストレスとなり，妊娠経過に影響している可能性がある。COVID-19の感染拡大により，医療機関が逼迫し，かかりつけの病院からの転院を余儀なくされる妊婦もいる。コロナ禍において，妊婦がCOVID-19に関する不安，医療へのアクセスの不安などがあるかどうか，感染予防対策の状況などについて気づき，アセスメントし，看護判断する。

引用・参考文献

1）日本ヘルスプロモーション学会：ヘルスプロモーションとは.
http://plaza.umin.ac.jp/~jshp-gakkai/intro.html
（2021年1月30日閲覧）

2）中村和彦：エンパワーメントの概念およびエンパワーメント・ファシリテーションの検討. 人間関係研究, 3：1-22, 2004.

3）稲垣馨：子育てに生かす「エンパワーメント」の概念分析. 常葉大学保育学部紀要, 5：35-51, 2018.

4）麻原きよみ：高齢者のエンパワーメント文化的見地からのアプローチ. 老年看護学, 5：20-25, 2000.

5）野嶋佐由美：エンパワーメントに関する研究の動向と課題. 看護研究, 29（6）：453-464, 1996.

6）巴山玉蓮, 星旦二：エンパワーメントに関する理論と論点. 総合都市研究, 81：5-18, 2003.

7）稲沢公一：エンパワメント. 精神科臨床サービス, 3：423-427, 2003.

8）DE オレム（小野寺杜紀訳）：オレム看護論──看護実践における基本概念. 第3版, 医学書院, 1995.

9）岩田銀子ほか：妊婦の不安の分析──質問紙STAI,POMS指標を活用して. 母性衛生, 42（2）：201-206, 2000.

10）国立大学法人琉球大学ウェルネス研究分野：ウェルネスとは.
https://health-tourism.skr.u-ryukyu.ac.jp/wellness（2021年6月1日閲覧）

11）太田操編著：ウェルネス看護診断にもとづく母性看護過程. 第3版, 医歯薬出版, 2017.

12）亀井良政：妊娠後期における高齢妊娠の影響. Pharma Medica, 38（6）：37-39, 2020.

13）Luke B, et al: Pregnancy, birth, and infant outcomes by maternal fertility status: the Massachusetts Outcomes Study of Assisted Reproductive Technology. Am J Obstet Gynecol, 217(3): 327, 2017.

14）Ishihara O, et al: Impact of frozen-thawed single-blastocyst transfer on maternal and neonatal outcome: an analysis of 277,042 single-embryo transfer cycles from 2008 to 2010 in Japan. Fertil Steril, 101(1): 128-133, 2014.

15）松山久美, 服部律子：不妊治療後の初産婦への母親役割獲得に向けた妊娠期からの支援プログラムの実践. 岐阜県立看護大学紀要, 17（1）：3-15, 2017.

16）竹田千尋：国際化社会の妊娠・子育て 支援者の立場から──外国人妊産婦への支援. 母性衛生, 51（1）：39-46, 2010.

17）西村香織ほか：妊娠期から産後1か月までの在日外国人の主観的体験──複線経路・等至性モデルを用いて. 母性衛生, 59（4）：869-877, 2019.

18）Huijun Chen, et al: Clinical characteristics and intrauterine vertical transmission potential of COVID-19 infection in nine pregnant women: a retrospective. Lancet, 395(10226): 809-815, 2020.

19）Oscar Martínez-Perez, et al: Association Between Mode of Delivery Among Pregnant Women With COVID-19 and Maternal and Neonatal Outcomes in Spain. JAMA, 324(3): 296-299, 2020.

20）Asma Khalil, et al: Change in the Incidence of Stillbirth and Preterm Delivery During the COVID-19 Pandemic. JAMA, 324(7): 705-706, 2020.

第3章の扉

第1部

第3章

妊娠期の気づく力を高める
アセスメント

妊娠に伴う母体の変化は，胎児の発育に伴う生理的変化である。しかし，母親の年齢や既往歴，家族歴などの背景要因や生活習慣などの影響を受けることにより，正常からの逸脱に移行しやすい時期でもある。胎児も妊娠40週の間に各機能が発育し成長する。その発育過程において先天的な形態異常などの疾患を有するリスクがあり，母体の身体的影響が胎児の成長に影響する。また，胎児付属物などの胎内環境は児の健康状態に影響を及ぼす。妊娠期には定期的に妊婦健康診査を受けることにより，胎児の発育と健康状態，妊娠に伴う生理的変化や不快症状の出現の有無と程度などを把握・アセスメントし，正常からの逸脱の早期発見に努める必要がある。

妊婦の基礎的情報は妊娠中だけでなく，分娩の経過や産後のケアにも活用されるが，これらの基礎的情報は妊娠中に変化することもあるため，必要に応じて確認していく。基礎的情報には個人の生活状況やセクシャリティにかかわる内容，妊婦や家族の思い，価値観や信条も含まれる。したがって，情報収集をするときには妊婦の訴えを傾聴し，共感的に理解することが必要である。また，プライバシーを保護することや，なぜこれらの情報が必要なのかを妊婦および家族に説明しておくことも必要である。

01 アセスメントに必要な情報と視点

妊婦と胎児の健康状態のアセスメントに必要な主な情報とアセスメントの視点を表1に示す。

年齢

母体の年齢は妊娠合併症や妊娠異常の発症に関連する因子の1つであり，分娩の難易度にも影響する。加齢に伴い先天異常の発生頻度が高くなり，特殊な検査を必要とする場合もある。生物学的側面以外に，若年・高齢妊婦それぞれが兼ね備えた強みに注目し，変化や成長を視野に入れたかかわりも重要となる。

体格

非妊時の体重は栄養摂取状態の適否を判断する重要な指標の1つであり，また妊娠中の体重増加量を判断し，肥満・やせの妊婦に適正な体重を指導する基礎資料となる。身長は骨盤の大きさと関連する。とくに145cm以下の場合は狭骨盤が疑われるので，問診だけではなく，実際に身長を測定することが必要である。

就業状態

妊娠中の生活や出産準備がどのように進められるかの指標となる。就労時間，就労内容や環境，休息時間の確保状態，通勤時間や手段，妊娠・出産・育児に関する職場の福利厚生制度について確認する。妊娠に伴い，就労内容や就労時間，就労形態を変える場合があるので注意する。

生活環境

　居住地の物理的・化学的環境，人的環境，経済的環境について聴取する。妊婦と夫（パートナー）の職業・年齢・生活状況などを関連づけて判断する。とくに経済的に問題があると判断される場合は，低栄養・未受診などの問題が発生する可能性があり，異常発生頻度が高くなるので，注意深く情報を収集する。

生活習慣

　規則正しい生活習慣をもつことは妊婦自身の健康のみならず，胎児の発育にもよい影響を及ぼす。運動，睡眠・休息の状況，食生活習慣，タバコ・アルコールなどの嗜好品の摂取状況を聴取する。また，胎児発育異常や形態異常を引き起こす薬物もあるので，常用薬の有無を把握しておく。

婚姻状況

　妊娠の準備状況，パートナーとの関係性の指標となる。既婚・未婚，初婚・再婚の別，結婚年齢（戸籍上の結婚年月日ではなく性生活年齢），同居・別居，近親婚の有無などを確認する。

家族歴

　妊婦の両親，兄弟姉妹の健康状態を聴取する。妊娠経過に影響し遺伝的素因に関係する高血圧，糖尿病，アレルギーについて問診により把握する。実母や姉妹の妊娠・分娩経過に類似した経過をたどることがあるため，妊娠合併症の有無と程度，分娩の難易度を確認する。胎児にとっての父親である男性の健康状態も重要な情報である。年齢，既往歴，現在の健康状態，血液型，家族の遺伝性疾患の有無を聴取する。

既往歴・現病歴

　小児期以降の疾患を詳細に聴取する。小児期の骨・関節の疾患，高血圧，心疾患，腎疾患，呼吸器系疾患，性感染症・ウイルス性疾患・結核性疾患などの感染症，糖尿病，甲状腺疾患，膠原病などは妊娠・分娩に与える影響が大きい。婦人科疾患は妊娠の成立や継続に関係するものが多い。現在，何らかの疾患をもっている場合は，病名，症状の程度，治療内容を把握する。

産科歴・不妊治療歴

　流産・死産も含め，最初の妊娠から経年的に把握できるよう，妊娠ごとにそれぞれ経過を詳しく聴取する。妊娠に至るまでの経過（不妊治療の有無）も聴取する。切迫早産，妊娠高血圧症候群など再発しやすい妊娠合併症は，症状の出現時期や重症度，治療の有無を把握する。

パーソナリティ（性格特性）

　出来事への神経質な反応や強い予期的不安・こだわりなどの性格特性は，妊娠に伴う心身の変化への対応や分娩・育児の準備などに影響を及ぼす。妊婦自身の認知に加え，家族からの評価や日常生活上の問題がないかを把握する。

文化的背景

　とくに外国人妊婦では，出身国と日本における妊娠・出産に関する慣習や医療体制の違いを理解することが困難な場合，医療従事者へ不信感を抱き，医療ケアを拒否することにもつながりかねない。そのため出身国，日本での滞在年数，在留資格，学歴，宗教，経済状況，本人の職業，結婚の有無，夫（パートナー）の年齢と職業，子どもの人数，親族の存在，国民健康保険の加入状況などを把握する。

表1　妊娠期の基礎的情報の収集内容とアセスメントの視点①

基礎的情報	情報収集内容	
年齢	**【身体的状況】** ・若年妊婦：20歳未満 ・高齢妊産婦：35歳以上（不妊治療歴，流産・死産の経験の有無もあわせて） **【心理的状況】** ・妊娠の受容の程度（妊娠の計画性，パートナーの反応），保健行動の実施状況，受診行動の遅れ，妊婦健康診査の受診回数の減少，母子健康手帳の活用状況 **【社会的状況】** ・就学・就業状況，パートナーとの婚姻状況，経済的自立の程度，家族のサポート状況，役割モデルの有無，両親との関係性，家族員の健康	
体格	**【身体的状況】** ・低身長（145cm以下） ・やせ（BMI＜18.5） ・肥満（BMI≧25） **【心理的状況】** ・ボディイメージの捉え方	
就業状態	**【社会的状況】** ・職種・就労時間・就業内容・職場環境・休憩時間の確保状況，通勤時間・手段 ・労働基準法・男女雇用機会均等法・母子保健法に基づく妊婦保健規定の認知と活用 ・共働き家庭における家事分担 ・保健行動の実施状況	
生活環境	**【社会的状況】** ・戸建て，集合住宅，ペットの有無 ・高層階・過度の騒音，階段の昇降，居住地域（大気汚染の有無，病院や育児支援施設，公園などへのアクセスなど） ・妊婦健康診査，出産・育児用品の準備，養育環境の準備調整などへの経済的負担の程度 ・家族形態・家族構成員（それぞれの役割・ソーシャルサポート）	
生活習慣	**【身体的状況】** ・食生活（喫煙・飲酒も含む），排泄習慣・清潔ケア・衣生活，休息・動静，性生活，家族の生活習慣 **【社会的状況】** ・生活習慣の見直し（セルフケア行動の変容）	
婚姻状況	**【社会的状況】** ・既婚・未婚・事実婚・初婚・再婚の別 ・結婚年齢，近親婚の有無 ・夫婦関係あるいはパートナーとの関係 ・妊娠先行婚	

p.26へ続く

24

アセスメントの視点	妊娠への影響
【身体的影響】 ・胎児の発育・健康状態に影響しているか ・妊婦の健康状態に影響しているか **【心理的影響】** ・親役割への適応はどうか ・親役割獲得過程はどうか **【社会的影響】** ・学業や生活との両立，経済状況はどうか ・保健行動の実践が適しているか	**【妊娠の異常・合併症】** ・胎児発育不全，早産 ・妊娠高血圧症候群，妊娠糖尿病，流早産，胎児染色体異常，子宮筋腫合併，分娩異常 **【親になることへの影響】** 〈高齢妊婦の傾向〉 ・成熟した人格形成による適応力の高さ ・出産・子育てに向けた調整力の発揮 〈若年妊婦の傾向〉 ・母子相互作用の量的不足あるいは質的偏りによる愛着形成不全 **【保健行動への影響】** 〈若年妊婦の傾向〉 ・セルフケア行動がとれない
【身体的影響】 ・妊娠に適した体重増加が見込めるか **【心理的影響】** ・妊娠による身体の変化を受容できているか	**【妊娠の異常・合併症】** ・児頭骨盤不均衡，切迫早産，早産，低出生体重児分娩，胎児発育不全，貧血，妊娠高血圧症候群，妊娠糖尿病，帝王切開分娩，巨大児，死産 **【保健行動への影響】** 〈やせ妊婦の傾向〉 ・十分な栄養摂取不良
【身体的影響】 ・労働負荷や疲労による妊婦の健康への影響はないか **【心理的影響】** ・妊婦のストレスの程度はどうか **【社会的影響】** ・妊婦の保健行動実践への影響はどうか ・職場での認知や配慮の程度はどうか ・勤労妊婦の保護規定を知っているか	**【妊娠の異常・合併症】** ・切迫流早産，早産 **【保健行動への影響】** ・安静の保持が難しい ・仕事と家事の二重の負担による過労やストレス
【身体的・心理的影響】 ・妊婦の健康状態に影響しているか ・胎児の発育・健康状態に影響しているか ・妊婦にとって安全かつ快適な生活が送れているか **【社会的影響】** ・養育環境としてはどうか ・子どもの誕生に向けて家族内の役割調整はどのようであるか	**【妊娠の異常・合併症】** ・トキソプラズマ症（ペット） ・切迫流早産 **【保健行動への影響】** ・家族の役割調整不足によるストレス
【身体的影響】 ・妊娠前の生活習慣と妊娠後の生活習慣に変化はあるか，胎児への影響はどの程度か ・母体の不快症状の程度はどの程度か **【社会的影響】** ・妊婦はどのように調整しようとしているのか	**【妊娠の異常・合併症】** ・胎児の催奇形性（アルコール，カフェイン，タバコなどの嗜好品），異所性妊娠，流早産，低出生体重児分娩，胎児発育不全，妊娠糖尿病，妊娠高血圧症候群，貧血 **【保健行動への影響】** ・調整できない場合の妊娠への影響
【身体的影響】 ・妊娠期の健康状態はどうか **【心理・社会的影響】** ・妊娠の受容はどうか ・出産・育児への身体的・心理的準備はどうか	**【妊娠の異常・合併症】** ・遺伝性疾患（近親婚） **【親になることへの影響】** ・妊娠の受容の困難 ・母親としての役割獲得の困難

表1 妊娠期の基礎的情報の収集内容とアセスメントの視点②

基礎的情報	情報収集内容	
家族歴	**【身体的状況】** ・遺伝性疾患，妊婦の母親・姉妹の妊娠・分娩に関する情報，妊婦の両親，兄弟姉妹の健康状態，父親の健康状態	
既往歴・現病歴	**【身体的状況】** ・婦人科疾患：子宮頸部円錐切除術，子宮奇形，子宮筋腫，卵巣腫瘍 ・代謝性疾患：糖尿病 ・その他の疾患：心疾患，腎疾患，呼吸器疾患，甲状腺疾患，自己免疫疾患・膠原病，悪性腫瘍，母子感染症 ・精神疾患：うつ病，統合失調症，てんかん	
産科歴	**【身体的状況】** ・最終月経，前回妊娠時の合併症（症状出現の時期や重症度，治療の有無），前回の分娩経過，前回の産褥・新生児経過（とくに母子分離を経験しているか否か），流早産の既往，切迫流早産の既往 **【心理的状況】** ・流早産への不安はないか，胎児の異常はないか	
不妊治療歴	**【身体的状況】** ・不妊症・不育症の原因と治療歴，流早産の既往 **【心理的状況】** ・長期に渡る不妊治療期間，流産の既往，不妊治療による妊娠経過や子どもへの不安 **【社会的状況】** ・周囲からの励ましによるプレッシャー ・医療スタッフや環境の変化への戸惑いや緊張	
パーソナリティー	**【身体的状況】** ・飲酒・喫煙・薬物への依存，受診行動の遅れや妊婦健診の受診回数の減少，自傷・摂食障害・過換気症候群などの既往，被虐待経験の有無	
文化的背景	**【身体的状況】** ・受診行動の遅れや妊婦健診の受診回数の減少 **【心理的状況】** ・日本人の夫（パートナー）やその両親との間に異なる文化や価値観による摩擦があるか **【社会的状況】** ・出身国（地），在留資格の有無，地域における独特の習慣，食生活，日常生活行動，誰から助言を受けているか（行政，支援団体など），親族の存在，国民健康保険の加入状況，妊娠中の過ごし方や出産・育児への独特のしきたりや宗教的意味	

アセスメントの視点	妊娠への影響
【身体的影響】 ・胎児への影響はないか ・妊娠への影響はないか	**【妊娠の異常・合併症】** ・遺伝性疾患，糖尿病，高血圧，アレルギー
【身体的影響】 ・妊娠継続のための治療は継続されているか ・疾患のコントロールに対するセルフケア能力はどの程度か **【心理的影響】** ・投薬状況，疾患の治療や治療状況が母子の健康へどの程度影響を及ぼすか	**【妊娠の異常・合併症】** ・母体：早産，早産期前期破水，帝王切開術，低出生体重児分娩，流早産，妊娠高血圧症候群，羊水過多，微弱陣痛，不安障害，うつ病 ・胎児：先天奇形，巨大児，子宮内胎児死亡，染色体異常の遺伝，流早産，死産，新生児死亡，胎児発育不全 **【親になることへの影響】** ・母子分離，自殺・自傷，児への傷害（精神疾患）
【身体的影響】 ・流早産の徴候はないか **【心理的影響】** ・今回の妊娠・分娩・産褥への影響はないか ・前回の出来事や経験をどのように受け止めているか（トラウマなど強く残っていないか）	**【妊娠の異常・合併症】** ・流早産，低出生体重児分娩，帝王切開術 **【親になることへの影響】** ・妊娠経過・胎児の健康への過度な恐れ ・母子分離
【身体的影響】 ・排卵誘発による卵巣過剰刺激症候群（OHSS）の徴候はないか，流産徴候はないか（不育症） **【心理的影響】** ・流早産や子どもに対する不安の強さはどうか，不妊治療によるトラウマなどが強く残っていないか **【社会的影響】** ・周囲からの発言や新しい医療スタッフ・環境に対する抵抗感を抱いていないか ・妊婦の保健行動実践への影響はどうか	**【妊娠の異常・合併症】** ・多胎妊娠，流早産，低出生体重児分娩，妊娠高血圧症候群，貧血，帝王切開術 **【親になることへの影響】** ・不妊治療や流早産の経験から生じる妊娠経過・胎児の健康への過度な恐れ **【保健行動への影響】** ・出産や育児へのイメージがもてない
【身体的影響】 ・胎児の発育に異常はないか **【心理的影響】** ・妊娠経過や妊娠体験の捉え方はどうか ・ストレス対処方法は何か **【社会的影響】** ・胎児の健康を守るためのセルフケアがとれているか（食事，睡眠，運動），サポートの要請ができているか	**【妊娠の異常・合併症】** ・胎児性アルコールスペクトラム障害，口唇口蓋裂，低出生体重児，胎児発育不全，流早産 **【親になることへの影響】** ・母子相互作用の量的不足あるいは質的偏りによる愛着形成不全 **【保健行動への影響】** ・妊娠による心身の変化への適応が困難
【身体的影響】 ・妊婦の健康への影響はどうか **【心理的影響】** ・日本人の夫（パートナー）やその両親との間に異なる文化や価値観による葛藤があるか **【社会的影響】** ・妊婦の日常生活において有効な情報は得られているか ・コミュニケーションに支障はないか	**【妊娠の異常・合併症】** ・無痛分娩の希望，帝王切開分娩，早産，妊娠合併症発症 **【親になることへの影響】** ・異文化不適応から生じる親役割獲得困難 **【保健行動への影響】** ・医療助成制度の活用困難

妊婦健康診査は，病院・産院，診療所，助産所にて行われ，医師および助産師が実施する。妊婦健康診査の間隔は，原則として初期より妊娠23週までは4週に1回，妊娠24週〜35週までは2週に1回，妊娠36週以降分娩までは1週に1回と定期的に，計14回程度実施されることが望ましいとされている。ただし，正常からの逸脱が疑われる妊婦や既往妊娠異常のあるハイリスク妊婦は，状態に応じて妊婦健康診査の間隔が短くなる。

定期健康診査では，問診・視診・触診・聴診・計測診・内診・臨床検査などが行われる（表2）。子宮底長・腹囲・血圧・浮腫・尿たんぱく・尿糖・体重・健康診査の結果のアセスメントに基づき，看護師は妊婦や家族の状態に合わせて，より快適な日常生活の過ごし方やその工夫，母性・父性を育み，出産・育児の準備をしていくための情報を提供したり，妊婦や家族からの相談にのる。

表2 標準的な妊婦健診の例

期間	妊娠初期〜23週	妊娠24〜35週	妊娠36週〜出産まで
妊婦健診 （1回目が8週の場合）	1・2・3・4	5・6・7・8・9・10	11・12・13・14
受診間隔	4週間に1回	2週間に1回	1週間に1回
健診の目的	・母体の健康状態の詳細な把握 ・ハイリスク妊娠の抽出 ・胎児の存在の確認と状態の把握	・妊娠高血圧症候群の予防・早期発見 ・早産の予防 ・胎児の管理と胎児異常の早期発見	・母体の分娩準備 ・胎児のwell-beingの評価
毎回共通する基本的な項目	・健康状態の把握：妊娠週数に応じた問診・診察を行う ・検査計測：妊婦の健康状態と胎児の発育状態を確認するための基本検査を行う 　➡基本検査例：子宮底長，腹囲，血圧，浮腫，尿検査（糖・たんぱく），体重（1回目は身長も測定），超音波検査（胎児心拍，胎児推定体重など） ・保健指導：妊娠期間を健やかに過ごすための食事や生活に関するアドバイスを行うとともに，妊婦の精神的な健康に留意し，妊娠・出産・育児に対する不安や悩みの相談に応じる。また，家庭的・経済的問題などを抱えており，個別の支援を必要とする妊婦には，適切な保健や福祉のサービスが提供されるように，市区町村の保健師などと協力して対応する		
必要に応じて行う医学的検査	・血液型（ABO血液型・Rh血液型・不規則抗体），血算，血糖，B型肝炎抗原，C型肝炎抗体，HIV抗体，梅毒血清反応，風疹ウイルス抗体） ・子宮頸がん検診（細胞診）【初期に1回】 ・超音波診断（異所性妊娠，子宮内胎児死亡，絨毛性疾患，多胎の診断，子宮および付属器異常の検出）	・血算【妊娠24〜30週に1回】 ・血糖：随時血糖もしくは50g経口ブドウ糖負荷試験（50gGCT）【妊娠24〜28週に1回】 ・B群溶血性連鎖球菌（GBS）【妊娠33週から37週に1回】 ・超音波診断（発育異常，胎盤位置異常，羊水量異常の検出，子宮頸管長の評価）	・血算【妊娠37週頃】 ・超音波診断（巨大児の評価） ・ノンストレステスト（NST）
	・HTLV－1抗体検査【妊娠30週までに1回】 ・性器クラミジア検査【妊娠30週までに1回】		

03 ハイリスク家庭のスクリーニング

　妊娠期からの精神状態の不安定さが，母子相互作用の量的不足あるいは質的偏りによる愛着形成不全につながり，その影響が不安の増大，養育困難，児童虐待に表れることがある。

　したがって，母子の心身の健康を守り，虐待のない産後を目指すには，妊婦との最初の面接時に精神疾患の既往（受診歴）を正確に聴取するとともに，妊婦保健相談等で，妊娠葛藤*1を抱える妊婦にも配慮し，不可欠となる家族調整や環境調整を行い，愛着が形成できるかかわりと環境を提供する必要がある（図1）。

---

*1 ✎妊娠葛藤　「望まない妊娠に関連して生まれてくる葛藤」と定義され，精神的，さらには経済的な困窮に直面しているにもかかわらず，身近に悩みを相談できる人が不在で社会的にも孤立状態に陥っている女性の状況を指す。身内からの励ましや理解，他者からのサポートがあると，妊娠や母になる価値を見出し，葛藤状況から抜け出しやすい。

図1 ハイリスク家庭のスクリーニング

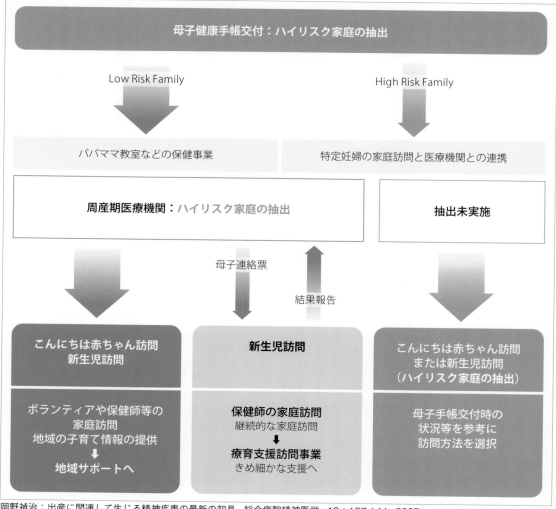

岡野禎治：出産に関連して生じる精神疾患の最新の知見. 総合病院精神医学, 19：137-144, 2007.

2 妊娠による身体的変化

妊娠経過における胎児の発育と妊婦の身体的変化を表1に示す。

妊娠期間を3分し，妊娠14週未満（13週6日まで）を「妊娠初期」，妊娠14週以降28週未満（妊娠14週0日より27週6日まで）を「妊娠中期」，妊娠28週以降（28週0日から）を「妊娠末期」という。妊娠の継続期間は最終月経の初日を0週0日として起算する。妊娠期間は満週数または満日数で表現する。

流産とは妊娠22週未満の妊娠の中断，早産とは妊娠22週以降37週未満（22週0日より36週6日まで）の分娩，正期産とは妊娠37週以降妊娠42週未満の分娩，過期産とは妊娠42週以降の分娩をいう。

表1 妊娠経過における胎児の発育と妊婦の身体的変化

基礎的情報	第1三半期（初期）															第2三半期（中期）				
妊娠月数（数え）	第1月			第2月				第3月				第4月				第5月				
妊娠週数（満）	1	2	3	4	5	6	7	8	9	10	11	12	13	14	15	16	17	18	19	
分娩時期	流産																			
妊婦の身体的変化	着床			月経の停止				胎児心音の確認				下腹部が膨らみ，外見の変化が見られ始める				安定期に入る胎動を自覚し始める				
	妊娠に気がつかない			食欲不振やつわりによる吐き気，嘔吐などの消化器症状が出現				嗜好の変化				つわりが自然軽快し，体重が増加しやすい				下腹部が目立ち，体重が増加する				
	基礎体温は高温相が持続し，倦怠感，熱感などの感冒様症状が時に見られる			頭痛，疲労感，眠気の出現				乳房緊満感，乳頭，乳輪の着色，頻尿，便秘，内痔核				基礎体温は低温相になる				乳房が増大する				
胎児身長（cm）																				
胎児体重（g）				～4				～20				～100				～250				

01 妊婦の身体的変化のポイント

妊娠の維持と胎児発育のために，生殖器だけでなく母体の全身臓器の生理学的機能は大きく変化する。内分泌動態ではとくに性腺内分泌系が胎盤ホルモンの影響を受ける。また，母体の糖，たんぱく質代謝は胎児への栄養供給のため非妊時とは大きく異なる（表2）。

妊娠中の生殖器の変化，ことに妊娠週数による子宮の大きさや性状が変化する（図1）。

妊娠初期の妊婦のからだ

妊娠初期の妊婦の体内では，内分泌の変化をはじめとする大きな変化が起こっている。しかし，外見的変化は乏しいことから，周囲からの支援を得られにくい。また妊娠初期は，胎児の主要器官形成時期にあたるため，嗜好品や市販薬の服用，胎児に影響を及ぼす感染症（風疹など）の流行に注意が必要である。

第3三半期（末期）																							
第6月				第7月				第8月				第9月				第10月							
20	21	22	23	24	25	26	27	28	29	30	31	32	33	34	35	36	37	38	39	40	41	42	43
				早産												正期産						過期産	
	胎動が著明になる			羊水増加による腹部の突出				心拍数のピーク				子宮の増大により胃，肺，心臓を圧迫し，呼吸苦出現。さらに膀胱も圧迫を受け，頻尿，残尿感が出現する				児頭が骨盤内に入り，子宮底が下降し胃・肺・心臓部の圧迫感が軽減する				胎盤機能が徐々に低下する			
	増加体重，増大子宮による腰背部痛の出現			急激な体重増加により，乳房や腹部に妊娠線が出はじめる				循環血液量増加による動悸				子宮の圧迫により，こむら返りや静脈瘤，足のむくみが起こる				子宮底が下降し便秘，頻尿，鼠径部痛が出現する 骨盤連結部がゆるみ，恥骨痛が出現する				出産への期待と不安があり，焦燥感を抱く			
	ホルモンによる皮膚の搔痒感，腟分泌物の増加			不快症状の出現（痔，静脈瘤）				増大した子宮が胃，肺を挙上圧迫し，息切れ，食欲減退が起こる。腰痛や睡眠障害が起こる				痛みを伴わないお腹の張りが頻回になる。帯下の増加				腹緊が頻回になる。寝つきが浅くなる							
				30 〜 36				36 〜 41				41 〜 46				46 〜 49				49 〜 50			
250 〜 650				650 〜 1,000				1,000 〜 1,500				1,500 〜 2,000				2,000 〜 3,000				3,000 〜 3,500			

妊娠中期の妊婦のからだ

　妊娠中期に入るとつわりや倦怠感などの不快症状が軽快し，胎動を自覚し始める。初産婦の場合，経産婦より2週間ほど遅れて認識するとされる。このころから妊娠合併症やLFD（light-for-dates：低出生体重）児出生予防のため，体重増加ペース（図2）に配慮し，栄養バランスと健康的な日常生活を送れるように，個々の生活状況をふまえて援助する。

妊娠末期の妊婦のからだ

　循環血液量の増加がピークを迎える時期であり，妊娠期特有の合併症を発症しやすくなる。また増大する子宮によって，腰背部痛や静脈瘤，頻尿などのマイナートラブルが起こりやすくなる。横になるときには，仰臥位低血圧症候群への注意が必要である。

図1　妊娠週数と子宮底高・子宮底長の変化

妊娠週数	子宮底長（恥骨結合上縁から子宮底までの長さ）	子宮底の高さ
16週	12cm	恥骨結合上縁と臍のほぼ中央
20週	15cm	臍下2横指
24週	21cm	臍高
28週	24cm	臍上2横指
32週	27cm	臍と剣状突起のほぼ中央
36週	30cm	剣状突起下2～3横指
40週	33cm	36週末よりは低位となる

剣状突起　36週　32，40週　28週　臍　24週　20週　恥骨結合　16週

※〜妊娠20週：妊娠月数×3cm，妊娠24週〜：妊娠月数×3＋3cm

図2　正常妊娠における体重増加の内訳

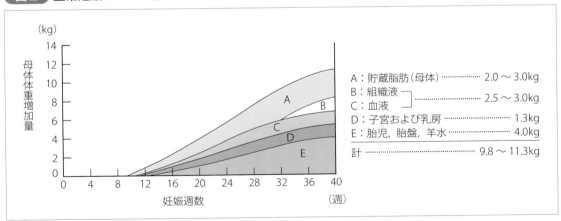

A：貯蔵脂肪（母体）……………… 2.0〜3.0kg
B：組織液 ………………………… 2.5〜3.0kg
C：血液
D：子宮および乳房 ……………… 1.3kg
E：胎児，胎盤，羊水 …………… 4.0kg
計 …………………………………… 9.8〜11.3kg

Pitkin RM：Nutritional in obstetrics and gynecology. Clin Obstet Gynecol, 19（3）：489-513. 1976.

02 胎児の発育のポイント

器官形成期は神経系，呼吸・循環器系，消化器系などの主要な臓器が急速に発生する。催奇形物質への感受性は，胎芽期および胎児期の発達段階によって異なる。

発育に伴う胎児の外形的変化や形態的特徴を理解する（図3）。

妊娠30週頃から，肺胞上皮細胞からサーファクタントの分泌が急増し，妊娠34週頃には肺は機能的に成熟する。

妊娠34週未満の早産児はサーファクタントが不十分なため，呼吸窮迫症候群[*1]を起こしやすい。

＊1 📖呼吸窮迫症候群（RDS） 新生児の肺における肺サーファクタントの欠乏によって引き起こされ，在胎37週未満で出生した新生児で最もよくみられる。リスクは未熟性の程度に伴い上昇する。症状と徴候としては，呻吟呼吸，陥没呼吸，鼻翼呼吸（p.133）などがあり，出産後すぐに出現する。

表2 母体の生理学的変化（内的な器官・機能の変化）

全身の変化に加え，母体の多くの器官機能が変化をきたす

変化項目	変化の傾向	妊娠による変化	
循環器	・循環血液量↑ ・降圧系↑	・循環血液量↑	➡血漿：約40％↑，赤血球：約20％↑ ➡赤血球，Ht，Hbが見かけ上↓（水血症） ➡鉄欠乏性貧血になりやすい
		・末梢血管抵抗↓	➡血圧→〜↓
血液	凝固系↑，線溶系↑ （分娩時の胎盤剝離による出血に備える）	・白血球↑〈9,000〜12,000/μL〉（多核白血球，骨髄球の増加による） ・血液凝固能↑　➡血小板→，フィブリノゲン・凝固因子↑，赤沈↑ ・相対的に線溶系↓　➡播種性血管内凝固（DIC）の危険性↑	
消化管	減弱	・妊娠初期につわり（悪心・嘔吐） ・消化管運動↓　➡便秘，痔核	
肝臓	―	・ALP↑（胎盤由来のALP4の増加のため）	
呼吸器	亢進	・腹式呼吸から胸式呼吸へ（子宮の増大による横隔膜挙上のため） ・呼吸数→〜↑，残気量↓	
腎臓・泌尿器	亢進	・腎血漿流量（RPF）↑ ➡腎肥大，糸球体濾過率（GFR）↑ ・GFR↑　　　　➡BUN・血清クレアチニン値・血清尿酸値↓ ・子宮による膀胱圧迫・GFR↑ 　　　　　➡頻尿	
代謝	・基礎代謝 ・耐糖能↓ ・脂質代謝↑ ・たんぱく質代謝↑	・糖代謝：インスリン抵抗性↑ 　➡高インスリン血症 ・脂質代謝：コレステロール↑，遊離脂肪酸（FFA）↑ ・たんぱく質代謝：異化・同化↑	
内分泌	亢進	・甲状腺軽度肥大　➡甲状腺ホルモン結合グロブリン↑のため，遊離型T_3，遊離型T_4は正常〜やや↓ ・副腎でのコルチゾール分泌量不変，排泄↓ 　➡コルチゾール血中濃度↑ ・エストロゲン・プロゲステロン↑ 　➡FSH・LH↓ ・下垂体前葉肥大　➡PRL分泌↑	

医療情報科学研究所編：病気がみえる vol.10──産科 第4版，p.38．メディックメディア，2018．

胎盤を形成するのは胎児と母体の両者であり，胎盤の形成は受精後5週（妊娠2か月末）に始まり，受精後13週（妊娠4か月末頃）に完成する。胎盤重量は胎児体重のおよそ1/6に相当する。

胎盤はガス交換，代謝産物の排泄，栄養の摂取など胎児の生命維持と，内分泌器官としての役割を果たしている。

羊水は胎児の尿などからつくられ，各部分の子宮への癒着を防ぐとともに，臍帯，胎盤および胎児への外圧をやわらげ，胎児の運動を自由にして四肢の発育を助ける（図4）。羊水量は妊娠30週前後にピークを迎え（約800mL），その後徐々に減少して妊娠末期では500mL以下になる。

妊娠経過の把握

妊婦健康診査（以下，妊婦健診）は，妊娠週数に応じた母体の健康状態と胎児の発育の経過を確認し，健康問題を明らかにするために医師または助産師によって行われる。妊娠週数に応じて出現しやすい異常を効率的にスクリーニングし，異常の早期発見とともに，リスクを早期に把握し保健指導に結び付ける機会として重要である（p.33 表2参照）。

図3 胎児の発育

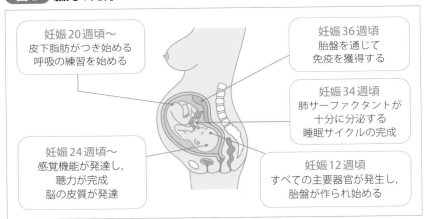

妊娠20週頃〜
皮下脂肪がつき始める
呼吸の練習を始める

妊娠36週頃
胎盤を通じて
免疫を獲得する

妊娠34週頃
肺サーファクタントが
十分に分泌する
睡眠サイクルの完成

妊娠24週頃〜
感覚機能が発達し，
聴力が完成
脳の皮質が発達

妊娠12週頃
すべての主要器官が発生し，
胎盤が作られ始める

図4 羊水の主な産生・吸収経路

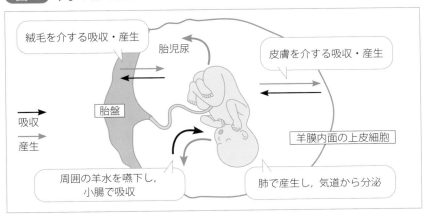

絨毛を介する吸収・産生

胎児尿

皮膚を介する吸収・産生

胎盤

吸収
産生

羊膜内面の上皮細胞

周囲の羊水を嚥下し，
小腸で吸収

肺で産生し，気道から分泌

産科的診察法

産科的診察法では，腹部，外性器，内性器を診察し，妊娠週数相当の変化をしているかをアセスメントする。

❶視診・触診

腹部の大きさ・形，皮膚の状態（色素沈着や妊娠線の有無，乾燥状態や発疹など）を観察する。レオポルド触診法では，子宮底の確認，胎児の位置（胎位・胎向・胎勢），胎児先進部の下降度などを観察する。下肢は浮腫と静脈瘤の有無を確認する。

❷計測診

体重は産科的異常を生じさせるリスクを査定し，それを避けるために推奨されている体重増加に近づけることを目的として計測する。急激な体重増加がみられる場合，食事内容，運動量，浮腫*1の有無，胎児の推定体重，羊水量などを確認する。

❸胎児心拍数の聴診

早ければ妊娠9週から，12週では全例で聴取可能である。

❹内診

内診の目的は妊娠37週未満の場合，流早産の予知のために頸管熟化の程度を知ること，妊娠37週以降は分娩開始時期を判断するために，軟産道の状態や胎児下降度を知るために実施する。内診は産婦人科の診察のなかでも，とくに羞恥心を起こさせるものである。介助の際は手際よく実施できるよう診察時の環境を整え，

迅速かつ的確に所見がとれ，短い時間で終わるように心がける。さらに，妊婦の不安や緊張を和らげる配慮が必要である。

妊婦の検査・処置

❶血液検査

①初診時あるいは妊娠初期に行われる臨床検査：血液型（ABO型，Rh型，不規則抗体），感染症血清学的検査（梅毒血清反応，B型肝炎抗原，C型肝炎抗体，風疹ウイルス抗体，HIV抗体，HTLV-1抗体，トキソプラズマ抗体，クラミジアなど）

②定期的に行われる臨床検査：血液形態学的検査（白血球数，赤血球数，ヘモグロビン，ヘマトクリット，血小板数）

③異常が疑われた場合：妊娠高血圧症候群が疑われたとき（血液凝固能検査，腎機能検査，肝機能検査），妊娠糖尿病が疑われたとき（空腹時血糖検査，糖負荷試験），内分泌疾患が疑われたとき（内分泌検査）

❷尿検査

尿たんぱく*2検査は妊娠高血圧症候群スクリーニングに，尿糖検査は妊娠糖尿病または糖尿病合併妊娠のスクリーニングに用いられる。

❸超音波検査

胎児の発育を評価するために用いられ，妊娠8〜11週頃では頭殿長（CRL）を，妊娠12週以降では児頭大横径（BPD）を発育の指標としている。妊娠20週ごろからは胎児の大腿骨長（FL），体幹横断面の前後径（APTD）・横径（TTD）または腹部周囲長（AC）を組み合わせて推定胎児体

---

*1 📝浮腫　臨床的に浮腫が観察されるときは，約3Lの水分貯留をきたしていると判断される。体重増加ペースと合わせて査定する。

*2 📝尿たんぱく　試験紙による判定量で（－）は20mg/dL未満，（＋）は20〜30mg/dL未満，（＋＋）は30〜300mg/dL未満，（3＋）は300mg/dL以上に相当する。帯下が混ざると判定を誤ることがあるので，中間尿をとるよう指導する。

重を算出し，発育の指標としている（図5）。遅くとも妊娠30週までには，胎児発育不全（FGR）のスクリーニングを行う。

　また，妊娠中期以降は羊水量を確認し，羊水過少・過多の有無を評価する（表3）。早産のリスクを把握するために，経腟超音波検査によって子宮頸管の長さを計測する。

❹NST（ノンストレステスト）

　胎児のWell-beingのアセスメントをする方法としては，NSTによる胎児心拍数モニタリングが広く用いられている。4つの条件をすべて満たす場合，胎児の健康は良好であると評価さ

れる（図6）。

①心拍数基線正常（110〜160pm）
②心拍数基線細変動中等度（6〜25bpm）
③一過性頻脈を認める
④一過性徐脈を認めない

　NST判定に加えて，超音波断層法で観察される胎児の呼吸様運動・胎動・筋緊張・羊水量を合わせた計5項目で「胎児がWell-beingか否か」を評価するのがBPS（バイオフィジカル・プロファイルスコア）である（図7）。各項目について，基準を満たせば2点，満たさなければ0点とし，合計点が8点以上であれば胎児の状態は良好であると判断する。

図5　胎児計測のパラメータ

胎嚢（GS）
胎嚢の最大計
・妊娠4〜5週に小さな円として確認される
・その後，GS中に卵黄嚢，胎芽心拍動が認められるようになる

計測部位

頭殿長（CRL）
頭部〜殿部までの直線距離
・妊娠8〜11週ではCRL値に個人差がないので，分娩予定日の算出に用いられる

児頭大横径（BPD）
頭蓋骨外側〜対側の頭蓋骨内側までの距離
・胎児発育の目安
・妊娠週数の確定や分娩予定日の算出に用いる

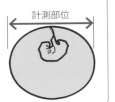

躯幹前後径（APTD）
腹壁の皮膚中央〜対側皮膚の中央までの距離
・BPD，FL，TTDとともに推定体重の算出に用いる

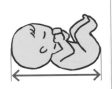

躯幹横径（TTD）
APTDの直行する横径（腹部の左右の幅）
・妊娠20週以降の胎児成長の目安

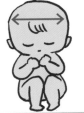

大腿骨長（FL）
大腿骨長軸における両端の距離
・胎児成長の目安

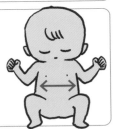
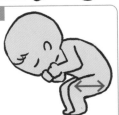

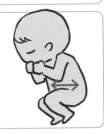

推定胎児体重（EFW）

胎児の頭部，腹部，大腿部の計測値をもとに算出されるのがEFWである

＋2.0SD
平均値
－2.0SD

（g）4,500／4,000／3,500／3,000／2,500／2,000／1,500／1,000／500

0　16 18 20 22 24 26 28 30 32 36 38 40 42（週）

「特定胎児体重と胎児発育曲線」保健指導マニュアル，2012. を参考に作成
＊EFWが胎児体重平均値の-1.5SD以下を示す場合は胎児発育不全（FGR）と診断される
＊目安：30週で1,500gと覚えると，30週以降は3週ごとに約500gずつ増加すると考えることができる

図6 NST（ノンストレステスト）

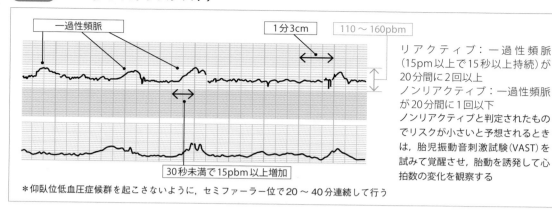

一過性頻脈　　　　　　1分3cm　　110～160pbm

リアクティブ：一過性頻脈（15pm以上で15秒以上持続）が20分間に2回以上
ノンリアクティブ：一過性頻脈が20分間に1回以下
ノンリアクティブと判定されたものでリスクが小さいと予想されるときは，胎児振動音刺激試験（VAST）を試みて覚醒させ，胎動を誘発して心拍数の変化を観察する

30秒未満で15pbm以上増加

＊仰臥位低血圧症候群を起こさないように，セミファーラー位で20～40分連続して行う

図7 バイオフィジカル・プロファイル・スコアリング（BPS）

観察項目	正常（2点）	
呼吸用運動 （fetal breathing movements.：FBM）	30秒続く胎児の呼吸様運動が，30分間に1回以上みられる	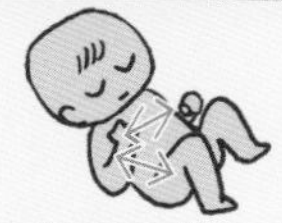
胎動（体幹の上下運動・体幹の回転・四肢の運動） （gross fetal body movement：BM）	胎児体幹や四肢の運動が，30分間に3回以上みられる	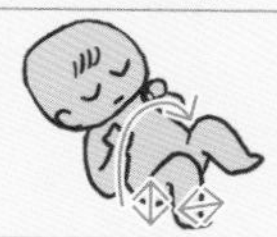
筋緊張（四肢の伸展から屈曲位への復帰，体幹の伸展から屈曲位への復帰，手掌の開閉）（fetal tone：FT）	四肢・体幹の伸展・屈曲運動が，30分間に1回以上みられる	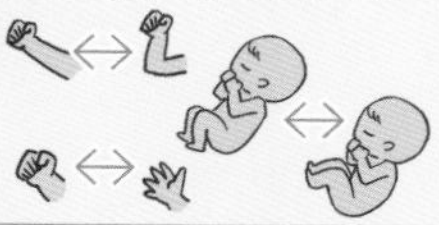
羊水量 （quantitative amniotic fluid volume：AFV）	羊水ポケットが2cm以上みられる	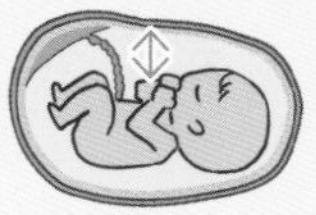
ノンストレステスト （non-stress test：NST）	胎動に伴い15秒以上，15bpm以上の一過性頻脈が20分間に2回以上みられる	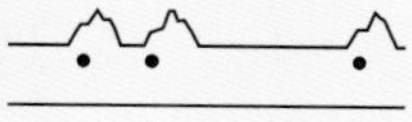

表3 羊水量の異常

	羊水過少	羊水過多
診断基準	羊水ポケット <2cm 羊水インデックス<5cm	羊水ポケット≧8cm 羊水インデックス≧25cm
原因	胎児尿の減少または破水による羊水の喪失	羊水産生の亢進または再吸収の障害
胎児側因子	腎・尿路系の異常 染色体異常 胎児発育不全 胎児死亡 過期妊娠　など	羊水嚥下・吸収障害を起こす消化管の閉塞や神経筋疾患 染色体異常 心不全を起こす心奇形や胎児貧血，多胎妊娠　など
母体側因子	妊娠高血圧症候群，膠原病，血栓症など胎盤機能不全を起こしやすい疾患の合併妊娠薬剤の服用　など	母体糖尿病

武谷雄二ほか監：プリンシプル産科婦人科学 2産科編．第3版，p.264，メジカルビュー社，2014．を参考に作成

05 身体的変化に適応するための支援

妊娠は自然で生理的な現象であるが，正常から逸脱しやすい時期であり，胎児の成長発育は母体の健康状態に大きく影響を受ける。そのため，妊娠が正常に経過し妊婦の健康が維持増進できているか，正常から逸脱するリスク因子はないか，胎児の成長・発育は順調であるか，妊娠に伴うさまざまな不快症状はないか，母子の健康増進のためのセルフケア行動をとることができているかを定期的にアセスメントすることが必要である。

さらに，妊娠の受容と胎児との愛着形成ができているか，妊婦や夫（パートナー），その他の家族が妊娠による生活の変化に適応できているか，新しい家族を迎える準備ができているかなど，妊婦の身体面だけでなく，妊婦および家族の心理・社会経済面についても総合的にアセスメントする必要がある。異常に移行することが予測される場合や，正常経過を逸脱した場合には，速やかに医学的な管理やケアが受けられるよう働きかける。

3 妊娠による心理的変化

妊婦の精神状態は妊娠経過にも影響を与えるため、できるだけ穏やかな安定した状態に保つことが望ましい。そのためには、妊婦の精神状態がどんな状態であるか、不健康な状態になっていないか、あるいはなる可能性がないか、常に関心を寄せて観察しなければならない。妊婦の顔色・表情・態度・性格・雰囲気などをよく観察し、経過をみながら目立った変化はないか注意し、心の中に何か心配事や悩み事を抱えていないか敏感に捉えるよう努める。

01 妊娠の心理的変化のポイント

妊娠は多くの女性にとって、新たな命を授かり育んでいく喜びのプロセスであると同時に、子どもを産み育てるという母親への転換を迫られ、その対応のために葛藤する時期でもある。そのため、妊婦にとっても家族にとっても心理的に危機が起こる可能性が増大した時期と捉えることができる。

妊娠期は胎児の成長に伴う腹部の増大だけでなく、ホルモンバランスの変化によって心理的にも影響を受けたり、マイナートラブルの出現によって日常生活や就労へも影響を及ぼす。さらに、母親役割を獲得するための準備も妊娠週数とともに進んでいくことから、妊娠が経過していくなかで、その心理にもさまざまな変化が起こる（表1）。

妊娠初期の妊婦のこころ

多くの女性は、期待していた妊娠の診断が確定すると喜びや幸せを感じる。一方、つわりをはじめとする身体の変化や社会面への新たな適応に向けて不安が強まると、肯定的感情よりも否定的な感情のほうが強くなることがある。また、予期せず望まない妊娠や歓迎されない妊娠の場合、胎児へのボンディング（愛着）[*1]が悪くなることが指摘されている[1]。まずは現在の妊娠継続に対する意思はどう変化しているかを把握する。妊娠初期は抑うつ状態になりやすく、経済的困窮や複雑な人間関係を抱えている妊婦はより悪循環となる。そのため妊婦の精神面・心理面の表出に注意を払いながら、必要時には抑うつ状態および不安障害の評価を行うことも重要である（表2）。

夫（パートナー）や家族などの周囲の人々が妊娠を喜んで受け止めたかどうかも、妊婦の精神状態に影響を与える。体調を気づかわれることによって妊娠の実感や喜びの感情が高まることから、夫（パートナー）や家族の妊娠の受け止め方を把握する。

妊娠中期の妊婦のこころ

身体的な不快症状が和らぐとともに、胎動初覚によって母親となる実感が芽生え、胎児への愛着を感じ始める。

妊娠による腹部や乳房の増大、体重増加など

[*1] ボンディング　母子関係において、母親が子どもに情緒的きずなを築くことである。ボンディング障害は、子どもに対する感情の欠如、拒絶、怒りといった形で現れ、妊娠中にも認められる。

体形の変化は，妊婦として嬉しい半面，体形が崩れることは女性としてショックというアンビバレントな捉え方をする場合がある。しかし，妊娠週数が進み，周囲から妊婦として扱われるようになることで，母親役割を獲得するための空想が大きくなったり，胎児への愛情が大きくなり，妊婦としての自分を誇らしく思えることで，体形の変化を受け入れていく。妊娠によって女性が失うものは主観的なものであるため，看護者は意図的にその経験を引き出して喪失体験への対処を促し，非妊時の生活の充実感とは違った妊婦としての生活に適応するための支援を提供することが重要である（表3）。また，身近な母親役割モデルの探索を促し，妊婦の思いに沿って分娩や育児の準備が進められるように

支援する。

妊娠末期の妊婦のこころ

　腹部の膨隆により身体的な不快症状が再び強くなり，動作の不自由さによって外出の機会が減り，気持ちは内向的になりやすくなる。

　出産予定日が近づいてくると出産への関心が高くなり，早く児に会いたいという出産への期待感も高まる。一方，出産に対する不安や恐怖，健全な児が生まれるかといった不安感情も強くなることが多い。出産のイメージが曖昧なために漠然とした不安を感じることも多く，妊婦健診などで不安を訴えたり，具体的な助言を求めることも多くなる。また，経産婦では出

表1 妊娠期の心理的変化の過程：母親としての課題・関心・問題

	妊娠初期	妊娠中期	妊娠末期
母性課題	妊娠の認知 妊娠の確認と受容	胎児の存在の自覚	心理的身体的変化の受容 出産準備とリスク受容
	母親との関係調整開始	娘から母親役割への移行 親との関係調整	
	母親役割の発達開始	母親役割への準備　　　母親となる準備 ・模倣　　　　　　　　→ ・ロールプレイ　　　　→ ・自己像のイメージ化　→	
		胎児への愛着 ・胎動の自覚→　　・胎児のイメージ化 ・胎児との相互作用→　　・きずなの形成	
			出産による胎児との分離
関心事項	症状は正常か ライフスタイルの変化 夫（パートナー）との関係性の変化 費用の準備 アンビバレントな感情	栄養摂取 ボディイメージの変化 ライフスタイルの変化 性的欲求の変化 胎児の成長・発育 妊娠の異常徴候	胎児の健康 出産への影響因子 胎児の奇形への心配・不安 必要経費 分娩の経過 上の子どもの児の受け入れ 現在の不快症状
問題事項	悪阻や不眠などの重い症状 妊娠していることへの過剰な確認 妊娠への怒りや否定 極端な感情の揺れ（抑うつ，泣く） 夫（パートナー）の不在，遠距離	妊娠の受容拒否 うつ・怒り・不安の持続 多くの身体的訴え 家族のサポートがない 先の計画が立たない	自身や分娩への強い不安 持続する妊娠の受容拒否 摂生を無視した行動 家族や夫（パートナー）のサポート欠如 育児に必要な準備の欠如

Dikadon EJ, et al: Maternal-infant Nursing Care. 3rd ed, p.166, Mosby, 1998. をもとに定方美恵子先生作成
小林康江編：母性看護の実践 ナーシング・グラフィカ―母性看護学(2)，p.65. メディカ出版，2018. より一部改変

産入院中に上の子どもと離れて生活することに対して不安を感じることも多い。

　予定日を過ぎると，出産が始まらないことへの不安や周囲の出産への期待が高まり，児を待ち望む姿勢に焦りを感じることもある。このように，周囲の人の言葉に敏感に反応する時期でもあるため，健診時に医療者の発した何気ない言葉に傷ついたり，自信を喪失することのないよう配慮が必要である。

表2　NICE（英国国立医療技術評価機構）のガイドラインで推奨されている質問票

	うつ病	全般性不安障害
1	過去1か月の間に，気分が落ち込んだり元気がなくなる，あるいは絶望的になって，しばしば悩まれたことはありますか？	過去1か月の間に，ほとんど毎日緊張感，不安感または神経過敏を感じることがありましたか？
2	過去1か月の間に，物事をすることに興味あるいは楽しみをほとんどなくして，しばしば悩まれたことはありますか？	過去1か月の間に，ほとんど毎日心配することをやめられない，または心配をコントロールできないようなことはありましたか？

いずれかの質問項目にひとつでも「はい」という回答があった場合，あるいはうつ病／不安障害を疑わせるような懸念があった場合には，臨床的評価のために精神科医への受診を勧めるか，継続観察が重要である。
日本産科婦人科学会：産婦人科診療ガイドライン産科編2020. p.49-50, 2020. を参考に作成

表3　妊婦の「喪失」に対する看護

喪失の内容	アセスメント	看護
・非妊時のスタイル ・趣味ができなくなる ・仕事ができなくなる ・仲間との交流がもてなくなる ・戸外でレクリエーションを楽しめなくなる ・性生活の制限（妊婦，夫・パートナー） ・主婦役割の遂行者を失う（夫・パートナー）	**妊婦や夫（パートナー）の性格** ①率直さ：心配事を他人に気軽に話せるか ②柔軟性：達成目標を容易に変更できるか **妊婦や夫（パートナー）の対応機制** ①危機時の対応手段をもっているか ②その対応手段は，この喪失にも利用できるか **喪失した状態の客観性** 妊婦や夫（パートナー）が経験している喪失は，周囲の人が気づきやすいものか	**現状を正しく認識できるよう援助する** ①妊娠による胎児の変化に気づかせる ②妊娠によって失ったものと得たものを比較・検討させる ③同じ妊娠時期の妊婦との交流により，妊娠について客観的な認識をもたせる **妊婦の対応機制を強化する** ①誰が支援者となりうるか確認し，支援者の有効な援助が得られるように考慮する ②喪失の哀しみに十分にひたらせたあと，それから解放させる（喪失体験を否定して哀しみを増大させたり，中断させたりしない） 仲間との交流により，楽しさの経験や模倣による対応機制の習得をはかる

新道幸恵，和田サヨ子：母性の心理社会的側面と看護ケア. p.54, 医学書院, 1990.

02 心理的変化に適応するための支援

　母親になっていく準備状況は妊婦によってさまざまである。したがって，妊娠各期の生理的変化，情緒的変化に応じた，個別的な援助を計画する必要がある。

　多くの妊婦は徐々に母親役割を自己の一部として受け入れ，母親になることに喜びや充実感を覚え，子どもの誕生を待ち望む気持ちが育っ

てくる。母親としての自己概念(maternal identity)を内在化し，新しい自己同一性を再構成できると，心が安定し自信が生まれてくるといわれている。そこに至るまでの妊婦の心の揺れを受け入れながら，その人がどのような母親になろうとするかを自分で考えていく過程を支えていくことが重要である。

03 パートナーシップの確立

　夫やパートナーは胎児の存在を意識できる体験が少ないこともあり，胎児への意識よりも妊婦の体調を気にすることが多い。妊婦が経験するつわりやマイナートラブルなど心身の変化により，妊婦とともに複雑な気持ちを経験することが多く，なかにはクバード症候群[*2]もみられる。パートナーによる家事協力など，妊婦を

いたわる実際的なサポートだけでなく，父親学級・出産準備教育への参加，分娩への立ち合い，育児用品の購入など，親としての自覚と責任をもった行動がみられるかアセスメントし，これに対する妊婦の思いを推察しながら支援していくことが必要である。

引用・参考文献

1）臼井由利子：妊娠期の胎児へのボンディング．周産期ボンディングとボンディング障害（北村俊則編），p.16-7，ミネルヴァ書房，2019，

[*1] **クバード症候群**　妊婦がつわりに苦しむ姿を見て，夫（パートナー）も食欲不振に陥るなど，妊婦と同様の症状がみられるものをいう。

妊娠後の日常生活に関するアセスメントを表1に示す。

妊娠経過を順調にたどるには，妊婦自身が妊娠についての知識をもち，心身の健康管理ができることが重要である。しかし，妊婦が生活している環境や習慣的行動は長年にわたって繰り返されており，身体的・心理的に深く根づいているので，簡単に変容するのは難しい。

そこで妊婦の身体的・精神的・社会的状況をあらかじめ把握したうえで，妊娠各期の身体の変化に応じたセルフケア能力をもっているかを査定し，合併症の予防と快適な日常生活を送れるよう，妊婦や家族が主体的に取り組む姿勢を支援することが重要である。

01　妊娠初期のポイント

妊娠初期は，つわりやマイナートラブルなど妊娠による生理的変化に対応した生活を送ること，加えて流産予防や胎児の催奇形因子の回避など，妊娠継続に主体的に取り組むことが望まれる。

つわりへの対処

食事は少量頻回で，十分な水分補給を促し，摂取できる食べ物は何でも食べてよいことを説明する。空腹になる前にこまめに摂取することで，胃酸の分泌を抑制し，低血糖による悪心を軽減することができる。下着は体を締め付けるものはやめ，嘔吐した後は歯磨きまたは口をゆすぐよう指導する。

マイナートラブルへの対処

妊娠初期は性ホルモンの影響で腸の蠕動運動が悪くなり，腸管の水分吸収が亢進するので便秘になりやすい。水溶性と不溶性の食物繊維をバランス良く摂ることで整腸作用が期待できる（図1）。便秘が解消されない場合には適正に薬を使うことも重要である。

胎児の催奇形因子の回避

アルコールは妊娠に気づく前に飲酒したからといって，必ず胎児に影響が出るとは限らない。しかし，妊娠中の母親の飲酒は時期・量にかかわらず，胎児性アルコールスペクトラム障害[*1]を引き起こす可能性が指摘されている。妊娠中に摂取しても問題ないとされる量は不明のため，禁酒を勧める[1]。

カフェインについても妊娠中に摂取しても問題ないとされる量は不明のため，コーヒーであれば1日2杯に留めるか，カフェインレスに替えるのが望ましい。エナジードリンクは高濃度のカフェインが含まれているおそれがあるため，含有物質や量が公表されているものを選

[*1] 胎児性アルコールスペクトラム障害(fetal alcohol spectrum disorders：FASD)
　　アルコールにより発生する児の先天異常（発達遅滞，知的能力障害，小頭症など）と，妊娠経過と母体の異常（胎児発育不全，うつ症状の悪化，乳児への虐待への感情）の総称であり，飲酒量に関係なく最小飲酒単位（エタノール15mL／日，すなわちビール350mL程度）から発症することが示されている。

表1 妊娠後の日常生活に関するアセスメント

日常生活	アセスメント項目	アセスメントの視点
食生活	食欲，食事回数・時間帯，食事量・内容，水分摂取量，間食の有無と程度，調理者，調理に関する負担感など	・母体の身体的変化や胎児の成長に必要な栄養がバランスよく摂取できているか ・食欲減退時やつわり症状があるときにセルフケアがどの程度できているか ・夫（パートナー）や家族の協力は得られているか
服薬	服薬（サプリメントを含む）の有無と種類，回数，服薬期間	・合併症の管理のための服薬が自己管理できているか ・服薬に関して不安はないか ・服薬による胎児への影響はないか
嗜好品	カフェイン（コーヒー，紅茶，緑茶，エナジードリンク等）の摂取量	・カフェインの過剰摂取による母体・胎児への影響について知識をもっているか
喫煙	妊婦および家族の喫煙の有無と量，職場での分煙環境	・喫煙による母体・胎児への影響について知識をもっているか ・喫煙につながるストレスはないか ・禁煙する意思はあるか ・禁煙のためのセルフケアができるか ・夫（パートナー）や家族，職場の同僚の分煙の意識はどの程度か
飲酒	飲酒の有無と種類，量	・飲酒による母体・胎児への影響について知識をもっているか ・飲酒につながるストレスはないか ・禁酒をする意思はあるか ・禁酒のためのセルフケアができるか，家族の協力が得られるか
排泄	尿・便の回数，痔の有無，不快症状の有無と程度	・正常範囲を逸脱していないか ・快適な排泄をするためのセルフケア行動ができているか
運動・姿勢	運動の有無と程度，姿勢，腰背部痛の有無と程度	・妊娠期の健康管理のための運動方法を理解しているか ・安全に運動ができていると判断する知識はあるか ・不快症状を起こさない適切な姿勢や動作を知っているか
睡眠・休息	就寝・起床時間，睡眠時間，睡眠の満足度，日中の休息の有無【勤労妊婦】昼間に休息をとるための環境は整っているか【経産婦】育児で睡眠，休息が妨げられていないか	・適切な休息・睡眠をとることができているか ・適切な休息・睡眠をとるためのセルフケアを行うことができているか ・適切な休息・睡眠をとるために職場の同僚や家族の協力はあるか
清潔	歯磨きの回数，虫歯・歯周病の有無，入浴の頻度，帯下の量や性状，外陰部の掻痒感，皮膚の掻痒感，衣服・下着の清潔の程度，交換頻度，乳頭の清潔	・妊娠による発汗・帯下の増加，虫歯・歯周病の増加などの知識をもっているか ・清潔にするためのセルフケアをどの程度行うことができているか ・妊娠中から乳頭を清潔に保つ必要性を理解しているか
衣生活	下着，衣服，靴	・身体の変化に合わせた下着，衣服，靴を身につけているか ・妊婦用の衣類を着用することに違和感をもっていないか
性生活	性生活の有無と頻度	・性生活に関する不安や疑問はないか ・性生活を行ううえでの注意点を2人ともに知っているか
ストレス解消法	妊娠に伴う不快感や日常生活，仕事によるストレスの有無と程度 家族や上の子ども，周囲との関係によるストレスの有無と程度	・ストレス対処法をもっているか ・ストレスを軽減するために家族の協力は得られているか

図1 食物繊維の多い食材の例

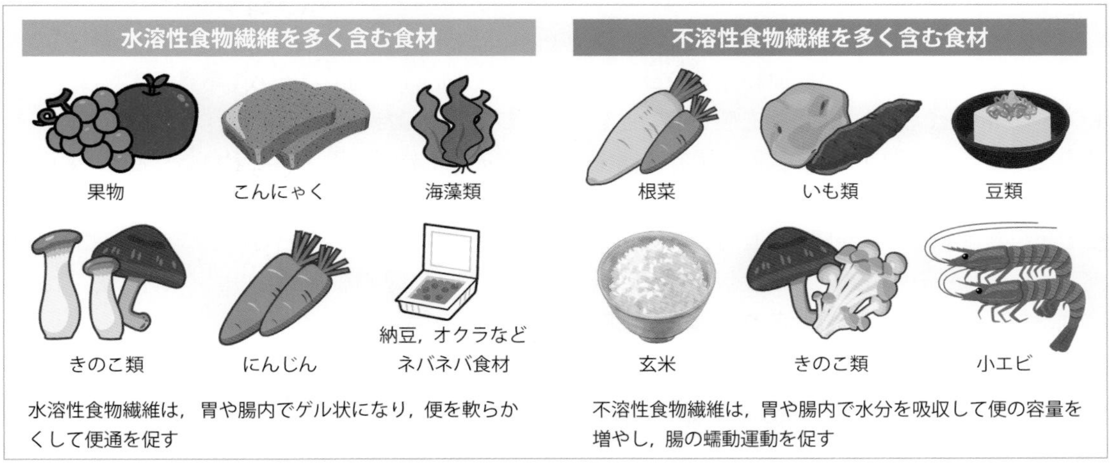

水溶性食物繊維を多く含む食材	不溶性食物繊維を多く含む食材

果物　こんにゃく　海藻類

きのこ類　にんじん　納豆，オクラなど ネバネバ食材

水溶性食物繊維は，胃や腸内でゲル状になり，便を軟らかくして便通を促す

根菜　いも類　豆類

玄米　きのこ類　小エビ

不溶性食物繊維は，胃や腸内で水分を吸収して便の容量を増やし，腸の蠕動運動を促す

ぶ。

　妊娠前〜初期の喫煙は，口唇口蓋裂を含む胎児の先天異常との関連が指摘されている。また，異所性妊娠，流早産の増加など妊娠経過へも影響する。妊娠早期に禁煙できればリスクを回避できるため，喫煙状況やニコチン依存度，喫煙ステージを把握し，禁煙を継続的にサポートする。

睡眠・休養の状況

　妊娠初期は妊娠への不安，頻尿，身体的変化

に対応できない等，妊娠による心身の変化から不眠，浅眠になりやすい。十分な睡眠や休息がとれない場合には，疲労の蓄積により妊娠中の異常を誘発するおそれがある。妊婦自身で入眠しやすい方法をもっているかを確認し，必要時には適度な運動やリラクゼーション（足浴やアロマセラピーなど）を行うほか，就寝前にテレビやパソコン，携帯電話を長時間見ない等の対応策を紹介する。

02 妊娠中期のポイント

　妊娠中期は体重増加が著しく，腹部増大による姿勢の変化に伴い腰背部痛が生じやすい。また，妊娠糖尿病や妊娠高血圧症候群など妊娠合併症を発症することもあるため，異常を予防するセルフケア行動がとれることが望ましい。

食生活の見直し

　妊婦の年齢，体格，生活活動強度，妊娠合併症などによって，個々の食事摂取基準は異なるため，胎児の発育と妊娠による生理的変化によ

りよく適応できるように，必要量をバランスよく摂取することを勧める（表2）。

　さらに，胎児・胎盤での消費量の増加から，妊婦の身体における鉄の需要が増加する。妊娠中期〜末期の鉄の付加量は1日8.0mgで，貧血がなくても食事による積極的な摂取が推奨される。鉄分の吸収率を高めるたんぱく質とビタミンCを組み合わせたり，吸収率の高いヘム鉄を多く含む動物性食品を紹介するなど，バランスよく飽きのこない食事の工夫を提案する（図2）。

運動

　妊娠中に行う運動は適度な有酸素運動（ウォーキング等）が好ましい。運動強度の目安として，"Talk test（運動中に負担を感じることなく会話ができる状態を保つ）"[3]は日常的に簡便に用いることができる指標である。1日30分程度で毎日実施することが望ましいが，下腹部の痛みや立ちくらみ等，気になる症状が現れた場合はただちに中止し，必要があれば医師に相談する。

転倒の予防

　妊娠による身体的変化は，反射・瞬発力の低下，重心の移動による平衡感覚のずれなどを起こす。このため，日常の動作であっても階段を踏み外したり，風呂場で滑ったりと思いがけない事故を起こすことがある。妊娠中は，脊柱・腰・腹に負担のかからない動作をすることが重要である（図3）。

図2 効率よく鉄分を摂るために

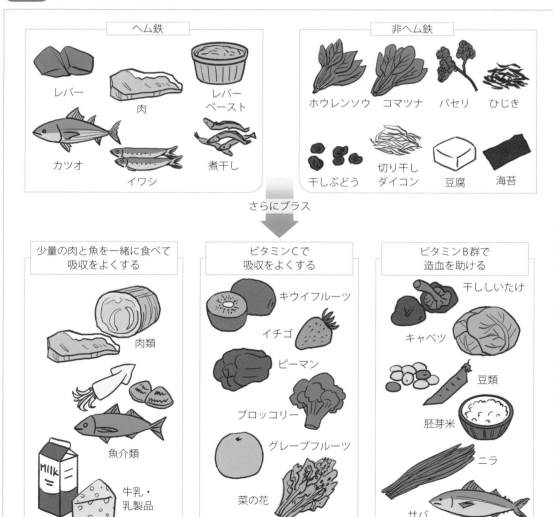

表2 妊娠期の栄養所要量

栄養素	非妊時必要量（推奨量）		妊婦付加量
種類	18 〜 29歳	30 〜 49歳	必要量（推奨量）
エネルギー＝ 推定エネルギー必要量 （kcal/—）＊	Ⅰ 1,700	Ⅰ 1,750	妊娠初期 ＋50
	Ⅱ 2,000	Ⅱ 2,050	妊娠中期 ＋250
	Ⅲ 2,300	Ⅲ 2,350	妊娠末期 ＋450
タンパク質（g/日）	40（50）	40（50）	妊娠初期 ＋0（＋0）
			妊娠中期 ＋5（＋10）
			妊娠末期 ＋20（＋25）
ビタミンA （µgRAE/日）	450（650）	500（700）	妊娠初期・中期 ＋0（＋0）
	上限量 2,700		妊娠末期 ＋60（＋80）
ビタミンB₆（mg/日）	目安量1.0（1.1）　上限量45		全妊娠期 ＋0.2
ビタミンC（mg/日）	85（100）	85（100）	全妊娠期 ＋10
ビタミンD（µg/日）	目安量8.5　上限量100		全妊娠期 ＋8.5
葉酸（µg/日）	200（240）	200（240）	全妊娠期 ＋200（＋240）
	上限量 900	上限量 1,000	
鉄分（mg/日）	5.5（6.5）	5.5（6.5）	妊娠初期 ＋2.0（＋2.5）
	上限量 40		妊娠中期・末期 ＋8.0（＋9.5）
カルシウム（mg/日）	550（650）	550（650）	全妊娠期とも付加量なし
	上限量 2,500		
亜鉛（mg/日）	7（8）	7（8）	全妊娠期 ＋1（＋2）
	上限量 35		

＊エネルギー必要量は身体活動レベルによって異なる
【身体活動レベル】
Ⅰ：生活の大部分が座位で静的な活動が中心
Ⅱ：座位中心の仕事だが，職場内での移動や立位での作業・接客など，あるいは通勤・買い物・家事・軽いスポーツなどのいずれかを含む
Ⅲ：移動や立位の多い仕事への従事者，あるいはスポーツなど余暇における活発な運動習慣をもっている場合
「日本人の食事摂取基準2020年版」をもとに作成

身体の清潔状況

妊娠中は新陳代謝が活発になり，普段よりも汗をかきやすくなる。皮膚は敏感になり，湿疹や掻痒感が生じやすい。また，妊娠中はエストロゲンの影響で帯下が増加し，掻痒感を訴える場合もあるため，通気性や吸湿性のよい下着を着用し，おりものシートやパッドはこまめに取り換えるよう助言する。

妊娠中はつわりの影響や味の好みの変化，間食の回数の増加などにより口腔衛生が不十分になりやすく，う蝕や歯周疾患が発生しやすい。歯科健診を勧めるとともに，歯間ブラシやデンタルフロスを用いて食べかすや歯垢を除去するよう助言する。

衣生活

妊娠中期になると妊娠による体形の変化が目立つようになる。妊娠末期はとくに乳房や腹部が大きくなり，非妊時に比べて腹囲や腰囲は10 〜 20cm，胸囲は10cmほど増加するため，体形の変化に合わせた衣類を選ぶように助言する。また，靴は胎児の成長に伴う腹部の増大に合わせて重心が安定するものを選ぶ。

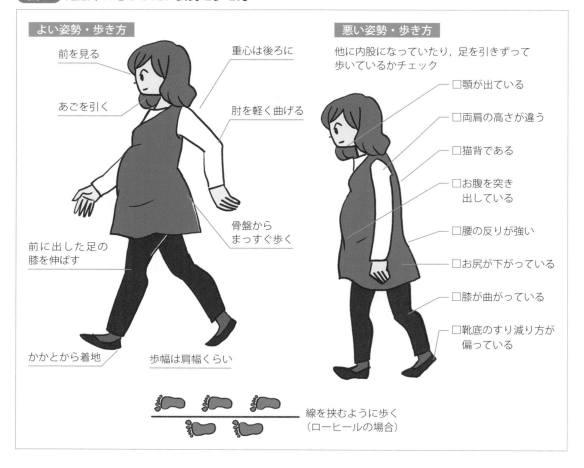

図3 妊娠中に心がけたい姿勢と歩き方

よい姿勢・歩き方

前を見る
重心は後ろに
あごを引く
肘を軽く曲げる
骨盤からまっすぐ歩く
前に出した足の膝を伸ばす
かかとから着地
歩幅は肩幅くらい
線を挟むように歩く（ローヒールの場合）

悪い姿勢・歩き方

他に内股になっていたり，足を引きずって歩いているかチェック

□顎が出ている
□両肩の高さが違う
□猫背である
□お腹を突き出している
□腰の反りが強い
□お尻が下がっている
□膝が曲がっている
□靴底のすり減り方が偏っている

03 妊娠末期のポイント

妊娠末期は循環血液量の増加がピークを迎える時期だが，血球の増加が追いつかないため相対的貧血になりやすい。また，腰痛や息苦しさ，胸やけなどの不快症状が多くなったり，汗をかきやすくなるなど不快症状への対処方法を指導することが重要である。

母体にとって意味のある体重増加

安全なお産をするために，適切な食生活と体重増加は必要である。しかし「体重増加は最小限にしたい」「小さく産んだほうがお産は楽そう」という思いから，過度な体重制限や朝食を抜くなど，栄養が不足しがちな状態にある妊婦

もいる。生活習慣や血液所見を参考にして栄養状態を判断し，適切な栄養摂取を促す（図4）。

マイナートラブルへの対処

増大する子宮により，横隔膜が挙上し，胸郭の形態が変化するため，ほとんどの妊婦は階段を上がるときなどに動悸や息切れを感じる。急激な運動や労作を避け，動悸や息切れの際には過換気にならないようにゆっくりと深呼吸をするよう指導する。

そのほかのマイナートラブルについては，「第4章　3妊娠末期の保健指導」を参照いただきたい。

図4 適切な栄養摂取を促すツール

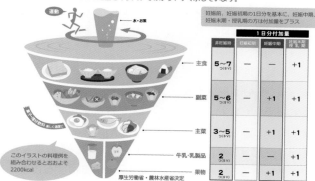

妊産婦のための食事バランスガイド

食事バランスガイドとは、1日に「何を」「どれだけ」食べたらよいかがわかる食事量の目安です。
「主食」「副菜」「主菜」「牛乳・乳製品」「果物」の5グループの料理や食品を組み合わせてとれるよう、コマに例えてそれぞれの適量をイラストでわかりやすく示しています。

このイラストの料理例を組み合わせるとおおよそ2200kcal

妊娠前、妊娠初期の1日分を基本に、妊娠中期、妊娠末期・授乳期の方は付加量をプラス

		非妊娠時	妊娠初期	妊娠中期	妊娠末期授乳期
主食	つ(SV)	5〜7	—	—	+1
副菜	つ(SV)	5〜6	—	+1	+1
主菜	つ(SV)	3〜5	—	+1	+1
牛乳・乳製品	つ(SV)	2	—	—	+1
果物	つ(SV)	2	—	+1	+1

厚生労働省・農林水産省決定

妊娠前からはじめる 妊産婦のための食生活指針

〜妊娠前から、健康なからだづくりを〜

お母さんの健康と赤ちゃんの健やかな発育には、妊娠前からのからだづくりが大切です。
依然として若い世代の「やせ」が多いことなどの課題を受けて、10項目の指針が示されました。
ぜひ妊娠前からしっかりと食事をとることを意識しましょう。

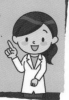

- ✅ 妊娠前から、バランスのよい食事をしっかりとりましょう
- ✅ 「主食」を中心に、エネルギーをしっかりと
- ✅ 不足しがちなビタミン・ミネラルを、「副菜」でたっぷりと
- ✅ 「主菜」を組み合わせてたんぱく質を十分に
- ✅ 乳製品、緑黄色野菜、豆類、小魚などでカルシウムを十分に
- ✅ 妊娠中の体重増加は、お母さんと赤ちゃんにとって望ましい量に
- ✅ 母乳育児も、バランスのよい食生活のなかで
- ✅ 無理なくからだを動かしましょう
- ✅ たばことお酒の害から赤ちゃんを守りましょう
- ✅ お母さんと赤ちゃんのからだと心のゆとりは、周囲のあたたかいサポートから

厚生労働省：妊娠前からはじめる妊産婦のための食生活指針
https://www.mhlw.go.jp/content/000788598.pdf

引用・参考文献

1）日本産科婦人科学会：産婦人科診療ガイドライン産科編2020, p.105.
2）前掲1), p.99.

5 家族の状況

01 家族機能の一般的な変化

　家族形成期というのは，出産を迎えるカップルは誰もが通る時期である。多くは家族を形成し，幸せな生活を送っている。しかし，カップル間の認識・感情のほんの少しのずれによって，関係性は悪循環パターンに陥り，家族としての基礎が構築できないこともある。

　昨今，妊娠先行婚，ステップファミリー（子連れ再婚家族）など，結婚形態も変わり，家族形成期のカップルにとって危機的移行に陥るリスクは高い。家族が新たな環境に適応していくために，家庭内・外にある資源も同時に評価し，生じている危機を家族自らが乗り越えていけるよう支援することが求められている。

02 夫（パートナー）・子ども・その他家族との関係の状況

父親になっていく準備

　男性も妻（パートナー）が妊娠することにより，夫（パートナー）から父親への移行の準備期にある。しかし，男性は自身の身体的変化を伴わないので，父親になることをイメージする際，妊娠している妻（パートナー）の影響を大きく受ける。そのため，夫（パートナー）を妊婦の支援者としての側面のみから捉えるのでなく，夫（パートナー）自身も父親役割への適応を支援する必要のある存在として情緒的反応に気を配る必要がある。

きょうだいになっていく準備

　兄/姉にとって，新しいきょうだいの誕生は楽しみであると同時に，これまでとは異なる母子関係に対してストレス（危機的状況）を感じることがある。お兄ちゃん/お姉ちゃんになるという自覚によって，生活の自立や言語的能力の発達が促されることがある一方で，母親の妊娠による身体的・情緒的変化に戸惑い，混乱し，無視されたと感じることも体験する。兄/姉のストレスが強くなると退行現象[*1]が現れることもあり，上の子どもにとって新たなきょうだいを迎えることは，危機的な体験となりやすい。

祖父母になっていく準備

　妊婦とその夫（パートナー）の両親も子どもの誕生に向けて，祖父母になることへの期待が大きくなる。妊婦は，親役割モデルとして自己の両親を選択することが多く，妊娠期は妊婦にとってそれまでの親子関係を見直す時期になる。祖父母は，娘（義理の娘）である妊婦を支援しな

＊1　退行現象　かんしゃくを起こすなどの攻撃的行動，甘えが強くなるなどの依存的行動，おもらしをはじめるなどの退行，よそよそしくなるなどの引きこもりといった，いわゆる「赤ちゃん返り」の現象をいう。

図1 さんきゅうパパBOOK（内閣府）

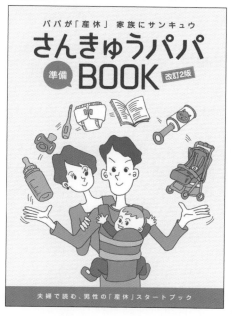

パパが「産休」家族にサンキュウ

さんきゅうパパ 準備 BOOK 改訂2版

夫婦で読む、男性の「産休」スタートブック

https://www8.cao.go.jp/shoushi/shoushika/
etc/project/book_r02.html（2021年8月閲覧）

がら孫の誕生を楽しみにしたいという思いをも
つ一方で，世代の違いはそれぞれの社会背景に
伴う妊娠期の生活や育児観の違いを生み出し，
戸惑いを感じることがある。

03 家族形態の状況

近年，共働き世帯の増加が増え，少ない世帯
人員で家事や子育てを担うことになるため，男
性も家事や育児への参加が求められてきたとい
える。2021年の育児・介護休業法改正により，
産後パパ育休（出産時育児休業）が加わり，さら
に父母ともに育児休業を取得する場合の取得要
件の緩和や分割取得など，父親が子育てにかか
われる働き方の実現に向けて，取り組みが進ん
でいる（図1）。

04 経済状況

妊婦健康診査に関する費用は公的な補助が行
われるようになったものの，経済状態が不安定
な場合は，妊婦の栄養が不十分になったり，安
全で快適な生活や母子の健康を維持できなかっ
たり，出産・育児の準備，養育環境の調整が不
十分になる可能性がある。必要に応じて，ソー
シャルワーカーと連携し，生活保護や入院助産
制度[*2]などに関する情報を提供する。

＊2 入院助産制度　保健上必要があるにもかかわらず，生活保護世帯などで，経済的に困窮しており，病院等の施設における出産費
用を負担できず，本人から申請があった場合に出産にかかる費用を公費で負担する制度（児童福祉法第22条）。

家族役割調整のための保健相談

　夫（パートナー）が妊婦健康診査に同行した際は超音波検査像を見たり，児心音を聴く機会を設けることで，胎児の存在を意識できるよう働きかける。同行しなくても，妊婦の腹部が目立ち始めた頃から，日常生活において妊婦の腹部に触れて胎動を触知したり，胎児に話しかけたりすることを勧める。先輩の父親との接触を設定したりすることで役割モデルを見出し，夫（パートナー）が自己の父親像を明確化していく作業ができるよう支援する。また，両親学級に参加したり，育児用品の準備をともに行う過程を通して2人で十分話し合い，お互いの理想と現実をすり合わせながら，双方の育児についての考え方，期待される役割について理解を深め，カップルの一体感の強化を促す。分娩時の付き添い，立ち合いについても意思の確認をする。

　上の子どもの役割課題は，新しく生まれてくる児の兄/姉として，児に対して愛着をもち，大切な家族の一員であることを認識し，両親の愛情を分かち合うことである。上の子どもの退行現象については，愛情を十分に伝えつつ，胎動を触知させたり，上の子どもが赤ちゃんだったときの話をするなど，育児準備をともに行うよう助言する。また，分娩入院中は上の子ども母親との分離の影響が最小限になるよう，母親不在の期間，父親が支えられるような準備を進める。

　祖父母，とくに妊婦の実母は手段的および情緒的サポートの担い手である。また，親役割モデルとしても期待されている。しかし，親子関係や居住形態，家族に関する価値観も変化しつつある現在，祖父母の育児への参加スタイルも変化してきている。また，晩産化の影響で，祖父母の支援が期待できない妊産婦もいるため，祖父母の健康状態や就労の有無を確認し，祖父母に期待するサポート内容を具体的に検討できるような機会をもつ（図2）。

生活状況調整のための保健相談

　経済的負担については，妊婦健康診査の費用，分娩費，育児用品準備費，育児期間中の紙おむつ，ミルク代，増加した光熱費など，かなりの支出が推測される。勤労妊婦の場合，産休中は非妊時収入の2/3に，育児休業中はさらに減少する。また，出産を機に退職した場合は無収入となるため，準備して対処できるように促すことが必要である。十分な情報を提供し，出産を迎えるカップルそれぞれの生活を振り返り，出産後の生活を具体的にイメージしながらよく話し合うよう助言する。

図2 祖父母世代との上手な付き合い方

祖父母世代		親世代

世代の格差

- 今と昔の子育ての違いを知る
- 祖父母世代の意見を押しつけない
- 噂や言い伝えではなく，医師や公的機関が発信している情報を知る
- 親のやり方を尊重する

- 2人で話し合い，育児方針や役割分担を決める
- 祖父母は2人のサポート役。育児方針や，して欲しくないことは祖父母に伝える
- 育児方法が異なる場合は，伝えて理解してもらう

手助け

- 行動を起こす前に手，口，お金は出しすぎないこと
- 親世代には聞かれてから話をする，頼られてから行動する
- 父親の育児参加の機会を奪わない

- 祖父母を頼り過ぎない
- 面倒を見て当たり前，と思わない
- 「ありがとう」と感謝の気持ちを伝える

思いやり

- 自分のライフスタイルも大切にする
- できないことはできないと伝える（忙しい時，体調がすぐれない時）

- 祖父母の年齢，体力，生活を気にかける
- 子どもの祖父母を敬う気持ちを育てる

6 社会的状況

妊娠の確定診断後，妊婦は速やかに居住地区の保健センター・保健所に妊娠の届け出を行い，母子健康手帳交付と妊婦健康診査受診票の交付を受ける。勤労している女性が妊娠すると，妊娠の継続と仕事の継続について調整を行う必要が生じるため妊娠中に活用できる諸制度について情報提供を行い（厚生労働省「妊娠・出産をサポートする女性にやさしい職場づくりナビ」参照）[1]，妊婦が自発的に利用できるよう支援する。

日本においては，フルタイムで勤務する女性が最も仕事と家庭の両立に伴う葛藤が高いことが報告されている[2]。さらに近年，共働き世帯の増加により「男性は仕事，女性は家庭も仕事も」という女性に負担の大きい新しい性別役割分業が広まっていることが指摘されている[3]。ワーク・ライフ・バランスの実現には，女性のバランスだけでなく，男性のワーク・ライフ・バランスへの配慮が必要となっている。

01 勤労状況とセルフケア状況

働く女性が妊娠・出産を理由に解雇・雇止めをされることや，妊娠・出産にあたって，職場で受ける精神的・肉体的なハラスメントを「マタニティハラスメント」という。このような嫌がらせは，流産や早産を引き起こす原因にもなりかねない。妊娠中や産後の働き方について，職場の理解と協力が得られないという悩みがあっても，1人で悩みを抱え，不本意ながら就労継続をあきらめる女性が少なくない。就業継続に関する悩みやストレスを感じている妊婦に対して，妊婦健康診査などの機会を通じて，同じような経験をした女性による支援団体や相談窓口などの情報を紹介していく等の支援が必要である。

02 特定妊婦[*1]のスクリーニング

社会的に孤立しやすい妊婦の特性として，若年妊婦やシングルマザーがあげられ，経済水準の低さや産み育てる自信のなさから，十分な医療を受けにくく，妊娠・分娩の異常と結びつきやすい。また，夫（パートナー）が不安定就労や無職であったり，未婚の場合は周産期死亡率が高いとの報告もある。こうしたハイリスク因子の有無に注意して情報を得るとともに，家族調整や環境調整を医療，母子保健および精神保健を統合して行う必要がある。

＊1 🔖特定妊婦 「出産後の養育について出産前において支援を行うことが特に必要と認められる妊婦」（児童福祉法第6条3の5項）をいう。

03 親を支え，子どもの育ちを支える支援

妊娠から産褥への経過で起こるさまざまな現象は，初めての経験か，ほんの2〜3回の経験にすぎないことが多い。それだけに知識がなければ一つひとつが不安につながり，精神的な緊張を増大させる。最近は核家族化の影響で，身近に相談できる人も少なく，育児書やインターネットから知識を得ており，情報の氾濫からかえって妊婦の不安や心配，混乱を招くこともある。妊娠・分娩・産褥経過に対する正しい知識をもち，自分の心身の変化を客観的にみることができ，また，今後の経過の予測がもてれば不安は軽減する。

妊婦や夫（パートナー）がどの程度の知識をもっているか確認し，必要な情報提供と，どんな不安や疑問にも丁寧に答え，安心感を醸成するかかわりが重要である。

引用・参考文献

1）厚生労働省委託母性健康管理サイト：妊娠・出産をサポートする女性にやさしい職場づくリナビ.
https://www.bosei-navi.mhlw.go.jp/ninshin/（2021年12月閲覧）

2）大石亜希子，島津明人：ワーク・ライフ・バランスと労働（川上憲人ほか編：社会と健康——健康較差解消に向けた統合科学的アプローチ），東京大学出版，2015.

3）加藤容子：ワーク・ファミリー・コンフリクトの対処プロセス. ナカニシヤ出版，2010.

7 生活環境

　生活環境は，空気・水・土壌・食品・薬物・放射線などの理化学的環境，感染等の生物学的環境，経済水準・結婚形態などの社会的環境，職業・労働内容など労働環境など，さまざまな要因から構成されている。このため，妊娠・分娩への影響も，一つひとつの要因で説明することは難しく，これらの要因が複雑に絡み合って妊婦の心身に間接的に影響を及ぼすことが多い。

　しかし，これらのうち1つでも非常に有害な環境があると，妊婦のみならず胎児の健康に直接大きな影響を及ぼす。そのため，妊婦がどのような生活環境のなかに置かれているのか把握する必要がある。

01 居住環境の状況

住居環境

　買い物などの生活環境，騒音や排気ガスの程度，振動や日当たりなど住居周辺の環境や，階段の昇降，室内に転倒の危険がないかなど，安全で出産後の育児に適した住環境が準備されているかを把握する（図1）。

　また，災害などの非常時に備えて広域避難所や家族との連絡方法などを確認しているかについても把握しておく。

就労環境

　生活環境によっては時差出勤，勤務時間の短縮，交通手段，通勤経路の変更など通勤状況の緩和，マタニティマークを利用した各種交通機関における妊婦への優先的な席の活用，休憩時間の延長や休憩回数の増加，職場における受動喫煙の防止策の有無など，妊婦の保護規定の紹介や効果的な休憩の取り方の説明を行う。

人的環境

　両親など援助者との関係，住居周辺に妊婦をサポートできる人的・社会的資源があるか，妊婦や同年代の子どもを持つ親がいるか，医療機関にアクセスしやすい状況かを併せて確認する。

02 地域における医療・福祉環境の状況と活用へのアドバイス

　都道府県における子育て支援策として，居住地域の母子に関連する各種各様のサービスがうまく活用できるように情報を提供していく。たとえば，ベビーシッター，ファミリー・サポート・センター事業，民間の互助活動（地域の子育て支援グループやボランティア団体等）など，仕事や趣味，休息を取りたいときなど日常的に利用できる機関の紹介や，共働きの場合は，近隣に病児・病後児保育を行っている施設があるかどうかも確認しておくとよいことを伝える（表1）。

図1 住居環境における注意点

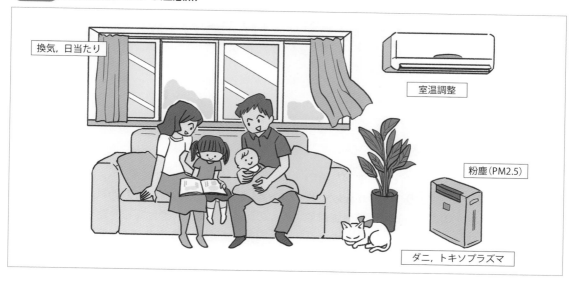

表1 地域の子ども・子育て支援事業の概要

事業名	内容
産後ケア事業	産後間もない母子に対して，助産師による乳房ケア，授乳指導，抱っこの方法などの育児指導，心理的支援，社会資源の紹介等の支援を行う
家事代行サービス シルバー人材センター	子育て世帯を応援するクーポンやチケット，パスポートを発行している自治体があり，家事代行サービス業者へクーポン・チケットで支払いをしたり，パスポートを見せると割引価格で利用できる
産後ドゥーラ／ 産後ヘルパー派遣事業	育児相談（授乳の仕方，排気の仕方，抱き方，寝かせ方，赤ちゃんの観察，スキンケア，断乳卒乳，離乳食の進め方など），沐浴，調乳，授乳の手伝い，母親が休みたい場合の新生児の世話など，必要な支援を有償で利用することができる
子育て短期支援事業 短期入所生活援助（ショートステイ） 夜間養護等事業（トワイライトステイ）	保護者の疾病等の理由により，家庭において養育を受けることが一時的に困難となった児童について，必要な保護を行う
ファミリー・サポート・センター事業 （子育て援助活動支援事業）	乳幼児や小学生等の児童を子育て中の保護者を会員として，上の子の送迎や一時預かりなどを行う

· · · · · · · · · · · · · · · **COLUMN** · · · · · · · · · · · · · · ·

ペットとの暮らし

　妊婦がトキソプラズマ原虫に初感染すると，胎児に重い後遺症を残す原因となる先天性トキソプラズマ症は，ペットのネコや加熱不十分な肉，加熱処理されていない牛乳の摂取から感染することがある。

　飼いネコは室内飼育して屋外に出さない

ことが重要である。複数のネコを飼っている場合は，他のネコに感染を広げる可能性があるため，下痢・嘔吐をしているネコは他のネコから隔離し，そのネコが排泄した糞便はすぐに片づける等の注意点を伝える。

8 社会制度，出産の準備状況

01 妊娠に伴う社会的役割の調整

母子健康手帳には「働く女性・男性のための出産，育児に関する制度」のページが設けられており，妊娠・出産期に知っておくべき法律や制度について説明されている。勤労女性の妊娠中の健康管理は，職場の環境，業務，労働条件，通勤条件，家族の協力等を抜きにして考えることはできない。

そこで，それらの状態について聴取し，労働環境が適切かどうかを評価しておく必要がある。また，妊婦健康診査の結果，切迫早産などの可能性があり，通勤緩和や勤務時間短縮などの措置が必要であると医師が認めた場合，「母性健康管理指導事項連絡カード」（図1）を活用し事業主に必要な措置[*1]を申し出られることも説明する。

02 産前・産後サポート事業

身体的・精神的・心理社会的・養育環境的にみて，親と子に対する支援が必要な家族を見極めて予防的に支援をするための入り口として，2017（平成29）年に子育て世代包括支援センターが設置された。

その利用者のうち，産前・産後サポート事業は身近に相談できる人がいない，多胎，若年妊婦，特定妊婦，障害児または病児を抱える妊産婦およびその家族など支援を受けることが適当と判断された者が対象であり，産後ケア事業は心身の不調や育児不安がある者，とくに支援が必要と認められる者が対象となる。

出産医療施設と自治体が連携し，助産師外来を中心にサポートを実施していることが多く，継続的な支援を受けることができる。

03 産後の手続き

出産後，出生届をはじめとした各種届け出が必要となる（表1）。手続きのために何度も役所へ行かなくてもいいように，事前にどこで何の手続きが必要か，必要な持ち物などを一覧で確認しておく。また，新生児訪問を受けるための出生通知のはがきを忘れずに投函するよう説明する。

---

*1 必要な措置　令和2年から新たにCOVID-19に関する母性健康管理措置も規定され，感染のおそれの低い作業への転換，または出勤の制限（在宅勤務・休業）の措置を求めることができるようになった。

図1 母性健康管理指導事項連絡カード

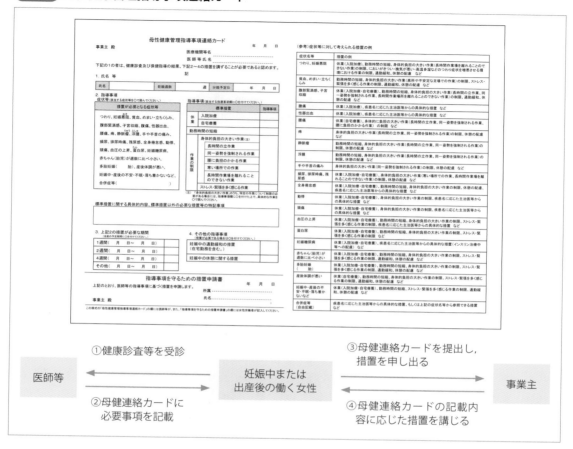

表1 産後に必要な手続き一覧

事業名	内容
出生届	出産から14日以内（海外出産の場合は3か月以内）
児童手当金	出生月の月末（月後半に生まれた場合は出生翌日から15日以内）
健康保険の加入	出生後速やかに（1か月健診までに作成）
乳幼児医療費助成	出生後速やかに（1か月健診まで）
未熟児養育医療給付金	出産した児が2,000g以下，または医師が入院の必要性を認め指定医療機関に入院している乳児を対象：出生後速やかに
乳幼児医療費助成	出生後速やかに（1ヶ月健診まで）
出生通知のはがき提出	新生児訪問のため
出産育児一時金	出産翌日から2年以内
出産祝い金（企業や自治体）	勤務先や自治体に確認
医療保険	出産前・出産時に対象となる治療を受けた場合は保険会社へ確認

表2	里帰り出産の利点・欠点
利点	・実父母から家事・育児などの身体的・精神的援助を得ることができる ・新生児の世話に専念できる ・出産まで安心して過ごせる ・育児経験者である親からアドバイスがもらえる ・上の子のケアをしてもらえる
欠点	・妊娠末期および産褥早期の居住地と実家間の移動に伴う母子の身体的負担 ・妊娠期からの一貫した健康管理や保健指導の中断 ・分娩施設に対する情報不足 ・実家（実父母）への依存傾向 ・夫（パートナー）と分離する場合は役割調整の遅れなど

04 出産施設と出産方法の選択

バースプラン

バースプランとは，妊婦とその家族が出産やその後の育児に対して，自分たちらしく産み育てるための出産計画である。バースプランを立てることを通して，妊娠・出産・育児に対して主体的に向き合うことを助けるとともに，出産に対する考え方や入院中のケアに対する希望を医師や助産師などのケア提供者に伝え，相互理解をはかることを助ける（p.70）。

里帰り出産

妊婦の実家近くで分娩し，退院後，早期の生活を妊婦の実家で過ごすことを里帰り出産（帰省出産）といい，約15％程度の妊婦が選択している。里帰り出産には利点・欠点があるため，その両面を理解したうえで選択できるよう促す（表2）。

05 出産準備

出産準備とは，妊婦とその家族にとって分娩が安全かつ満足度の高いものとなるように，分娩に向けて，心身ともによりよい状態で臨めるよう整えることである。

また，出産前準備教育とは，正常な分娩経過と分娩進行に伴う心身の変化に対する理解を促し，分娩に対して主体的に取り組み，心身ともによりよい状態で分娩に臨めるよう妊婦自身が準備できることを援助するものである。

出産に向けての物品および育児準備

入院・分娩に必要な物品は施設によって大きく異なる。さらに，早産など予期せぬ緊急事態に備え，妊娠28週頃になったら入院時の持ち物をまとめておくよう伝える。

妊娠期に育児に関する知識や技術を提供する目的は，児との生活を具体的に理解し，必要な物品を検討していくためのものである。出産施設から育児用品（表3）の紹介を受けたり，雑誌や知人からのさまざまな情報をもとに，妊婦自身で育児に適当な物品を選択し，準備していく。また，新生児に適切な環境について情報提供を行い，清潔で安全で光や音の刺激が過剰でない場所であることを考慮した部屋の模様替えを促す。その過程で育児方針を検討し，どんな

表3 新生児に必要な育児用品

着替え・おむつ	・ベビー服　・肌着　・短肌着(3〜5枚) ・中着(2〜3枚)　・スタイ(4〜5枚) ・おむつ(布おむつの場合はおむつカバー) ・お尻拭き ※生まれる季節を考慮する ※子どもの成長は早いので最小限で
寝かせるために必要な物	・敷き布団やマットレス ・掛け布団, タオルなど(枕は不要) ・バウンサーやベビーラックなど
授乳用品	・哺乳瓶 ・哺乳瓶の消毒物品 ・授乳用のブラジャー ・授乳用のパジャマや授乳服
沐浴・衛生用品	・ベビーバス(たらいでもよい) ・ベビーソープ　・ガーゼ　・バスタオル ・綿棒　・爪切り　・体温計
移動に必要な物	・抱っこひも, スリングなど ・ベビーカー(使用時期にあうタイプ) ・チャイルドシート

育児をしていきたいか, 具体的にイメージしながらカップルで十分に話し合っていけるよう援助する。

母乳哺育の準備

妊娠期の乳房ケアは, 乳房の生理的な変化に対する基本的なケアと, 母乳哺育の準備へのケアがある。一般的な内容として, ①妊娠による乳房の増大に合わせたブラジャーの選択と, ②初乳分泌(妊娠16週頃〜)による痂疲化した乳垢の除去方法(オリーブオイル湿布やシャワー時の洗浄等)について情報提供する。

また, 母乳育児に対する考え方や心配事, 栄養法の選択に関する内容は妊娠期の前半に, 母乳育児の開始と産後早期の母乳育児の具体的な方法については妊娠期の後半に焦点を当てるなど, 対象者の状況とニーズに合致した指導を行う。その際, 母乳哺育を選択しない, あるいは

できない妊婦もおり, 一様に母乳哺育を推奨しないような配慮が必要である。

出産準備教育

分娩に向けた心身の準備を整える機会のほかに, 育児技術の獲得や育児観の形成を目的に, 沐浴の方法, おむつの当て方, 授乳方法などデモンストレーションを実施したり, 子どもの機嫌の見分け方や泣き声の意味するところを視聴覚媒体で示しながら, 子どもの状態を察知することの重要性を喚起する出産準備教育が出産施設や市町村で開催されている。

また, 産後クライシス[*1]に陥らないように先輩カップルから出産後の生活を具体的にイメージできる助言(表4)を受けられるような機会を設け, 余裕を失う産後に備え柔軟な対処ができるようカップルの準備性を高めることも重要である。

＊1　産後クライシス　「出産後2年以内に, カップル間の愛情が急速に冷え込んでしまう状況」で, 出産後に女性の男性への愛情が急激に減少し, 最悪の場合, 解決できずに離婚に至ってしまうこともある。

出産前に先輩カップルから聞くこと

1　一緒に暮らす家族員の睡眠や休息を確保する工夫
2　食生活の質を落とさないためのコツ
3　家事を効率よく進めるためのコツ
4　カップル間のコミュニケーションやスキンシップを減らさないヒント
5　上の子どもの赤ちゃん返り（甘えと自立）に対する配慮
6　カップル間が互いに気分転換の時間を確保するための工夫
7　親戚や近所づきあいのマナーやバランスのとり方
8　産休・育休中の収入減と支出増に備える家計管理のコツ

· · · · · · · · · · · · · · · · · · **COLUMN** · · · · · · · · · · · · · · · · · ·

ワンオペ育児

「ワンオペ」とは，外食チェーン店などで従業員1人が，長時間すべての業務をこなすこと。そのブラックな働き方を，家事や育児をたった1人で24時間担っている母親の姿にあてはめて「ワンオペ育児」と呼ばれるようになった。1人で家事・育児を抱え込んでしまう場合に一番心配なのは，メンタル的に追い詰められてしまうこと。とくに，産後うつが起こりやすい時期や，産後の回復がよくなかった場合などは要注意。

引用・参考文献
1）厚生労働省委託母性健康管理サイト：妊娠・出産をサポートする女性にやさしい職場づくりナビ
https://www.bosei-navi.mhlw.go.jp/（2021年12月閲覧）

第**1**部

第**4**章

妊婦の保健指導

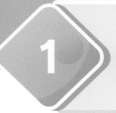

1 妊娠初期の保健指導

　妊娠初期は妊娠全期にわたるリスク因子を把握したうえで，妊婦がセルフケアによって妊娠生活をスタートできるように，その基盤を整える時期である。

01 妊婦の身体的リスクの予測

　情報に基づき，妊娠前および現在の健康状態を評価し，妊娠経過や分娩への影響を与える潜在的なリスクを予測する（p.22）。
　胎芽期は器官分化の臨界期（器官形成期）であり，薬剤，放射線，ウイルス感染など催奇形因子の影響を受けやすい（表1）。妊娠中の薬剤使用は悪や毒といったイメージがあり，過度に恐れられる傾向にある。妊娠が確定してから胎児への影響を不安に思う妊婦もいるため，リスクを正確に判定できるよう支援する。

02 妊娠に伴うマイナートラブルと対処

　妊娠初期に生じる代表的なマイナートラブルに対する日常生活の工夫についてアドバイスする（表2）。また，妊娠初期は流産の危険性が高いことから，下腹部痛，性器出血，つわり症状消失等の流産徴候の有無や，流産の既往，抗リン脂質抗体症候群，子宮頸管無力症等の流産のリスクを把握する。異常な徴候（表3）を認めた場合，適切な受診行動がとれるように，受診している医療機関へのアクセス方法について説明する。

03 出生前診断

　高齢妊娠の増加に伴い，児の染色体異常を心配し情報を求められることがある。そのような状況においては，出生前遺伝学的検査についての情報にアクセスできるような配慮が求められる。
　先天性疾患（障害）をもつ子どもは全出生数の3〜5％であり，出生前診断で診断されるものはそのうち4分の1程度である[1]。また，胎児期に治療のできる疾患はごく限られている。しかし，出生前に疾患（障害）がわかることは，予後向上のため，分娩および出産後の準備につながる。そのため，カップルは子どもの何を心配しているのかを十分聴取するとともに，出生前診断について正しい情報の提供，結果がもたらす影響，母体の負担，倫理的な問題などの説明を行い，カップル自らの意思で選択できるよう支援する。なお，出生前遺伝学的検査は実施前後に適正な遺伝カウンセリングが提供できる体制下で受けることが望ましい[2]。

表1 催奇形因子の例

母体の年齢	染色体異常
放射線	四肢の形態異常，小頭症
風疹	先天性風疹症候群（聴覚障害，白内障，心臓異常など）
トキソプラズマ	先天性トキソプラズマ症（水頭症など）
アルコール	胎児性アルコールスペクトラム障害 （発達障害，知的能力障害，小頭症など）
喫煙	口唇口蓋裂，心疾患， 手足の欠損，腹壁破裂， 低出生体重児

表2 妊娠初期のマイナートラブル

マイナートラブルと その症状	ケア（日常生活での対処法）
つわり ・食欲不振 ・嘔気・嘔吐 ・唾液分泌亢進 　　　　など	・食欲がなくても脱水症状を避けるため，水分摂取を心がける ・この時期の胎児はまだ小さいため，食欲不振でも胎児の健康には影響はなく，食べたいものを食べたいときに食べたいだけ食べてよいことを説明する ・空腹時はムカつきを感じやすくなるため，お腹が空く前にこまめに食べられるよう簡単に食べられるものを準備しておく ・う歯や歯周炎が起こりやすいため，体調のよい時間に歯磨きやうがいをする ・調理のにおいによる症状の誘発を避けるため，外食や弁当などを利用する ・つらさを周囲の家族に理解してもらい，家事などを分担してもらう
頻尿 ・頻回な尿意 ・排尿回数の増加	・尿意を感じたら我慢しない ・利尿効果のあるカフェインを控える ・夜間の頻尿で睡眠不足になる場合は，睡眠前の水分摂取を控える ・排尿時痛や残尿感がある場合は，膀胱炎の可能性があるため，受診が必要であることを伝える
腟分泌の増加 ・乳汁状の分泌物の増加（悪臭・掻痒感なし）	・外陰部の清潔保持を図る（おりものシート利用時は適宜交換する） ・吸水性，通気性のよい下着を着用する ・悪臭や掻痒感，白色カス状の帯下がみられたら感染の可能性があるので受診するように伝える
便秘	・朝に冷水や牛乳を飲み，決まった時間に排泄ができるよう生活リズムを見直す ・便意を我慢しない　・十分な水分と食物繊維の多い食品の摂取をすすめる ・適度な運動をすすめる ・整腸剤や緩下剤の利用を医師と相談する
痔（痔核）	・便秘を予防する　・肛門周囲を温浴し，清潔に保つ ・身体を締め付けるガードルは避け，鼠径部や足，胴回りを圧迫しない下着やゆるやかな衣服を着る ・痛みが強い場合は，軟膏や座薬の利用を医師と相談する

表3 異常の徴候

流産の前兆	出血，休んでも収まらない下腹部痛，水っぽい帯下の出現，つわりの消失
妊娠悪阻の徴候	ひどい吐き気のため飲食物を何も摂取できない，頻回に嘔吐して体調が悪い
その他	38℃以上の発熱，体調不良

04 日常生活の評価と生活の調整

妊娠初期の体格やバイタルサインは，非妊時の健康状態と生活習慣を評価する指標となる。肥満，貧血，低栄養状態といった問題がある場合は，日常生活の調整を支援する。食生活では，食事の摂取量や偏食の有無，嗜好品の摂取状況を把握する。過度のアルコール摂取や喫煙，薬物使用の習慣がある場合には，妊娠を機に中止できるようにかかわる。

05 妊婦の心理的状況が安定するための対応

妊娠初期の妊婦は，妊娠の喜びとともに当惑や不安も感じているアンビバレントな感情の調整を余儀なくされている。加えて，マイナートラブルの出現により否定的感情が優位になるおそれもある。

妊婦および周囲のキーパーソンの妊娠に対する気持ちや妊娠の受容状態を，妊婦の言動や表情から把握する。表情が硬い，妊娠や出産に対する関心が薄い，過度の不安や否定的な発言がみられるなどの様子がうかがえたり，妊娠が計画外である場合は，妊娠を受容する途上であると評価し，妊娠の受容を支援する。

06 働く女性（勤労妊婦）の健康管理

妊娠を機に就労の選択を行う場合があるため，周囲の理解やサポートが得られているか確認し，過労や事故，トラブルの原因となりうる危険要因がないかどうか把握するとともに，妊婦自身が置かれた個々の職場環境のなかで，調整能力を最大限に発揮できるよう支援する。とくに妊娠初期は流産の危険が高いため，負担になる動作を避けられるように改善策を提案する。

引用・参考文献

1）Cunningham F: Chapter12 Teratology, Teratogens, and Fetotoxic Agent. Williams Obstetrics, 24th ed, McGraw-Hill Professional, p.283-305, 2014.

2）日本人類遺伝学会：遺伝カウンセリング・出生前診断に関するガイドライン，1994.
https://jshg.jp/about/notice-reference/guidelines-on-genetic-counseling-and-prenatal-diagnosis/
（2021年12月閲覧）

2 妊娠中期の保健指導

　妊娠中期はほとんどの妊婦でつわり症状がなくなり，妊娠期間中，心身ともに最も安定した時期になる。マイナートラブルは比較的少ない時期だが，胎児の成長に伴って増大する子宮が周辺臓器を圧迫しはじめ，妊娠による特有の症状が現れてくる。症状が起こる理由とその対応について，妊婦の個々の生活状況をふまえて説明し，なるべくストレスの少ない日常生活が送れるよう助言する（表1）。

表1　妊娠中期のマイナートラブル

マイナートラブルとその症状	ケア（日常生活での対処法）
皮膚の変化 ・血管が浮き出る ・妊娠線 ・妊娠性の掻痒 ・色素沈着	・石鹸やボディソープが刺激になることもあるので使い過ぎに注意する ・室内を加湿したり，クリームやオイルで肌を保湿する ・肌触りの良い下着・衣服を身に着ける ・発疹や痒みが強い時は，皮膚科受診をすすめる（かくと痒みが増強する） ・皮膚をかくことが刺激になって色素沈着することもあるので注意する
歯茎・鼻からの出血	・できるだけ歯茎にやさしい歯ブラシを選ぶ ・糸ようじまたは歯間ブラシを使う ・歯茎から出血している場合は，歯周病の可能性もあるため，歯科受診をすすめる
立ちくらみ・疲れやすさ	・鉄分を食事から補給するように心がける ・ゆっくりとした動作を心がける ・立ちくらみを感じたら腰を下ろして少し休む ・身体を冷やさない（夏場，エアコンが効いている環境で素足で過ごさないなど）
足のけいれん（こむら返り） ・夜中に足がつって目が覚める	・血流をよくすると改善することがあるので靴下やレッグウォーマーなどで足首を温める ・ぬるめの湯で半身浴や足浴を行い，足腰の筋肉の疲れを取る ・ふくらはぎの過度な筋緊張を予防するため，ヒールの高い靴は避ける ・足がつったほうの足指を足背方向に反らす（腓腹筋を伸展させる） ・カルシウム，マグネシウム，ビタミンB_1，ビタミンDなどを多めにとり，リン酸の過剰摂取を避ける
腰痛	・腰背部の彎曲を減らす正しい姿勢を保持する（p.48） ・骨盤ベルトや腹帯を着用する ・運動や腰痛体操で血行改善と腰背部の緊張を緩める ・温罨法やマッサージを行う ・長時間立ったままの姿勢をとらない

01 体重コントロールと食事指導

　妊娠中期は食欲が戻り，食事が美味しく感じられる時期である。胎児の発育を考えて，必要量をバランスよく摂取すること，とくに鉄の需要が増加するので，赤身の肉や魚などとともに，吸収率を高めるたんぱく質やビタミンCを多く含む食材を積極的に摂るよう勧める。併せて適切な体重増加について推奨値（表2）を示し，適切な体重増加ペースとなるよう妊婦本人と改善点を探り，実践を支持する。

　妊娠中期には，妊娠糖尿病の診断が行われる。肥満傾向，糖尿病家族歴，巨大児分娩歴といったリスクをもつ妊婦は，尿糖や体重増加の程度，胎児の発育状況に注意していく。

02 腹部の張り・出血への対処

　妊娠20週頃までは，子宮の増大に伴う下腹部の不快感（重い，鈍痛など）の訴えが比較的多い。お腹が張りやすい動作や生活習慣がある場合には，原因を除去できるよう調整する。性器出血や腹部緊満感を伴い，安静にしても収まらない痛みの場合には，医療機関へ連絡するよう説明する。

03 性交渉

　妊娠中の性交渉は禁止されてはいないが，夫も妊婦や胎児への配慮から，性行動に対して不安や戸惑いを感じている。質問しづらい事項なので，配慮を要する。精液中のサイトカインが子宮収縮や頸管の熟化を促す可能性があること，また絨毛膜羊膜炎との関係などが指摘[1]されているため，コンドームの着用を勧める。

04 家庭・社会生活や家族関係の調整

　妊娠中期には，日常生活の見直しや退職などの就労の調整，転居，婚姻などの家庭・社会生活の調整が行われる。調整状況を評価し，適切にできていることを承認したり，改善が必要な場合は情報提供をしたり，改善方法を提案する。また，分娩や育児の準備を進めるうえで，家族とどのような調整をしているかを評価し，家族を含めた調整が進むように支援する。

表2 妊娠中の体重増加指導への目安[*]

妊娠前体格[**]	BMI (kg/m^2)	体重増加量指導の目安
低体重	＜18.5	12〜15kg
普通体重	18.5≦〜＜25	10〜13kg
肥満（1度）	25≦〜＜30	7〜10kg
肥満（2度以上）	30≦	個別対応（上限5kgまでが目安）

[*]「増加量を厳格に指導する根拠は必ずしも十分ではないと認識し，個人差を考慮したゆるやかな指導を心がける」（産婦人科診療ガイドライン産科編 2020, CQ010, p.46.）

[**]体格分類は日本肥満学会の肥満度分類に準じた

日本産科婦人科学会：妊娠中の体重増加指導の目安について．日産婦誌, 73（6）：642, 2021.

05 出産に向けた準備

分娩前後の生活をイメージして，家族とともにバースプランを立案するように促す。必要な情報を提供して，家族のサポート体制をどのように整えるか，具体的な調整をはかる。

出産場所の決定も妊娠中期までに行う。里帰り出産などの予定がある場合は，出産施設と相談のうえ，転院や出産前の受診方法を決定しておく。

COLUMN

マタ旅

妊娠中期に旅行を希望する妊婦は多いが，絶対に安全・安心な旅行はないため，危険性と心構えを十分説明し，母子健康手帳と検査データを持参のうえ，妊婦の「自己責任」で決めてもらう[2]。

なお，自動車で移動する場合は長時間の同一姿勢を避けるため，1〜2時間に1回程度の休憩を入れるようにする（深部静脈血栓症[*1]予防のため）。里帰り出産のための移動であれば，帰省後すぐ受診先を手配しておくよう指導する。

[*1] 深部静脈血栓症（deep vein thrombosis：DVT）下肢（通常は腓腹部または大腿部）または骨盤の深部静脈で血液が凝固する病態である。静脈の流れが阻害されて起こる病態であり，主に下腿の腫脹，浮腫，疼痛，色調の変化が認められる。旅行中は水分摂取量を増やしたり，こまめに下半身を動かす，弾性ストッキングを着用するなど，予防策を講じる必要がある。

引用・参考文献

1）藤井俊策・他：生殖における精漿の免疫修飾作用．青森臨床産婦人科学会誌, 21（1）：16-31, 2006.

2）成瀬勝彦：妊娠中の旅行．ペリネイタルケア夏期増刊号, 519：66-69, 2020.

3 妊娠末期の保健指導

妊娠末期は母子の身体的負担の増大に関連した日常生活の工夫をし，妊娠合併症や異常経過への移行を予防するために，異常の早期発見と早期対処に努める。

01 妊婦や胎児の健康状態の評価およびリスクの予測

妊婦の身体的負荷が増大してくるため，引き続きバイタルサインや生理学的検査データをもとに健康状態を評価する。胎児の健康状態は，胎児心拍と胎動によって評価する。妊娠37週以降は，胎動や腹部緊満時の胎児心拍パターンに注目し，胎児予備能力を査定する。

02 増大する子宮に伴う負荷や生活の変化

妊娠末期にかけて増大する子宮によって，胃部圧迫感や食欲減退，腰背部痛や下肢のだるさ・痛み，静脈瘤，頻尿などが起きやすくなる。また，胎動によって入眠の困難さが増したり，夜間の中途覚醒が増加するなど睡眠の質が変化するため，日常生活の工夫についてアドバイスする（表1）。さらに，切迫早産徴候とその対処法を伝えて妊婦の不安軽減に努め，安全な出産と子育てへの備えを促す。

表1 妊娠末期のマイナートラブル

マイナートラブルとその症状	ケア（日常生活での対処法）
・頻尿 ・尿漏れ	・尿漏れには月経用ナプキンではなく専用のパッドを使用することを提案する ・膀胱に尿を溜めすぎず，トイレに行きたいと思ったら我慢せずに行くことを勧める ・尿漏れと破水を取り違えることがあるため，自分で判断できない際は病院に相談する
・静脈瘤	・症状を悪化させる因子（長時間の立位，身体を締めつける衣類，急激な体重増加など）を取り除くように説明する ・下肢の静脈瘤は弾性ストッキングなどの着用で症状が改善できることを伝える ・靴下や腹巻などで下半身を温める　・ぶつけたり，傷つけたりしないように説明する
むくみ（浮腫） ・手（手根管症候群） ・足	・水分摂取量・塩分の過剰摂取などを確認し，必要量を提案する ・長時間の立位や座位を避け，定期的な歩行，足首や膝の曲げ伸ばしなどの軽い運動，下肢のマッサージなどで循環を促す。弾性ストッキングの着用も効果的である ・手のむくみ症状として，手根管内の正中神経圧迫によるしびれが生じることがある。手首の運動や手を握ることを避け，なるべく安静にする
・睡眠不足	・午睡をとる ・抱き枕を使いシムス位をとる ・日中に適度な運動をする（ウォーキング，マタニティヨガ，ストレッチなど）

03 母乳育児に向けての準備

授乳に関する希望（完全母乳希望，無理なく母乳で育てたい，混合授乳など）や知識を確認する。経産婦には，前回の授乳状況（母乳分泌状況，いつまで母乳を与えていたか，乳腺炎の既往など）を聞く。妊娠期より母乳育児の利点が母子双方にあることを伝え（図1），出産後入院中にさらに詳しく相談できることや，退院後は母乳外来や助産所を利用できることなども伝えておく。

04 妊婦と家族の分娩に対する準備状況

満足な出産に向けた準備

妊婦は出産が近づくにつれて気持ちが揺れ動く。そのためバースプランを書くことを通して出産への準備性を高め，前向きに出産に臨むことが可能になる（表2）。

看護者は妊婦に病院の設備・環境を説明し，誰にどのようにサポートしてもらったら楽にお産が乗り切れるか，妊娠37週になったら実際に動いてみて考えることを勧める。また，分娩経過によってはプランどおりに実行できないこともあることを説明し，理解を得る。立ち合い分娩を希望する場合は，立ち会う人の出産準備教室への参加状況や連絡先などを確認する。

分娩開始時の対処法

妊婦が必要時に受診行動がとれるように，前駆陣痛と陣痛の違いや，破水・出血・胎動減少などが起こったときの対応の仕方を説明する。家から病院までの所要時間や，来院時の付き添いの有無（時間帯によって異なる場合もある），来院方法などを確認する。入院時・入院中に上の子の世話をしてくれる人の有無を確認する（表3）。

産後を見据えた準備

妊婦が分娩や入院に向けて家族内のサポート

図1 母乳育児の利点

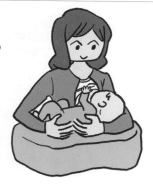

〈新生児にとって〉
・母乳の成分が新生児の消化機能に合っている
・免疫成分により，中耳炎や下気道感染，胃腸炎等の感染症の予防効果がある
・顎の発達や脳の活性化に有効である
・乳児突然死症候群（SIDS）の予防に効果がある
〈母親にとって〉
・子宮の収縮を促し，分娩後の体重減少につながる
・卵巣がん，乳がん発症のリスクを減少させる
〈新生児と母親にとって〉
・母乳分泌に必要なホルモン（オキシトシン，プロラクチン）の放出により，愛着形成の促進につながる

表2 バースプランの1例

お産のイメージ	出産へのイメージ，出産に向けての心構え，前回の出産について □夫（パートナー）と一緒にリラックスして赤ちゃんを迎えたい □前回は呼吸法ができなかったので，今回は頑張りたい
分娩経過について （陣痛の乗り切り方 など）	入院のタイミング，陣痛室（LDR）の環境，付添人，説明，呼吸法，リラクゼーション など □できるだけ自宅で過ごしたい □好きな音楽や香り（アロマオイル）を利用したい □楽な格好で過ごすのにマイクッションを持っていきたい □シャワーを浴びたりお風呂に入りたい □特定の人（パートナーや家族，友人など）に立ち会ってほしい □呼吸法やマッサージのコツを教えてほしい
分娩時の処置や 配慮について	陣痛促進剤，無痛分娩，分娩監視装置，分娩前後の導尿，会陰切開など □医療処置が必要になったら早めに説明してほしい □神経質なのでこまめに来室し，説明してほしい □夫（パートナー）に全部見られたくないので，プライバシーに配慮してほしい
分娩スタイルや 出生時に新生児に 実施したいこと	分娩体位，母子早期接触，臍帯切断，記念撮影など □生まれたらすぐにお腹に乗せてほしい □夫（パートナー）に臍帯を切ってほしい □ビデオ撮影をしたい □初乳を飲ませたい
入院中の生活に ついて	部屋の環境，食事，保健指導など □個室に入りたい □沐浴指導は夫（パートナー）と一緒に受けたい
授乳について	授乳方法や時間の希望，意欲など □粉ミルクや糖水は使わないでほしい □哺乳瓶は使わないでほしい □赤ちゃんが泣いたときに授乳したい

表3 妊娠末期の保健指導における確認事項

連絡のタイミング	・初産婦：1時間に6回以上，10分間隔の陣痛がある ・経産婦：時間を問わず規則的に陣痛がある。妊婦健診の最終所見と前回の分娩 　経過 ・破水 ・出血（赤くサラサラしている） ・持続するお腹の痛み ・胎動の減少
入院時の交通手段や 来院までの所要時間	・昼間，夜間の交通手段：自家用車（いつ，だれが，送迎できるのか確認），タク 　シー（営業時間や電話番号確認），電車など ・来院までの所要時間：時間帯による混雑の有無，家人が不在の場合，付き添い 　者が来るまでの時間も含めて確認する
家族の調整	・昼間，夜間，家人が不在時，誰と来院するのかを伝えておく ・パートナー，両親，義両親，兄弟，姉妹，友人など確実に連絡がつくように事前 　に調整する ・経産婦の場合，入院時や入院中のサポート体制について確認する（一時保育の利 　用，預け先の確保をし，子どもの年齢や，精神状態にあわせて養育環境を整え 　る） ・入院に必要な荷物が家族にひと目でわかるように準備しておく。病院，タク 　シー会社，家族以外に依頼する場合は，各自の連絡先を教えておく

や勤労妊婦の場合は，産前産後休暇の利用など，職場との調整が進んでいるかどうかを把握する。

　里帰り出産は，妊娠32週〜35週程度で里帰りする妊婦が多く，里帰り期間や里帰り先までの移動手段を確認しておく。病院を変更して出産することになるため，帰省したら早めに受診し，分娩する施設のシステムや出産準備教室への参加，立ち合いの希望や連絡先，サポート体制について話し合っておく。地域によっては遠方の自治体の妊婦健診受診券が使用できなかったり，償還払い*1になることもあるため，里帰りをする前に居住地の自治体に確認する。

---

*1 ◆償還払い　妊婦健康診査受診票の発行市区町村以外の地域（里帰り先など）にある医療機関・助産所を受診した場合，妊婦健康診査費用の一部を助成する制度。対象となる健診は母子健康手帳交付日以降の妊婦健診（14回分），超音波検査（3回分），子宮頸がん検診など，自費で健診を受けた後，妊婦本人が出産日から所定の期間内に助成申請を行うと払い戻しを受けることが出来る。なお申請期日や方法は各自治体によって異なる。

第**1**部

第**5**章

妊娠期の異常に気づく力を
高めるアセスメント

妊娠持続期間の異常

表1に，妊娠持続期間の異常の概要を示す。

01 流産・切迫流産

名称の定義と時期の区分

流産は，妊娠22週未満の「妊娠の中絶」のことをいう。流産は全妊娠の15％に発生し，その原因については，胎児の染色体異常が大半を占めると考えられる。妊娠成立から妊娠12週未満までの流産を「早期流産」，妊娠12週以降から妊娠22週未満までの流産を「後期流産」として時期的に区分される。

流産が自然に生じれば「自然流産」，意図的に実施されたものを「人工流産」とし，流産になりそうな状態を「切迫流産」とする。流早産の時期区分を表2に示す。

表1 妊娠持続期間の異常の概要

疾患名	流早産の原因	切迫流早産の診断基準	発症時期	主な症状	主な治療法
切迫流産（流産）	胎児の染色体異常によることが多い	子宮口未開大で，性器出血・下腹部痛等がみられ，子宮内に胎嚢や児心拍を確認できる	妊娠22週未満まで	性器出血・下腹部痛	安静・薬物療法（子宮収縮剤や抗菌薬等），流産の症状が進行した場合は，図1参照
切迫早産（早産）	子宮内感染，子宮頸管無力症，多胎妊娠，前期破水，子宮奇形等を原因とする	規則的な子宮収縮があり，子宮の展退等が進行し，初診時2cm以上の子宮頸管の開大の所見がある	妊娠22週0日〜36週6日まで	子宮収縮・頸管の開大	安静，胎児モニタリング，薬物療法（収縮剤や抗菌薬）の投与。頸管無力症の場合は子宮頸管縫縮術を行う。妊娠継続困難の場合は，出産時期を総合的に判断し準備していく

表2 流早産の時期区分

妊娠時期	妊娠初期：妊娠13週6日まで												妊娠中期：妊娠14週0日〜27週6日まで					
妊娠月数	第1月				第2月				第3月				第4月				第5月	
妊娠週数	0	1	2	3	4	5	6	7	8	9	10	11	12	13	14	15	16	17	18
流産時期	流産：妊娠21週と6日まで																	
	早期流産→0週〜11週6日まで									後期流産→12週0日〜21週6日まで								
										→これ以降，胎児死亡時は死産届が必要								

異常のアセスメント

異常のアセスメントとして，切迫早産との鑑別の必要な各流産と診断を表3に示す。

また，従来「子宮外妊娠」と呼ばれていた異所性妊娠は，子宮内腔以外の卵管，卵巣，腹腔，子宮頸管の部位に着床する妊娠で，このうち，最も頻度の高いものは卵管妊娠である。妊娠の継続は困難で，流産と同じく妊娠初期の下腹痛と性器出血をもたらし，流産との症状の区別がつきにくいため，子宮腔外の胎嚢胎芽の存在の有無を確認する必要がある。

治療方針

切迫流産について胎芽・胎児が生存している場合，安静を促し，子宮収縮抑制薬の投与を行う。子宮頸管炎や子宮内感染（絨毛膜羊膜炎）を合併している場合，抗菌薬の投与を行う。胎芽・胎児が生存しない場合は，子宮内容除去術の対象となる。

その他，稽留流産・不全流産・進行流産は待機的管理，あるいは外科的治療（子宮内容除去術）の対象となる。その経過や必要な処置を図1に示す。

悪化しないための看護

- **妊婦の職務軽減**：勤務量の緩和や勤務内容の見直し，切迫流産の症状（出血や腹痛）を予防する。母子健康手帳にも紹介されている母性健康管理指導事項連絡カードの積極的活用を促していく。
- **薬物治療あるいは安静療法**：薬物療法と安静療法にて妊娠の継続をはかる。

表3 切迫流産と鑑別の必要な流産の種類

分類	定義・機序・状態	診断基準
切迫流産	①妊娠初期で性器出血を主徴とする，②下腹部痛を伴う，③子宮口未開大の状態で，子宮腔内に胎嚢や児心拍を確認できる，等の症状がある	①②の徴候があって③が確認できないときは，初期の妊娠や異所性妊娠，稽留流産，不全流産，絨毛性疾患などとの鑑別診断を行う
進行流産	切迫流産が進行し，頸管が開大し妊卵の一部または全部が子宮壁から剝離している	強い下腹部痛，子宮口開大，出血がある
不全流産	卵膜が破綻し妊卵の一部が子宮外に排出され，付属物がなお部分的に残留している	妊卵の一部は残る，子宮収縮なし，子宮口開大
完全流産	妊娠子宮の内容が完全に排出され，出血，疼痛はほとんど消失し，子宮も縮小する	子宮内容物の完全排出，子宮収縮，子宮口閉鎖が見られる
稽留流産	子宮内での妊卵の枯死，または胎児が死亡してから時間が経過しているがとくに症状なく子宮内に稽留している	超音波によりGS（胎嚢）は観察できるが，その内部に胎芽・胎児が認められない

妊娠末期：分娩開始まで																							
	第6月					第7月				第8月				第9月				第10月					
19	20	21	22	23	24	25	26	27	28	29	30	31	32	33	34	35	36	37	38	39	40	41	42
			早産：妊娠22週0日から36週6日まで															正期産				過期産	

図1 各流産の経過と処置

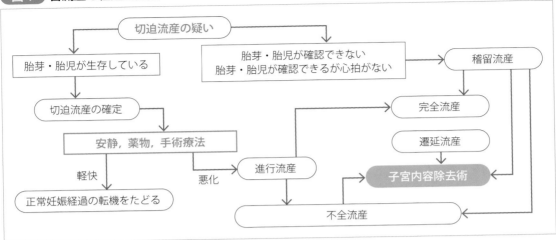

図2 正常産と切迫早産時の子宮頸管長

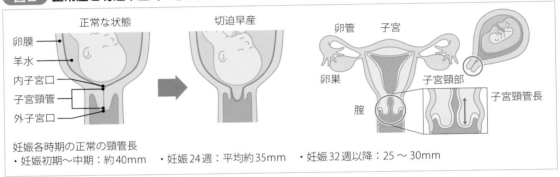

正常な状態　切迫早産

卵膜
羊水
内子宮口
子宮頸管
外子宮口

卵管　子宮

卵巣

腟　子宮頸部

子宮頸管長

妊娠各時期の正常の頸管長
・妊娠初期〜中期：約40mm　・妊娠24週：平均約35mm　・妊娠32週以降：25〜30mm

図3 切迫早産の症状と観察

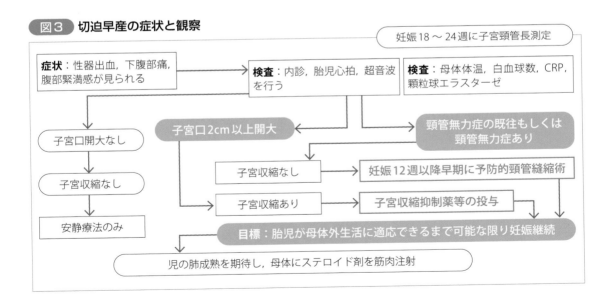

妊娠18〜24週に子宮頸管長測定

症状：性器出血，下腹部痛，腹部緊満感が見られる

検査：内診，胎児心拍，超音波を行う

検査：母体体温，白血球数，CRP，顆粒球エラスターゼ

子宮口2cm以上開大

頸管無力症の既往もしくは頸管無力症あり

子宮口開大なし

子宮収縮なし → 妊娠12週以降早期に予防的頸管縫縮術

子宮収縮あり → 子宮収縮抑制薬等の投与

子宮収縮なし

安静療法のみ

目標：胎児が母体外生活に適応できるまで可能な限り妊娠継続

児の肺成熟を期待し，母体にステロイド剤を筋肉注射

02 早産・切迫早産

名称の定義と診断，胎児への影響

❶定義

早産は，妊娠22週0日から妊娠36週6日の期間における出産であり，

①規則的な子宮収縮がある

②子宮頸管の開大度・展退度に進行がある

③初診時2cm以上の子宮頸管の開大がある

場合に，早産となる可能性が高く，この状態を切迫早産という。早産の原因は，子宮内感染，子宮頸管無力症，多胎妊娠，前期破水，子宮奇形などである。

❷妊娠への影響

切迫早産は胎児の週数に応じて，低出生体重児，出生後の呼吸障害や低血糖などの新生児の出生後のリスクが予測され，胎児が母体外生活に適応可能となるように妊娠の継続が望ましい。しかし，妊娠高血圧症候群，前置胎盤，常位胎盤早期剥離，胎児機能不全等を発症した場合，それ以上の妊娠継続が困難となり，やむをえず人工的に早産とせざるを得ない場合もある。

異常のアセスメント，治療方針

❶妊娠既往歴

早産歴，子宮頸部円錐切除術歴，多胎妊娠，頸管短縮，細菌性腟炎等がある妊婦は，早産リスクが高く，以後の健診等で早産徴候の注意深い観察を行う必要がある。

❷検査

妊娠18〜24週頃に経腟超音波検査にて子宮頸管長を測定する。この時期に25mm未満の場合には，早産のハイリスクとなる。切迫早産時の子宮頸管の位置を図2に示す。

❸治療方針（図3）

・安静，子宮収縮抑制薬（リトドリン塩酸塩，硫酸マグネシウム）の投与

・子宮頸管炎や子宮内感染（絨毛膜羊膜炎）合併では，母体体温，CRP数値等症状の観察を行いながら抗菌薬を投与する。

・子宮頸管無力症がある場合は開大した子宮口を縛る子宮頸管縫縮術等も検討される。

・妊娠34週未満で胎児の肺が未成熟の場合，胎児の肺成熟を促進する目的で，母体にステロイド剤を筋肉注射する。

悪化しないための看護

・**子宮収縮抑制薬等の副作用**：子宮収縮や胎児モニタリング等の観察のほか，子宮収縮抑制薬の副作用の観察が必要である。また，妊娠高血圧症等がある場合は，血圧管理や全身状態の観察が必要である。

・**日常生活への支援・不安の軽減**：妊婦が長期の床上安静を要する場合，血栓症や廃用症候群，褥瘡予防に留意する。また，妊婦は不安が高じて情緒的に不安定になりやすいため，一般状態，精神状態をよく観察し，環境の整備や不安の軽減に努めていく必要がある。

子宮収縮抑制薬の副作用

①**リトドリン塩酸塩**：β刺激薬で細胞内の cAMPを増加させ，子宮収縮を抑制する。母体の副作用は，頻脈，動悸，呼吸困難，低カリウム血症，高血糖，嘔吐，鼻づまり等があり，胎児に対しては胎児頻脈を起こす可能性がある。

②**硫酸マグネシウム**：細胞内のCaイオンと拮抗して，子宮収縮を抑制する。副作用は，頭痛，腱反射低下，脱力感がある。胎児に対して，脳保護作用があるといわれている。

2 妊娠時期に特有な異常

　内分泌系・循環動態の変化に応じ，妊娠時期により特有な異常症状を呈するものとして，妊娠悪阻（妊娠初期），妊娠高血圧症候群（妊娠中期以降），妊娠性貧血（妊娠末期）があげられる（表1）。

01 妊娠悪阻

定義と病態，妊娠への影響

　妊娠悪阻は，「つわり」症状が増悪し脱水や栄養代謝障害をきたしたもので，全妊婦の0.5～2％に発症するが，その機序はいまだ不明である。病態は反復する嘔吐が持続して水や電解質を喪失し，高度の脱水から血液濃縮，末梢循環不全，深部静脈血栓症等となる。また，胃液の喪失から電解質異常となり代謝性アルカローシスとなる。そして，摂食障害による糖分不足によりケトン血症となり代謝性アシドーシスとなる等の多様な症状を呈する。妊娠悪阻の病態と症状を図1に示す。

表1　妊娠時期に特有な異常

疾患名	疾患の原因	診断基準	発症時期	主な症状	主な治療法
妊娠悪阻	原因不明	血液濃縮，電解質喪失，ケトン血症等の検査	妊娠初期	反復する嘔吐，脱水等	入院管理，輸液
妊娠性貧血	母体全血の成分の希釈による水血症により発症	【Hb値】11.0g/dL未満，【Hct値】33.0％未満，他全血検査	妊娠末期	自覚症状などは動悸，めまい，疲労感，息切れ	食事療法，鉄剤（内服・注射）
妊娠高血圧症候群	原因不明	妊娠20週以降に初めて高血圧症等を発症し，分娩後12週までに回復する			胎児の健康状態と成長を把握しつつ，適切な時期に妊娠を終了させる
		非妊娠時～妊娠20週までに高血圧症もしくは腎疾患が存在し，妊娠20週以降に増悪する　※表3，表4を参照			

図1　妊娠悪阻の病態など

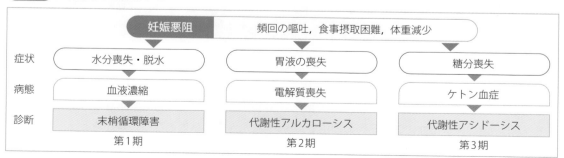

発現時期

つわりの時期である妊娠初期と重なる。

異常のレベルのアセスメント

妊娠悪阻の異常のレベルは，以下の3期に分かれる。

❶第1期

頑固な嘔気・嘔吐を主徴とする時期（食事摂取不能，脱水症状の出現：口渇，皮膚乾燥，便秘・体重減少）尿中ケトン体，ウロビリノーゲン，尿たんぱくが陽性となる。脱水については，口渇，舌苔や口臭の観察とともに，皮膚の乾燥，尿量や排尿回数の減少，発熱，頻脈，頭痛もみていく必要がある。

❷第2期

嘔吐に加えて代謝異常による全身症状（黄疸，発熱，頻脈，尿量減少，尿中たんぱく，電解質異常）が現れる。電解質喪失では，Na，K，Cl値等の低下がみられる。

❸第3期

神経症状，脳症状の現れる時期→肝機能障害，ケトーシス，代謝性アシドーシス，ウェルニッケ（Wernicke，COLUMN参照）脳症など。

悪化しないための看護

悪阻のために経口栄養補給ができない場合，脱水による深部静脈血栓症予防のために，補液を行う必要があり，同時に制吐剤の投与もされる。

ただし，ブドウ糖単独の点滴では，生体のビタミンB_1の消費が亢進し，B_1不足となり，ウェルニッケ脳症を発症しやすくなる。このため，ブドウ糖を点滴で補充する際は，ビタミンB_1を含む総合ビタミンB_1製剤を同時に投与する必要がある。

したがって，治療・看護は補液（点滴）による水，電解質，エネルギー（ブドウ糖），ビタミンの補充が中心となる。

················ **COLUMN** ················

ウェルニッケ（Wernicke）脳症の症状

病因：ブドウ糖代謝による生体のビタミンB_1の消失から発症する

症状：嘔気，嘔吐，意識障害（失見当識，健忘，せん妄，幻覚），小脳性運動失調，多発神経炎，発熱，頻脈，心肥大などの症状が出たあと，昏睡に至ることもある

---

02 妊娠性貧血

定義と病態，妊娠への影響

妊娠した女性は，①胎児に十分な酸素を供給する，②出産時の大量出血に備える等の理由で，妊娠末期に循環血液量がピークとなり非妊時より40％程度増加する。しかし，これは血漿成分のみの変化で，血球成分は大幅には増加しない。そのため相対的に全血液量の成分が希釈され水血症の状態となり，非妊時と比べヘモグロビン（Hb）値は大幅に低下する。これが妊娠性

貧血（鉄欠乏性貧血）の機序である（図2）。

　妊娠性貧血の妊娠に及ぼす影響は，貧血が持続すると分娩時や授乳期に著しく体力を消耗し，分娩時の疲労からの産褥後の全身状態の回復が遅れる。また，胎児発育不全の原因になることである。

ただし，Hb値が妊娠時正常の下限値の11.0g/dLを大幅に下回っても妊婦は貧血の自覚症状（動悸，めまい，疲労感，息切れなど）がないことが多い。そのため，妊娠初期に全妊婦に対してHb値やHct値を含むスクリーニングを行い，また妊娠末期にかけて複数回施行する（表2）。

異常のレベルのアセスメント

　妊娠初期から循環血液量がピークとなるのは妊娠32週頃であり，この時期にHb値やヘマトクリット（Hct）値などの血算値が低下しやすい。

　妊娠性貧血はヘモグロビン（Hb）11.0g/dL未満，ヘマトクリット（Hct）33.0％未満である。

治療方針

①妊娠性貧血の治療は臨床的にはHb値10.0g/dL未満を治療対象とする。
②鉄剤治療は経口剤から開始し，副作用として便秘や悪心といった消化器症状が強くみられるようであれば，静脈注射による与薬も考慮する。

図2　妊娠性貧血と循環血液量・血漿量・血球量の関係

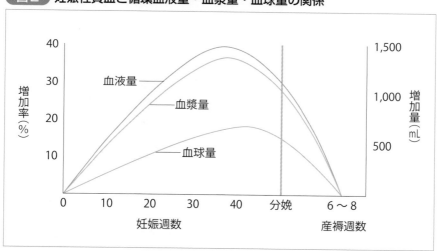

鈴木正彦：妊婦の血液動態. 周産期医学, 26（10）：1348, 1996.

表2　貧血の警戒値

検査内容（単位）	非妊時	妊婦	貧血の警戒値
循環血液量（mL）	4,000	5,250	
循環血漿量（mL）	2,400	3,700	
赤血球（万/mm³）	380〜500	350〜450	300万/mm³以下
ヘモグロビン（g/dL）	12〜16	10〜14	11.0g/dL未満
ヘマトクリット（％）	37〜48	32〜42	33％未満
血清鉄（μg/dL）	75〜150	65〜120	70μg/dL以下
総鉄結合能（TIBC：μg/dL）	250〜410	300〜500	
フェリチン（ng/mL）	5〜80	10〜12	

金岡毅：妊婦の臨床検査. 産婦人科の実際, 36（2）：251, 1987.

悪化しないための看護

①妊娠中の貧血の多くが生理的な変化であることを伝え，妊婦の不安を軽減する。
②食事内容と鉄剤服用時の副作用を十分にチェックしていく。
③鉄欠乏の予防としての食事指導を行う。

食事指導については，妊婦の鉄の負荷量および食事内容が重要である。妊婦の鉄の食事摂取基準として，妊娠初期の負荷量を非妊時よりも＋2.5mg/日，妊娠中期以降の負荷量を非妊時よりも＋9.5mg/日ずつ上げることが推奨されている[1]。

03 妊娠高血圧症候群

定義と妊娠への影響

妊娠時に高血圧を認めた場合に妊娠高血圧症候群（HDP：hypertensive disorders of pregnancy）と呼ばれる。

HDPの成因はいまだ不明だが，妊娠中に限った，全身の血管病変（血管内皮障害）が生じた結果と考えられている。

HDPの妊娠に及ぼす影響としては，血管の攣縮による臓器障害が生じるため，さまざまな症状が出現する可能性がある。また，多臓器不全，播種性血管内凝固（DIC：disseminated intravascular coagulation）に進行するリスクも高く，母体死亡に至る例もある。多くは妊娠終了によって元の血圧に戻るが，高血圧が持続し，腎機能障害などが残る例もある。

HDPの4病型の発現時期と診断の基準

HDPは，①妊娠高血圧腎症，②妊娠高血圧，③加重型妊娠高血圧腎症，④高血圧合併妊娠の4病型に分類される（表3）。

・妊娠高血圧腎症と妊娠高血圧症は，妊娠20週以降分娩後12週までに高血圧やたんぱく尿が初めて発現した場合に診断される。
・加重型妊娠高血圧腎症と高血圧合併妊娠は，

表3　HDPの病型分類

1. 妊娠高血圧腎症（preeclampsia：PE）
1) 妊娠20週以降に初めて高血圧を発症しかつ蛋白尿をともなうもので，分娩12週までに正常に復する場合
2) 妊娠20週以降に初めて発症した高血圧に蛋白尿を認めなくても，以下のいずれかを認める場合で、分娩12週までに正常に復する場合 ①基礎疾患のない肝機能障害，②進行性の腎障害，③脳卒中，神経障害，④血液凝固障害
3) 妊娠20週以降に初めて発症した高血圧に，蛋白尿を認めなくても，子宮胎盤機能不全を伴う
2. 妊娠高血圧（gestational hypertension：GH）
妊娠20週以降に初めて高血圧が発症し，分娩後12週までに正常に復する場合で，かつ妊娠高血圧腎症の定義に当てはまらないもの
3. 加重型妊娠高血圧腎症（superimposed preeclampsia：SPE）
1) 高血圧症が妊娠前あるいは妊娠20週までに存在し，妊娠20週以降に蛋白尿，もしくは基礎疾患のない肝腎機能障害，脳卒中，神経障害，血液凝固のいずれかを伴う場合
2) 高血圧と蛋白尿が妊娠前あるいは妊娠20週までに存在し，妊娠20週以降にいずれかまたは両症候が増悪する場合
3) 蛋白尿のみの腎疾患が妊娠前あるいは妊娠20週までに存在し，妊娠20週以降に高血圧が発症する場合
4) 高血圧が妊娠前あるいは妊娠20週までに存在し，妊娠20週以降に子宮胎盤機能不全を伴う
4. 高血圧合併妊娠（chronic hypertension：CH）
高血圧が妊娠前あるいは妊娠20週までに存在し，加重型妊娠高血圧腎症を発症していない

妊娠高血圧症候群新定義・臨床分類．第70回日本産婦人科学会学術講演会．を参考に作成

妊娠20週までに高血圧やたんぱく尿の存在を認める場合に診断される。

重症度については，症候による亜分類が定められており，妊娠高血圧腎症・加重型妊娠高血圧腎症では，34週を境界として，早発型と遅発型に区分している。早発型が遅発型よりも重症である（表4）。

悪化しないための看護

HDPの最終的な治療方針は，妊娠を終了させることとされる（図3）。

❶非重症域のHDPの看護

軽度の血圧上昇（収縮期血圧140〜159mmHgまたは拡張期血圧90〜109mmHg）や軽度のたんぱく尿に止まる例は血圧の非重症域とされる。しかし，HDPには母子の予後を悪化させる可能性があることを念頭に，通常の妊婦健康診査で，血圧やたんぱく尿の変化の早期発見に努めつつ，十分な観察と保健指導を行う必要がある。

表4 HDPの診断基準・亜分類・発症時期

妊娠高血圧症候群における高血圧の診断基準
収縮期血圧140mmHg以上，または拡張期血圧が90mmHg以上の場合を高血圧と診断する
症候による亜分類
次のいずれかに該当するものを**重症**と規定する 1. 妊娠高血圧，妊娠高血圧腎症，加重型妊娠高血圧腎症，高血圧合併妊娠において，血圧が次のいずれかに該当する場合 　収縮期血圧：160mmHg以上の場合 　拡張期血圧：110mmHg以上の場合 2. 妊娠高血圧腎症，加重型妊娠高血圧腎症において，母体の臓器障害または子宮胎盤機能不全を認める場合
発症時期による病型分類
妊娠34週未満に発症するものは早発型（early onset type：EO）
妊娠34週以降に発症するものは遅発型（late onset type：LO）

妊娠高血圧症候群新定義・臨床分類. 第70回日本産婦人科学会学術講演会. を参考に作成

図3 HDPの外来・病棟における管理

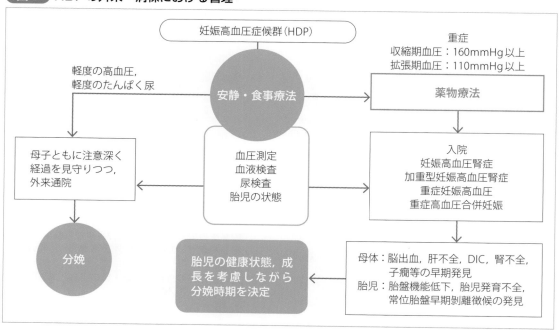

❷重症のHDPの看護

拡張期血圧が160mmHg以上，収縮期血圧110mmHg以上の場合は，重症である。

後述する子癇やHELLP症候群の産科合併症のほかに，脳出血（高血圧による脳血管の破裂），肺水腫（血管外に水が滲出して肺に水がたまる），肝不全（肝動脈のれん縮による肝機能の低下），凝固因子の合成障害からのDIC・腎不全からのたんぱく尿（腎血流量の低下）など全身の重要臓器に機能不全が生じる可能性が予測され，看護としては入院による安静，食事療法，薬物療法を施行のもと血圧を管理し，合併症発症の徴候を十分に観察する必要がある。

❸HDPの胎児の看護

HDPは，胎児発育不全，常位胎盤早期剝離など，妊娠経過に深刻な影響を及ぼす合併症を発症するリスクがある。そのため，胎児の健康状態と成長を把握しつつ適切な時期に妊娠を終了させるため，分娩時期を見極めていく必要がある。

とくに，母体の血圧が160/110mmHg以上の重症例では降圧薬の投与を行うが，その使用による母体血圧の急激な低下は，胎盤血流量の減少や，胎児低酸素症を引き起こす可能性がある。そのため母体のバイタルサインのチェックとともに，胎児モニタリングによる胎児の健康状態の観察が必要である。

子癇およびHELLP症候群

HDPの4病型のうちの1つである「妊娠高血圧腎症」と密接な関連をもつ産科合併症として，子癇とHELLP症候群がある。

❶子癇のアセスメントと看護

子癇とは，「妊娠20週以降に初めてけいれん発作を起こすもので，てんかんや二次性けいれんが否定される」と定義される。けいれん発作（強直性けいれん，間代性けいれんの両方ともみられる），ときに意識消失を伴うことがある。

前兆となる妊婦の自覚症状は，「頭が痛い」「胃がムカムカする，胃が痛い」「目がチカチカする（眼華閃発）」「落ち着かない変な感じ」等の自覚症状を訴えた後，急に意識レベルの低下やけいれん発作を起こすことが多い。

けいれんへの対処・予防として，気道確保（バイトブロック，口腔内分泌物の吸引，マスクによる酸素投与），抗痙攣薬の静脈投与等が迅速にできるように準備する。また，光や音の刺激でけいれんが誘発されることがあるため，個室に収容し，室内を暗く静謐を保つようにする。

❷HELLP症候群のアセスメントと看護

HELLP症候群（Hemolytic Elevated liver enzymes Low platelet）は，血液検査で①微小血管内の溶血（hemolysis），②肝酵素上昇（elevated liver enzyme），③血小板数減少（low platelets）の所見がみられる特徴がある。

このうち，血小板減少が臨床的には最も重要で，そのため出血傾向となり，脳出血や多臓器不全につながる。

HELLP症候群の自覚症状として，上腹部症状（上腹部痛，心窩部痛，上腹部違和感），悪心・嘔吐，極度の疲労感等があげられる。

疾患の背景に妊娠高血圧腎症があり，産科DICや子癇，急性腎不全の発症など，急激に増悪化が進むので，適切に母子管理のできる施設へと搬送し，胎児の状態をみながら娩出のタイミングをはかる必要がある。

引用・参考文献

1）「日本人の食事摂取基準」策定検討会：2020日本人の食事摂取基準 「日本人の食事摂取基準」策定検討会報告書. p.378-379，厚生労働省，令和元年12月.

2）妊娠高血圧症候群新定義・臨床分類. 第70回日本産婦人科学会学術講演会.
http://www.jsshp.jp/journal/pdf/20180625_teigi_kaiteian.pdf

3 多胎妊娠

01 多胎妊娠の定義と妊娠への影響

多胎妊娠の定義と頻度

多胎妊娠とは，2児以上の胎児が同時に母胎内に存在する状態をいう。2児は双胎（twins），3児は三胎（triplets），4児は四胎（quadruplets），5児は五胎（quintuplets）と表記される。自然妊娠における双胎以上の発生確率は，$1/89^{(n-1)}$（nは胎児数・双胎は$1/89$，三胎は$1/89^2$…）で表されるが，近年は生殖補助医療の拡大により，多胎妊娠は増加しつつある。

妊娠への影響として，早産や胎児発育不全になりやすい，妊娠高血圧症候群や妊娠糖尿病を発症しやすい等，単胎妊娠に比べハイリスク妊娠となりやすい特徴がある。

双胎妊娠の膜性診断

2人の胎児が1つの胎盤を共有する1絨毛膜性双胎と，2人の胎児が別々の胎盤を有する2絨毛膜性双胎があり，この絨毛膜を診断することを「膜性診断」という。

全双胎妊娠のうち，2絨毛2羊膜双胎は70〜75％，1絨毛2羊膜双胎は25〜30％，1絨毛1羊膜双胎は1％以下程度の割合である。このうち1絨毛膜性双胎では，双胎間輸血症候群を発症する可能性がある。

双胎間輸血症候群

1絨毛膜性双胎では，2人の胎児が共有する胎盤中の吻合血管を通して，片方の胎児（供血児）からもう一方の胎児（受血児）に，一方的に

血液が移動する現象が生じる。2人の胎児間で輸血をするような現象なので，これを双胎間輸血症候群（TTTS：twin-twin transfusion syndrome）という。2児間に発育差や胎児の発育不良がみられたり，2児とも死亡することもある（図1）。

供血児（血液を供給する側の児）の症状として，循環血液量の減少，貧血，尿量減少，羊水過少，心負荷増大・心不全（供血児は受血児に比べ症状が軽症のことが多い）があげられる。

受血児（血液を供給される側の児）の症状には，循環血液量の増加，多血，尿量増加，羊水過多，心負荷増大・心不全（受血児のほうが症状が重症のことが多い）がある。

双胎間輸血症候群の治療は，妊娠26週未満であれば胎児鏡下胎盤吻合血管レーザー凝固術が行われることがある。もし26週以降であれば，分娩としていく。

悪化しないための看護

①超音波検査で膜性診断を行う。

②産科合併症（早産，妊娠高血圧症候群，HELLP症候群，血栓塞栓症，過多出血）や胎児発育異常（胎児発育不全，COLUMN参照）の発症に留意しながら妊婦健診，分娩・産褥管理を行う。

③分娩様式は胎位のほか，母体・胎児の健康状態，母親の希望などを総合的に検討して経腟分娩か帝王切開かを決定し，産科医，新生児科医，助産師，看護師がチームで連携しながら分娩まで管理していく（図2）。

図1 双胎間輸血症候群の発育差

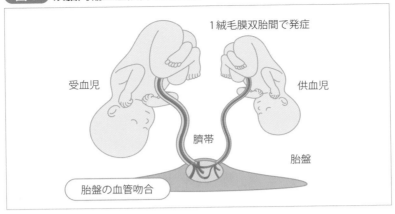

図2 多胎妊娠の管理

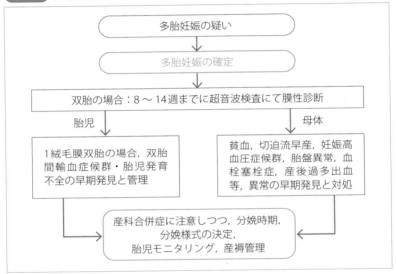

······· **COLUMN** ·······

胎児発育不全について

〈定義〉

　胎児の推定体重が，妊娠週数に相当する正常範囲の体重よりも少ない状態

〈原因〉

　不明の場合が多いが，主な原因として，染色体異常，多胎妊娠，ウイルス・病原菌感染（TORCH症候群），妊娠高血圧症候群，胎盤血腫（絨毛膜下血腫），母親の喫煙などが考えられる

〈アセスメント〉

　「胎児が元気かどうか（well-being）」の評価

　↓

・超音波計測による推定体重の増加の程度
・胎動，呼吸様運動の有無（BPS）・胎児心拍数モニタリングの所見

4 合併症のある妊婦

合併症妊娠の一覧を表1に示す。

01 心疾患合併妊娠

心疾患が妊娠に及ぼす時期と影響

わが国では，心疾患をもつ女性の妊娠が総妊娠数の0.5〜1％存在する。妊娠期，心拍出量は妊娠20〜24週で妊娠前の30〜50％増加する[1]。そのため心疾患をもつ女性は，妊娠中期以降に心不全が発症しやすいと考えられる。

悪化しないための看護

心疾患における妊娠のリスク評価では，ニューヨーク心臓協会（NYHA）の心機能分類が用いられることが多い（表2）。

このリスク評価で比較的安全と考えられているⅠ〜Ⅱ度では，妊娠・出産が可能であることが多いが，その場合でも，産科医，循環器専門医，新生児科医，助産師，看護師らのチームによる，継続的な経過観察が必要である。

妊娠中の不整脈は，循環血漿量と心拍数の増加に伴い増悪傾向にある。明らかな心機能低下や心不全徴候がみられた場合には，ただちに入院安静とし，チーム連携下に，母体優先で診療方針を迅速に決定・施行することがきわめて重要である。

また，治療として母体に投与される利尿薬については，母体の血圧を降下させるために，胎盤機能不全を発症させるリスクがある。そのため，胎児モニタリングにて胎児の健康状態の観察をする必要がある。

02 腎疾患合併妊娠

腎疾患合併妊娠の事前の情報提供

腎疾患患者の妊娠，とくに慢性腎臓病（CKD：chronic kidney disease）合併妊娠については，非妊時の高血圧の有無，たんぱく尿，腎機能検査値などをもとに，妊娠中の腎機能の負荷に関するリスク評価を行い，妊娠前に，対象に対してリスクに関する十分な情報提供が必要である。

妊娠経過の予測では，糸球体濾過値（GFR：glomerular filtration rate）などの測定値が慢性腎臓病の重症度の参考になる（表3）。

非妊時のGFR値がG1，G2の範囲内，すなわち「GFR値が正常もしくは軽度低下の範囲内」であっても，CKD既往があると，HDPや妊娠高血圧腎症の発症の可能性が増大する[2]。そのため，当該GFR値の妊婦に対しては，高血圧やたんぱく尿の発現に十分注意しながら，妊娠の継続を支援していく必要がある。

一方，GFR値が「中等度から高度に低下」し，さらに高血圧を併発する女性では，妊娠中に多様な経過をとり，出産後に腎機能悪化，透析を

必要とするような腎障害へ進行する可能性があり，合併症の発症や早産に対応できるように早期からの入院管理が必要である。

悪化しないための看護

経口薬での血圧管理が不良である場合，静注薬による降圧薬投与に切り替えるため，血圧を含め全身状態の観察を行う。また，分娩時の高血圧への対処（降圧）も準備しておく。母体の降圧により胎盤機能不全を発症するおそれがあるため，胎児の状態に留意し，胎児心拍モニタリングを行う。

表1 合併症妊娠の一覧

疾患名	機序	診断基準・発症時期・妊娠中のリスク評価・予後	主な症状	主な治療法
心疾患合併妊娠	・妊娠前に心・腎臓に既往疾患が存在し，妊娠に伴う母体の循環動態の変化により，当該臓器に係る負荷が増大し症状が増悪化する	・ニューヨーク心臓協会(NYHA)の心機能分類に従い，妊娠前に妊娠後のリスク評価を行う（心機能分類については表2を参照）	・心機能分類に相応する症状がみられる	・重症には入院安静・チームによる継続的な経過観察と分娩への対処
腎疾患合併妊娠		・非妊時の高血圧の有無，たんぱく尿，腎機能検査値により，妊娠中の腎機能の負荷に関するリスク評価を行う（検査値については本文を参照）	・高血圧，たんぱく尿など	・早期からの入院管理 ・高血圧への対処（降圧）
糖代謝異常合併妊娠	・胎児の成長に寄与する母体の糖代謝の負荷が増大し，母体の高血糖症状が増悪化する	・妊娠糖尿病：妊娠中に初めて糖代謝異常が発症する ・糖尿病合併妊娠/妊娠中の明らかな糖尿病：妊娠前に糖尿病とすでに診断された場合，あるいは（診断されず）発症し，妊娠中に糖代謝異常の症状が著明となる場合（糖代謝異常基準値は表4を参照）		・食事療法 ・インスリン療法 ・ハイリスク新生児の出生時の看護
子宮筋腫合併妊娠	・妊娠時，子宮筋腫の合併が判明した場合，超音波撮影により，筋腫の個数やサイズ，胎盤との位置関係から筋腫のリスクを評価し，分娩時の合併症に備える。妊娠中の筋腫核出術は症状がない限り行わない			

表2 ニューヨーク心臓協会(NYHA)の心機能分類

I度	心疾患はあるが，無症状で日常生活に支障はない
II度	心疾患があり，通常の活動で症状が生じ，軽い制限が必要
III度	心疾患があり，通常以下の活動で症状が生じ，身体活動が著しく制限される
IV度	心疾患があり，すべての身体活動で症状が生じ，体動により増強する

表3 CKDの重症度とGFR

ステージ	GFRmL/分	GFR値の意味
G1	＞90	正常
G2	60〜89	軽度低下
G3a	45〜59	軽度〜中等度低下
G3b	30〜44	中等度〜高度低下
G4	15〜29	高度低下
G5	<15	末期腎不全

日本腎臓学会学術委員会編：腎疾患患者の妊娠診療ガイドライン2017. p.2-4, 2017.
成田一衛：シリーズ診療ガイドラインat a glance. 日本内科学会雑誌，108(8):1579-82, 2019. を参考に作成

03 糖代謝異常合併妊娠

糖代謝異常合併妊娠の種類

　糖代謝異常合併妊娠は発症した時期およびその程度により3通りに分けられ，以下のようにそれぞれ定義される。

❶妊娠糖尿病
（gestational diabetes mellitus）

　妊娠中に初めて糖代謝異常が発症した妊娠である（表4）。この場合，妊婦は「妊娠前は糖尿病ではなかった」と考えられる。

❷糖尿病合併妊娠
（pregestational diabetes mellitus）

　妊娠前に糖尿病と診断された女性が妊娠した場合の糖代謝異常。既往として糖尿病があることから，食事療法やインスリン療法など，妊娠前からの治療を受けている。

❸妊娠中の明らかな糖尿病
（overt diabetes in pregnancy）

　妊娠中の糖代謝異常の程度が，空腹時血糖≧126mg/dL，HbA1c≧6.5％のとき称される。妊娠前に見逃されていた糖尿病と，妊娠中の糖代謝の変化の影響を受けた糖代謝異常，および妊娠中に発症した1型糖尿病が含まれる。

糖代謝異常合併の妊娠経過への影響

　糖代謝異常が母体と胎児に及ぼす影響として，以下の5点が考えられる。

①羊水過多，羊水過多症：胎児が高血糖になれば胎児尿量が増加し（多尿），羊水が異常に多くなる。この結果，母体には腹部圧迫症状が発現し，そのために呼吸苦や不眠，食欲減退などの症状が出現する。

②切迫早産，前期破水：羊水過多になれば，子宮内圧が上昇し，早産の徴候が現れ，破水しやすくなり，切迫早産になりやすい。

③巨大児，肩甲難産：肩甲難産は，胎児の肩が娩出されにくい難産のこと。胎児が過栄養になり，成長し過ぎて難産の原因になる。

④妊娠高血圧症候群を合併しやすくなる。

⑤妊娠前から高血糖が持続していれば（未治療の糖尿病合併妊娠），胎児の流産や先天奇形を生じる確率が高くなる。母体も，糖尿病の一般的な合併症（糖尿病腎症，糖尿病網膜症など）を生じるリスクが上昇する。

悪化しないための看護

❶食事療法

　妊娠糖尿病を発症した妊婦の場合は，まず食事療法から開始する。

表4　妊娠中の糖代謝異常と診断基準

❶妊娠糖尿病 （gestational diabetes mellitus）	❷糖尿病合併妊娠 （pregestational diabetes mellitus）	❸妊娠中の明らかな糖尿病 （overt diabetes in pregnancy）
75gOGTTで以下のうち1点以上を満たした場合 　①空腹時血糖値≧92mg/dL 　②負荷後1時間値≧180mg/dL 　③負荷後2時間値≧153mg/dL	①妊娠前にすでに診断されている糖尿病 ②確実な糖尿病網膜症があるもの	以下のいずれかを満たした場合 　①空腹時血糖値≧126mg/dL 　②HbA1c（NGSP）≧6.5％

平松祐司ほか：日本糖尿病・妊娠学会と日本糖尿病学会との合同委員会──妊娠中の糖代謝異常と診断基準の統一化について．糖尿病，58（10）：802，2015．を参考に作成

①普通体格の妊婦（非妊時BMI＜25）：標準体重
　×30＋200kcal
②肥満妊婦[*1]（非妊時BMI≧25）：標準体重×
　30kcalなどの摂取エネルギーの制限や分割食
　（1日3食を，1回当たりの食事量を減らして
　1日6食などにすることで，血糖値の日内変
　動の幅を小さくする）とする。これで改善し
　なければ，インスリン療法を行う。

❷インスリン療法

　食事療法で不十分な場合に行う。インスリン
は胎盤を通過しないため，母体のみに直接の効
果を示す（母体の高血糖が改善されれば，続け
て胎児の高血糖も改善されるため，結果的に胎
児にも効果を示すことになる）。なお，経口血
糖降下薬は妊婦には禁忌である。

❸ハイリスク新生児出生時の看護

　胎児については，妊娠中は母体の高血糖によ
り胎児の栄養が維持されているが，出生後はそ
の栄養が断たれるため逆に低血糖を生じやす
く，ハイリスク新生児となりやすい。また，呼
吸窮迫症候群も発症しやすいので，胎児・新生
児の健康状態に対して注意が必要である。出
生時の児の低血糖状態に対処できるように分娩
前に準備していく。

＊1 🔖肥満妊婦　日本産科婦人科学会は，2021年3月に肥満
妊婦を①30＞非妊時BMI≧25，②非妊時
BMI≧30の2つのタイプに分け，妊娠中の
推奨体重増加量をそれぞれ①：7～10kg，
②：個別対応として妊娠中の指導の目安と
するよう勧告している。

---

04 子宮筋腫合併妊娠

妊娠への影響

　妊娠の高齢化と超音波検査などの診断技術の
向上に伴い，子宮筋腫合併妊娠が発見される頻
度は増加しつつある。さらに，子宮筋腫の存在
により妊娠中の各種合併症（流産，切迫早産，
早産，前期破水，常位胎盤早期剝離，子宮内胎
児発育遅延など）や，分娩時の合併症（胎位異常，
帝王切開，分娩時異常出血など）を発症する可
能性も増大する。

異常のアセスメント

　超音波検査により，筋腫の個数やサイズ，胎
盤との位置関係から筋腫のリスクを評価してい
く。

悪化しないための看護

　子宮筋腫合併妊娠では，筋腫部位の一過性の
疼痛を示すことがあるので，必要に応じて鎮痛
治療を行う。

　妊娠中の子宮筋腫核出術は，核出術に関連す
る流産率の上昇や出血量の増加などのため一般
的には行われない。しかし，鎮痛治療が無効な
ほど激しい疼痛（筋腫茎捻転，血管断裂，変性
など）を伴ったり，急激な筋腫の増大で周囲臓
器を異常に圧迫し妊娠継続が困難になった場合
などには，緊急的に手術が行われることがある
ので，注意深く経過を観察していく。

引用・参考文献

1）日本循環器学会/日本産科婦人科学会編：心疾患患
　者の妊娠・出産の適応，管理に関するガイドライン.
　2018年改訂版，2019.
2）日本腎臓学会学術委員会編：腎疾患患者の妊娠診療
　ガイドライン2017. p.2-4, 2017.
3）成田一衛：シリーズ診療ガイドラインat a glance.
　日本内科学会雑誌，108（8）:1579-82, 2019.
4）日本糖尿病学会編：妊婦の糖代謝異常. 糖尿病診療
　ガイドライン2019, p.286, 南江堂，2019.

5 母子感染症

表1に，主な母子感染症の感染経路や妊娠母体への対処などを示す。

01 TORCH症候群

TORCH症候群とは，以下のウイルスや病原菌の頭文字をとって名づけられている．

- トキソプラズマ (toxoplasma gondii)
- その他：梅毒，HBV，水痘など (others)
- 風疹ウイルス (rubella virus)
- サイトメガロウイルス (CMV：cytomegalo-virus)
- 単純ヘルペスウイルス (HSV：herpes sim-plex virus)

これらのウイルスや病原菌に胎児が胎内感染した場合（とくに母体が初感染の場合）に，胎児は小頭症，脳内石灰化，水頭症，精神発達障害などの共通した症状を呈することがある。

なお，母子感染には以下の感染経路があると考えられる。

①水平感染：感染経路がパートナー，家族や周

表1 母子感染症（おもにTORCH症候群）の一覧

疾患名/起因ウイルス	母子感染経路	妊娠母体の検査	出生後の新生児の主な症状	妊娠母体への対処
先天性風疹症候群	経胎盤感染	風疹HI抗体価	難聴，白内障，心奇形，小頭症，網膜症等	抗体陰性ならば妊娠前にワクチン接種
風疹ウイルス		風疹IgM抗体価		母体の感染予防の徹底
先天性CMV（サイトメガロウイルス）感染症/CMV	経胎盤感染，産道感染，母乳感染	CMV IgG検査	難聴，低出生体重，肝脾腫，肝機能異常，小頭症等	母体の感染予防の徹底
		妊娠時超音波検査		
新生児HSV（単純ヘルペスウイルス）感染症/HSV	産道感染	産道のヘルペス病変	皮膚の水泡，網膜炎，中枢神経型・全身型の病変	アシクロビル等抗ウイルス薬による治療
		PCR法		症状により帝王切開による分娩様式を選択
B型肝炎	産道感染	HBs/HBe抗原等の検査，肝機能検査	HB抗原のキャリア化	慢性肝炎には抗ウイルス薬による治療
B型肝炎ウイルス				新生児のHBワクチン接種スケジュール設定
成人T細胞白血病	母乳感染	スクリーニング検査，PCR法	発症すれば異常T細胞の増殖，リンパ節腫脹・肝脾腫等	母親・家族への説明のうえ，出生後の授乳方法の選択
HTLV-1				
先天梅毒	経胎盤感染	特異・非特異的検査	肝脾腫，肺炎，頭蓋骨や鼻骨の形成異常等	母体が検査値陽性であれば母体への抗菌薬を投与
梅毒トレポネーマ				

囲の人，医療関係者を経由するもの
②垂直感染（母→子）

・経胎盤感染：妊娠時の胎内感染

・産道感染：分娩時産道から感染
・母乳感染：出生後授乳から感染

02 風疹ウイルス（rubella virus）

風疹HI（赤血球凝集抑制法）抗体価が16倍以下の妊婦では，経胎盤感染により胎児がTORCH症候群の一つである先天性風疹症候群（CRS：congenital rubella syndrome）を発症する可能性がある。また，母体の症状に，発熱，全身性の淡紅色発疹，リンパ節腫脹等があり，風疹HI抗体価256倍以上であれば，母体の感染を疑い，風疹IgM抗体価測定により，陽性か陰性かを確定する必要がある。

先天性風疹症候群の三大症状は，難聴，白内障，心奇形であり，他に精神発達障害，小頭症，網膜症，血小板減少，肝腫大などがみられる。妊娠12週までの母体の初感染で，胎児の眼症状や心奇形などの症状が多くみられ，妊娠20週を過ぎるとほとんどなくなる[1]。

悪化しないための看護

妊娠中の風疹ウイルスの予防接種は禁忌である。そのため妊娠前に風疹ウイルス抗体の有無を確認し，抗体が不十分であれば妊娠前に予防接種を済ませておく（予防接種後2か月の避妊を勧める）。

また，パートナーからの水平感染もありえるため（風疹ウイルスは唾液などを介した飛沫感染が主な感染経路），パートナーにも同様に抗体検査，予防接種を勧める。

03 サイトメガロウイルス（CMV：cytomegalovirus）

CMVは，母子感染した児に先天性サイトメガロ感染症（congenital cytomegalovirus infection）を引き起こす疾患で，TORCH症候群のなかでもとくに頻度が高い。無症候児を含めて現在，出生1,000に対し1名の頻度といわれている。

母体の感染症状は不顕性感染が多く，胎児・新生児の感染の特徴として，以下があげられる。
①感染経路は，経胎盤感染，産道感染，母乳感染の3通り
②先天性CMV感染症状は，低出生体重，肝脾腫，肝機能異常，小頭症，脳内石灰化，紫斑，難聴等で，ときに無症候も存在する

妊娠時は超音波により診断され，出生後，新生児に対して抗ウイルス薬や免疫グロブリンにて治療する。

悪化しないための看護

CMVワクチンは現在までに開発されておらず，妊娠中の胎児への感染が確認されても胎児に対する確立された治療法はない。そのため，このウイルスの抗体をもたない母親の感染症予防を徹底する。母体への感染経路として，幼稚園や保育園でCMVに感染した上の子を経由して母体に感染する，という頻度が高いため，年長児からの妊娠中の感染を回避する予防策が有効と考えられている[2]。

04 単純ヘルペスウイルス（HSV-1/-2：herpes simplex virus，type-1/-2）

単純ヘルペスウイルスには，1型（HSV-1）と2型（HSV-2）がある。

HSV-1，HSV-2は，母体に性器ヘルペス（genital herpes）を引き起こすウイルスである。

胎児にとって大きな問題となるのは，性器ヘルペスが，新生児単純ヘルペス感染症（新生児HSV感染症）を発症させることである。とくに母親が妊娠後半期にHSVに初感染し，母体に感染症の症状が発現しているときに，胎児の発症リスクが最大となるといわれている。

性器ヘルペスでは，母体の不顕性感染が多く，症状は，水疱や性器潰瘍，発熱，全身痛，リンパ節腫脹を伴うことがある。新生児は，一般に生後1〜3週ごろから症状が始まり，①皮膚の水疱，網膜炎や角膜炎等，または口腔に限局する病型，②中枢神経型，③全身型の病変がある。検査はPCR検査，治療はアシクロビル静注が用いられる。

悪化しないための看護

母体に性器ヘルペスの初感染症状のある場合，産道感染リスクが高く，経腟分娩した約50％の児に新生児HSV感染症の症状が発症するといわれている。このため，胎児に産道感染をさせないよう，分娩様式は帝王切開が選択される。母体が再発または非初発感染で発症から1週間以上経過し，産道の病変（ヘルペス潰瘍等）が消失している場合には，経腟分娩が選択されることもある。

また，水平感染の場合は感染ルートの特定が難しい。したがって，産婦，家族ならびに医療スタッフは全員手洗いを励行し，口唇ヘルペスを伴うものは新生児にキスをしない，乳頭周囲にヘルペス病変を認めるときは授乳を制限するなど，指導していく必要がある。

05 B型肝炎ウイルス（HBV：hepatitis B virus）

感染の特徴と悪化しないための看護

HBs抗原（＋）HBe抗原（＋）の妊婦はハイリスク群とされる。母体がHBe抗原（＋）の場合，胎児が分娩時に産道感染する可能性は大きく，この妊婦から出生した児に対して感染防止策をとらなければ児のキャリア化率は80〜90％となると報告されているため，予防策が重要である。

近年では，0歳児全員に対するHBワクチンによる予防がされるようになったが，とくにHBs抗原（＋）の母体から出生した児には，免疫グロブリンとワクチン接種の組み合わせ投与が行われる。

ワクチン組み合わせ接種のスケジュール

HBs抗原（＋）の母体から出生した児の出生後，できるだけ早い時期（12時間以内）にHB免疫グロブリン1mLを筋肉内投与，HBワクチン0.25mLを皮下注射し，さらに1か月後，6か月後にHBワクチン0.25mLを2回追加接種するスケジュールで行う。

なお，授乳に関しては，母乳栄養児と人工栄養児との間でキャリア化に差が認められないことより母乳栄養を禁止する必要はない[4]。

06 ヒト成人T細胞白血病ウイルス(HTLV-1：human T-cell leukemia virus type-1)

HTLV-1は，成人T細胞白血病(ATL：adult T-cell leukemia)の原因ウイルスである。わが国では，HTLV-1キャリアは100万人を越えているといわれており，母子間の感染経路として，出生後母乳中に含まれるリンパ球(T細胞)から感染する可能性が最も高い。しかし，乳児期に感染し実際の症状が発現するのは，40歳以上からという特徴がある。

発症した場合，異常なT細胞の増殖，リンパ節腫脹，肝脾腫，皮膚紅斑，皮下腫瘤，免疫力低下による感染症など，さまざまな症状を呈する。

母体の検査

母体がウイルスに感染しているかどうかを判断するためには，原因となるHTLV-1に対する抗体，HTLV-1抗体を測定する。

悪化しないための看護

原則として人工栄養を勧めていく。母乳による感染のリスクを十分に説明したうえでも母親が授乳希望の意思があるときは，短期母乳栄養(90日未満)や凍結母乳栄養という選択肢があることを伝える。授乳方式の選択は分娩前に決定しておき，変更があった場合も含めてスタッフ間で情報を共有する[5]。

HTLV-1キャリアと診断された妊婦は，育児や自身の健康などについてさまざまな悩みや不安を抱えているので，出産後も継続した母子の支援が重要である。

07 梅毒トレポネーマ(treponema pallidum subspecies pallidum)

梅毒は近年増加しつつある性感染症で，梅毒トレポネーマが病原菌である。梅毒は罹患時期による症状の区分があり，感染して約3週間後，約3か月後，約3年以上経過……とそれぞれ時期ごとに多彩な症状を呈する。一方で，感染しても症状が出ない無症候の場合も多い。母体が無症候の場合でも，経胎盤的に母子感染すると胎児に「先天梅毒」が発症する可能性がある。

先天梅毒の症状・検査

先天梅毒の新生児は，肝脾腫，肺炎，頭蓋骨や鼻骨の形成異常などの症状が出現する可能性がある。

母体の検査は，妊娠初期の全例の妊婦に梅毒スクリーニング検査が行われる。検査は，非特異的検査であるRPRカードテスト(rapid plasma reagin card test)と，トレポネーマ抗体検査法(特異的検査)であるTPHA法(treponema pallidum hemagglutination test)である。

先天梅毒の検査は，妊娠中期に超音波検査にて胎児肝腫大，胎児腹水，胎児水腫，胎盤の肥厚の有無を調べる。

治療・悪化しないための看護

妊婦が陽性の場合の治療は，わが国ではペニシリンなどの抗菌薬が使用される。

引用・参考文献

1）厚生労働省：先天性風しん症候群.
　https://www.mhlw.go.jp/bunya/kenkou/
　kekkaku-kansenshou11/01-05-10.html（2021年8
　月閲覧）

2）日本医療研究開発機構（AMED）成育疾患克服等総
　合研究事業「母子感染の実態調査把握及び検査・治
　療に関する研究」班：妊娠中のサイトメガロウイル
　ス母子感染に注意しましょう.
　https://www.med.kobe-u.ac.jp/cmv/pdf/pnf5.
　pdf（2021年8月閲覧）

3）WHO：単純ヘルペス概況報告書.
　https://www.who.int/news-room/fact-sheets/
　detail/herpes-simplex-virus（2021年8月閲覧）

4）肝炎情報センター：B型肝炎.
　http://www.kanen.ncgm.go.jp/cont/010/b_gata.
　html（2021年8月閲覧）

5）HTLV-1 母子感染予防対策マニュアル. 平成28年度
　厚生労働行政推進調査事業費補助金・成育疾患克服
　等次世代育成基盤研究事業（研究代表者：板橋家頭
　夫）, 2017.
　https://www.mhlw.go.jp/bunya/kodomo/boshi-
　hoken16/dl/06.pdf

第2部

分娩期の看護

第1章

産婦をまるごと捉えよう

1 産婦をまるごと捉えよう

分娩は，妊娠の終結であり，分娩後の新たな生活へのスタートである。分娩経過は，妊娠と同様に生理的な過程である。しかし，何らかの要因によって異常となることもある。

分娩経過に影響する要因としては，妊娠経過を含めた個人的背景，分娩3要素（産道，娩出物，娩出力）のほか，産婦の心理，医療者・支援者も含めた分娩の環境がある。順調な分娩のためには，分娩の進行を理解し，分娩経過を予測しながら，早期に異常に気づいて対応することが必要である。

分娩といっても一様ではない。立ち合い，ソフロロジーなどのスタイル，フリースタイル，無痛分娩，帝王切開などがある。さらに，早産，流産・死産の場合もある。分娩の体験は，子育てや家族形成に影響をもたらす。流産や死産の場合にもその人の人生，パートナーや家族との関係に影響する。したがって，分娩期の看護目標は，いかなる状況であっても安全に分娩することと，対象にとって納得のいく分娩となることである。

分娩期にある産婦をまるごと捉えるためには，以下の視点についてアセスメントすることが必要である。
①個人的背景（妊娠経過を含む）
②分娩進行
③胎児の健康
④分娩に伴う身体的変化
⑤分娩進行への対処とコントロール感
⑥親としての気持ちや行動
⑦分娩の環境とサポート

具体的なアセスメントは，第3章以下で説明する。第1章では，経腟分娩経過の説明を通して，産婦をまるごと捉えるためのイメージを描くこととする。

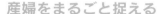

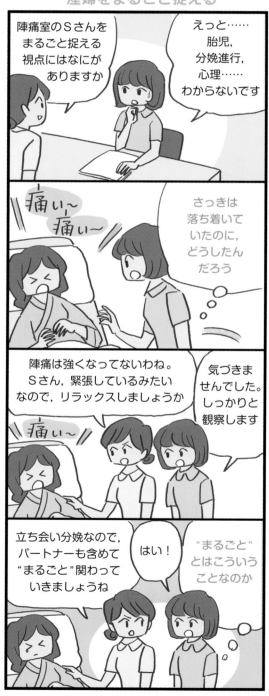

分娩進行は一定ではなく，第1期前半は緩徐な進行である。フリードマン曲線（p.129）の潜伏期にあたる。子宮口開大の進みは少ないが，展退が進む時期である。陣痛周期が短く発作は強くなるが，日常生活動作が可能な程度である。強すぎる痛みは，常位胎盤剝離などの異常を考える。

産婦は，身体的にはバイタルサインも変化するが逸脱する状況にはない。陣痛間欠時には食事摂取も可能である。心理的には，不安や緊張が強い。リード（G.Dick Read）の理論で示されているように，不安や緊張は，痛みの感じ方や分娩進行に影響する。

胎児の健康は，陣痛などの分娩進行から影響を受ける。この時期，正常な分娩進行によって胎児の心拍が逸脱することはない。一方，前期破水では，胎児心拍異常を生じることがある。

分娩期の看護は，入院のアセスメントから始まる。分娩進行や個人的状況から総合的に判断していく。分娩準備期の前駆陣痛や前期破水，出血などもこの時期のアセスメントになる。

入院後は分娩進行状態をアセスメントするとともに，分娩3要素や妊娠経過も含む個人の背景等から今後の進行を予測する。分娩進行が予測と異なるときはアセスメントを見直し，適切な対応につなげていく必要がある。

順調な分娩進行のためには，生理的ニーズの充足，不安や緊張の緩和，リラックスできる快適な環境整備をしていく。バースプランなど本人の意向を確認してケアする。また，家族が産婦をサポートできるように，家族も含めて支援することが求められる。分娩進行が緩やかな時期は，分娩を順調に進めるために，対象との信頼関係も含め，全体的な環境を整えることが大切である。

分娩が進行するように整える

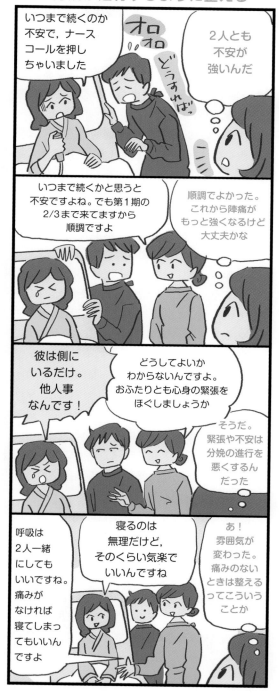

2 分娩期の看護

分娩進行は，ある時点から陣痛が顕著に強くなり，加速する。フリードマン曲線では潜伏期から活動期へ移行する。時期の移行は，子宮口開大の速度を中心に総合的に判断される。その後，子宮口全開大前では，進行が減速する。分娩第2期では，陣痛に努責が加わる形で児の娩出となる。

分娩進行の加速に伴い，産婦や胎児への影響も大きくなり異常も生じやすい。産婦では，食欲低下，疲労感なども出現する。産痛のために思うように動けない状況もある。また，陣痛の強さとともに不安や緊張も強くなりやすい。胎児では，一過性徐脈のような異常胎児心拍パターンがみられるようになる。

安全かつ順調に分娩進行しているかをアセスメントするために，分娩進行状態を継続的に観察していく。バイタルサインや全身状態への注意も必要である。陣痛が微弱になった際には，その要因を探索し対応する。

順調な分娩進行の視点からも産痛コントロールは重要である。呼吸法，リラックス法，マッサージ，安楽な体位などを組み合わせて，対象に適した方法を選択していく。産痛コントロールがうまくいくことは，自己コントロール感にもつながり，自己効力感や分娩の満足感から親としての自信につながる。

児娩出までの変化が大きいこの時期，適切に分娩状況を把握して，異常に早期に気づき対処すること，そして，生理的ニーズの充足や産痛コントロールをして，安全で満足度の高い分娩にすることが大切である。分娩進行とともに不安や緊張が増しやすいので，産婦に付き添い，分娩を乗り切る産婦を家族とともに支えていく。

異常発生！？

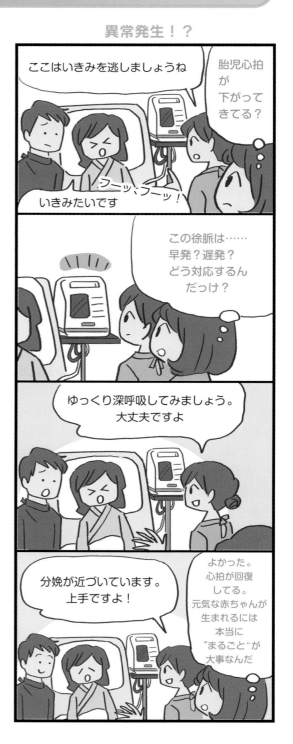

無事に児が娩出された後，胎盤娩出となり，分娩は終了する。分娩第３期は，胎盤娩出期であると同時に，新生児にとっては，第一呼吸によって肺呼吸・肺循環が確立し，胎外生活への適応を開始する時期になる。第1次反応期ともいわれ，分娩のストレスで活動的である[1]。癒着胎盤があると第3期は遷延する。

分娩後2時間の分娩第4期は，分娩からの回復を確認する時期である。弛緩出血や軟産道からの出血などの異常出血が生じやすい時期でもある。順調な回復が確認できれば，車椅子または歩行で自室に帰室する。

新生児は，ほぼ安静期（第1次反応期と第2次反応期の間）で，静かで反応性が低い。呼吸・心拍ともに不安定で，体温，血糖値は低下する。

母子および親子の初回対面時期でもある。とくに出生後1時間は，母親の母性感受性，新生児の外界に対する感受性が最も高まっている時期とされている[2]。母子の早期接触は，母子のきずなだけでなく，母乳育児も促進する[3]。

分娩第3，4期は，分娩の変化やストレス変化が安定に向かう時期であるが，異常が生じやすい。そのため，産婦，新生児ともに，適切な環境で観察を継続する。母子早期接触は，安心して対面ができるよう母子の状態から実施可能性を判断し，環境を整えて実施する。このとき，新生児にはパルスオキシメーターを装着する[4]。

分娩期を終えるにあたり，分娩の受容を促すかかわりが必要である。ねぎらいはその1つである。言葉だけでなく，生理的ニーズの充足やリラックスなどの身体ケアをすることで実感しやすくなる。さらに，分娩の疲労が回復する産褥2〜3日に分娩体験を振り返ることで受容を促していく。これらのことは，自己肯定感や親としての自信につながっていく。

新しい家族誕生

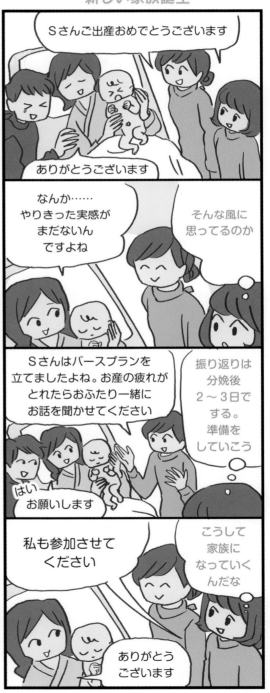

2
分娩期の看護

引用・参考文献

1）Desmond MM, et al: The transitional care nursery: A mechanism for preventive medicine in the newborn. Pediatr Clin North Am, 13(3): 651-668, 1966.

2）Marshall HK・他（竹内徹訳）：親と子のきずなはどうつくられるか. 医学書院, 2001.

3）Moore ER, et al: Early skin-to-skin contact for mothers and their healthy newborn infants. Cochrane Database Syst Rev, 11(11): CD003519, 2016.

4）日本周産期・新生児医学会・他：「早期母子接触」実施の留意点. 2012.

　https://www.jspnm.com/sbsv13_8.pdf（2021年8月閲覧）

第2章

分娩期の気づく力を高める
基礎知識

1 産婦のエンパワメント

01 出産を支援する：「よい出産だった」と思える体験を得る

分娩期の看護は，産婦と家族が主体となり，安全で満足した自分たちの分娩ができることを目標としている。単に，母子の生命が守られるという安全の確保だけでなく，分娩という体験に満足や幸せを感じ，産婦や家族が「よい出産だった」と思えることをめざしている。その結果は，育児，出産後のメンタルヘルス，家族構築にも影響していくと考えられている。

「よい出産だった」と思える体験は，与えられるものではなく，産婦が主体となり，分娩に向き合って，自分の望んだ出産をすることで得られるものである。したがって，「よい出産だった」と思える体験が得られるように，産婦がエンパワーするケアをすることが分娩期では必要である。

WHO（World Health Organization：世界保健機関）は「Intrapartum care for a positive childbirth experience：ポジティブな出産のための分娩期ケア」[1]のなかで分娩期のケアモデル（図1）を示している。

ケアモデルは，世界中の女性にエビデンスに基づいた推奨されるケアを提供することで，臨床アウトカムと女性や家族の出産体験の両方がよい方向に向かうことを目指すものである。このガイドラインでは「ポジティブな出産体験」という言葉が使われているが，「よい出産だった」と思える体験と同じ意味で捉えることができる。ケアモデルの実践が産婦のエンパワメントを可能にし，「よい出産だった」という体験を実現することにつながっていく。

02 コミュニケーションによるエンパワメント

WHOの分娩期のケアモデルには，産痛緩和，飲食や歩行や体位の自由などの分娩に対する直接的ケアのほかに，「産婦を尊重した出産ケア」「スタッフとの効果的なコミュニケーション」のようにかかわり方も示されている。これらのかかわりは，分娩の全期間を通じて実施することが推奨されており，「産婦を尊重した出産ケア」と「スタッフとの効果的なコミュニケーション」は，つながることで機能する。

「産婦を尊重した出産ケア」では，産婦を尊重しているつもりのケアへの注意喚起がされている[2]。尊重しているつもりのケアをなくしていくには，「スタッフとの効果的なコミュニケー

ション」のもと，対象の考えを十分に理解するとともに，意思を確認していくことが必要となる。

良好にコミュニケーションをとるには，対象との信頼関係が大切とされるが，コミュニケーションによってエンパワメントされるためには，信頼関係はもとより，対等な関係性が前提となる。対等な関係性でコミュニケーションをとるには，情報格差を少なくする必要があり，対象が理解できるように説明するとともに選択肢を提供することが求められる。さらに，産婦が自分で意思決定できること，そのためにスタッフに何を聞いてもよいこと，自由に自分の考

図1 分娩期のケアモデル

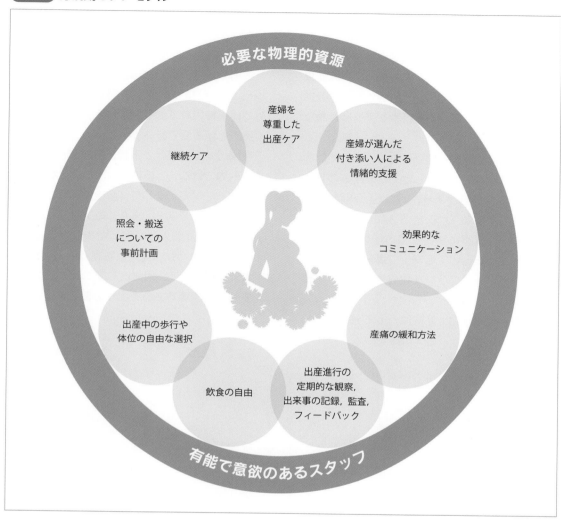

図中の文字：

必要な物理的資源

産婦を尊重した出産ケア

産婦が選んだ付き添い人による情緒的支援

継続ケア

効果的なコミュニケーション

照会・搬送についての事前計画

産痛の緩和方法

出産中の歩行や体位の自由な選択

飲食の自由

出産進行の定期的な観察，出来事の記録，監査，フィードバック

有能で意欲のあるスタッフ

えを話すことなどが保障される必要がある。

これらのかかわりは，分娩期に限ったことではない。「よい出産だった」と思える体験が得られるためのエンパワメントは妊娠期からされて
いる必要があり，分娩後の評価も必要である。そのため，妊産婦をエンパワーするきっかけなる1つの支援方法としてバースプランとバースレビューについて説明する。

03 バースプランとバースレビュー

バースプランは妊娠期に作成され，分娩期に実行される。その結果，分娩を自分でコントロールできたと認識されると，エンパワメントは高まる。バースレビューは，出産体験の受容や親役割獲得への援助として実施されることが
多いが，ここでは，バースプランと一体化した振り返りとして捉える。

バースプランは多くの分娩施設で取り入れられているが，希望するケアや医療者への要望の列挙で終わってしまい[3]，エンパワメントにつ

ながっていない現状もある。初産婦に限らず，これから自分に生じる分娩をイメージすることは難しい。そのため，バースプランの作成では，複数回にわたる看護職との協働作業が必要であり，この支援過程を通して「スタッフとの効果的なコミュニケーション」が形成され，分娩期におけるバースプランの実行やケアを有意義なものとする。

妊娠分娩は生理的な経過であり，病気ではないという表現がされる。しかし，妊産婦の半数以上に産科合併症があり，3割以上が偶発合併症を発症している[4]。また，5人に1人が帝王切開である[5]。異常に移行する可能性を踏まえ，異常等があったとしても安全で満足できる分娩となるようバースプランを作成することが必要である。

バースレビューは，産婦にとって分娩までの評価であり，看護職にとっても支援の振り返りになる。産婦が「よい出産だった」と思える体験を得ることや看護職のエンパワメントへの支援能力を高めるために有用と考える。

一方，ルーチンでの出産の振り返り（バースレビュー）が精神的健康を害する可能性[6]も海外では指摘されており，目的を明確にして実施することが重要である。

産婦のエンパワメントは，突然，分娩期に始まるものではなく，妊娠中，またはそれ以前から始まっている。そして，産後，子育てへと続いていくものである。また，エンパワメントに3つのレベル（個人，集団・組織，コミュニティ）[7]があるように，産婦と看護職の2者間だけでなく，場として，組織としてエンパワメントを支援する環境であることが必要である。

引用・参考文献

1）World Health Organization（分娩期ケアガイドライン翻訳チーム訳）：WHO推奨 ポジティブな出産のための分娩期ケア. 医学書院. 2018.

2）福澤利江子：産婦を尊重したケア／効果的なコミュニケーション／出産中の付き添い. 助産雑誌, 78（6）：415-419, 2021.

3）上野真希：初産婦が出産中の行動をイメージするためのバースプラン. 助産雑誌, 74（7）, 2020.

4）中井章人：妊産婦の診療の現状と課題. 第2回妊産婦に対する保健医療体制の在り方に関する検討会発表資料. 2019.
https://www.mhlw.go.jp/content/12401000/000488877.pdf（2011年8月閲覧）

5）厚生労働省：平成29年（2017）医療施設（静態・動態）調査・病院報告の概況. 2018.
https://www.mhlw.go.jp/toukei/saikin/hw/iryosd/17/dl/09gaikyo29.pdf（2011年8月閲覧）

6）鈴木由美子, 大久保功子：出産の振り返りに関する文献検討. 日本助産学会誌, 32（1）：3-14, 2018.

7）巴玉蓮, 星旦二：エンパワーメントに関する理論と論点. 総合都市研究, p.81, p.5-18, 2003.

2 エビデンスに基づく分娩期のケア

エビデンスは，対象にとって最善のケアを提供するために必要なものであり，その意思決定をするために用いられる。臨床における意思決定[1]は，「研究成果」「患者の意向や行動」「臨床の状況」「専門家の臨床における経験」を総合的に判断される。したがって，研究のエビデンスレベルが高いケアであっても，対象への実施が適さないことがある。

01 推奨レベルを決定するGRADEシステム

エビデンスをふまえたケアの推奨レベルを決定していく系統的な方法としては，GRADE（Grading of Recommendations Assessment, Development and Evaluation）システム[2]がある。「Intrapartum care for a positive childbirth experience：ポジティブな出産のための分娩期ケア」（WHO）[3]においても用いられている。

ケアの推奨は
①効果：望ましい効果，望ましくない効果，効果に対するエビデンスの確実性

②価値観：対象が主要なアウトカムを重視する程度とその不確実性やばらつき
③資源：介入やケアに必要な資源（人材，器材，施設など）とその費用対効果
④受け入れやすさ：対象と医療者にとっての受け入れ可能性
⑤実行可能性：介入やケアの実行可能性
⑥公平性：介入やケアによる公平性への影響，不公正さの是正
から検討されている。

02 分娩期に推奨されるケア

分娩期に推奨されるケアには何があるだろうか（表1）。WHO[3]と日本助産学会が推奨するケア[4]では，継続したケア，身体を動かすこと，リラクゼーションなどの産痛緩和方法，早期母子接触（early skin-to-skin contact）などがあげられている。一方，分娩第1期の胎児心拍の持続的モニタリングや飲食の制限などは推奨しないケアとされている。

推奨されるケアの実施には難しさもある。身体を動かすことができるようにするには，妊娠期から教育したうえで，妊産婦が納得して実施することや支援が必要であり，このような一連のケアがなければ，ケアの効果を得ることは難しい可能性がある。胎児心拍の持続的モニタリングに替わって推奨されるケアは，15分以下の間隔で1分以上/回の間欠的聴取であるが，実施可能施設はどのぐらいあるだろうか。ガイドライン等に示された推奨されるケアは，実施すればよいわけでもなく，実施が難しいからとあきらめるものでもない。

エビデンスに基づく最善のケアを提供するためには，いま一度，看護目標を確認する必要がある。分娩期の看護は，安全だけではなく，ポジティブな出産体験であることも目標としてい

表1 分娩期に推奨されるケアの例

		推奨の程度	ケアの主なoutcome	文献
分娩期全体	産婦が選んだ人が付き添うこと	推奨	①自然分娩の増加 ②器械分娩や帝王切開率の減少 ②分娩時間の短縮 ③硬膜外麻酔が使える施設での硬膜外麻酔の使用減少 ④分娩促進効果の差はほとんどない ⑤ネガティブな出産体験減少の可能性	b)
	助産師が主導する継続的ケア*)モデル	限定的な状況でのみ推奨：助産師プログラムが十分に機能している場	①経腟分娩をわずかに増加させる可能性 ②器械分娩の減少 ③高い分娩満足度を示す割合	a)．b)．c)．e)
第1期・第2期	分娩第1期に身体を起こして自由に動くこと	推奨（対象：ローリスクの産婦）	①分娩第1期の短縮 ②オキシトシンの使用，鎮痛薬使用，帝王切開率などには有意差はない	a)．b)．d)．e)
	分娩進行中にに飲食をすること	推奨（対象：ローリスクで飲食を希望する産婦） ※日本助産学会は「飲食制限を推奨しない」	①摂取制限の有無で重要な分娩時アウトカムに有意差はない（→飲食の制限を推奨しない） ②食事摂取により嘔吐は2倍となる ③メルデンソン症候群については評価できていない	a)．b)．d)．e)
	産痛緩和としてのリラクゼーション法：漸進的筋弛緩法，呼吸法，音楽，マインドフルネス，など	推奨（対象：健康な産婦，産痛緩和を求めた場合に産婦の好みに合わせて）	【一般的なリラクゼーション】 ①潜伏期における痛みの軽減 ②器械分娩や帝王切開率については不明 ③出産体験の満足度にはほとんど差がない	b)
	産痛緩和としてのマッサージやホットパックなどの温罨法	推奨（対象：健康な産婦，産痛緩和を求めた場合に産婦の好みに合わせて）	【マッサージ】 ①分娩第1期における痛みの軽減 ②器械分娩や帝王切開率での有意差はない ③分娩におけるコントロール感の増加 【ホットパックなどの温罨法】 ①産痛緩和や分娩時間についてのエビデンスはない	b)
	胎児心拍の持続的モニタリング	推奨しない（対象：自然な分娩行にある健康な産婦）	①新生児けいれんを減少させる可能性があるが，その後の脳性麻痺や長期的新生児アウトカムなどの健康への影響については不明 ②帝王切開率が増加する可能性	a)．b)
	分娩第2期に産婦にとって快適な体位を選択すること（どの体位にもメリットとデメリットがあることを踏まえる）	推奨（硬膜外麻酔を使用していない）	仰臥位などの水平位と立位やスクワットなどの垂直位の比較で，水平位の分娩は， ①分娩第2期の時間にほとんど差はない ②器械分娩の減少 ③帝王切開率へは影響しない ④会陰切開の減少 ⑤第2度会陰裂傷の増加 ⑥異常を示す胎児心拍パタンーンの減少との関連 ⑦500mL以上の出血の増加	a)．b)
第3期・第4期	早期母子接触：early skin-to-skin contact	推奨〈対象：合併症のない新生児，利益と不利益について十分な説明をして，同意を得る。実施中は継続的な観察（モニター使用を含む）を行う〉 ※WHOは，出生直後から1時間を推奨	①母乳育児 ②児の体温保持 ③母親の愛着行動	a)．b)．e)

*）継続的ケア：よく知っている1人の助産師または少人数の助産師グループが妊娠・分娩・産褥を通して支援すること

a）日本助産学会：エビデンスに基づく助産ガイドライン―妊娠期・分娩期・産褥期2020．日本助産学会誌，33（Supplement），2020．
b）World Health Organization：WHO recommendations: intrapartum care for a positive childbirth experience. World Health Organization. 2018.
https://apps.who.int/iris/bitstream/handle/10665/260178/9789241550215-eng.pdf
c）World Health Organization：WHO recommendations on antenatal pregnancy experience, World Health Organization. 2016.
https://apps.who.int/iris/bitstream/handle/10665/250796/9789241549912-eng.pdf
d）World Health Organization：WHO recommendations for augmentation of labour. World Health Organization 2014.
https://apps.who.int/iris/bitstream/handle/10665/112825/9789241507363_eng.pdf
e）森臨太郎，森亨子：ほんとに確かなことから考える妊娠・出産の話 コクランレビューからひもとく．医学書院，2018．

る。そのうえで，推奨されるケアと背景を理解し，対象に適用することができるか，どのように適用するかを決めていくことが必要である。この過程には，適切に適用するための準備や困難を改善することも含まれる。

ケアのエビデンスは，ガイドライン等で示されている推奨されるケアのみにあるのではな

い。教科書に書かれているケアにもエビデンスは存在する。対象の反応に気づき，必要な情報を収集し，アセスメントし，計画し評価するという，私たちが通常行っていることを確実にすることが大切である。それが将来のエビデンスになり，最善のケアにつながっていく。

引用・参考文献

1）上田佳代，五十嵐稔子，中山健夫：根拠に基づく医療(EBM)や診療ガイドラインとの上手な付き合い方．助産雑誌，72(12)：916-922，2018.

2）相原守夫：診療ガイドラインのためのGRADEシステム．第3版，中外医学社，2018.

3）World Health Organization（分娩期ケアガイドライン翻訳チーム訳）：WHO推奨 ポジティブな出産のための分娩期ケア．医学書院．2018.

4）日本助産学会：エビデンスに基づく助産ガイドライン──妊娠期・分娩期・産褥期2020．日本助産学会誌，33(Supplement)，2020.

3 分娩に関連する制度や法律

妊産婦とその家族を支える社会体制や保障制度として，分娩に関連するものを説明する。対象に適切な情報や支援を提供するために理解しておきたい。

01 周産期医療体制

周産期医療体制は，安心して子どもを産み育てることができる環境づくりの推進を目的に，「周産期医療体制整備指針」（平成22年）に基づき，都道府県を単位として地域で総合的に整備されてきている。その前身は「周産期医療システム整備指針」（平成8年）[1]であり，分娩施設の減少および関係する医療者の不足・偏在，新生児医療整備および周産期医療における情報管理の必要性等からスタートしている。

その後，産婦を適切に救急搬送ができなかった事例が全国で生じたことを受け，「周産期医療と救急医療の確保と連携に関する懇談会」（平成20〜21年）が設けられた。懇談会の意見を受け，「周産期医療体制整備指針」が定められ，現在は「医療計画」と一体化し，計画・実施されている。

周産期医療体制整備の現状と課題

周産期医療体制の構築に必要な事項[2]として，都道府県における周産期医療体制の整備と医療機関のその連携が示されている。

都道府県における周産期医療体制の整備としては7項目があげられている。
①周産期医療に関する協議会
②総合周産期母子医療センターおよび地域周産期母子医療センター（指定や認定等）
③周産期医療情報センター

④搬送コーディネーターの配置
⑤周産期における災害対策（災害時小児周産期リエゾンの任命など）
⑥周産期医療関係者に対する研修
⑦産科および産婦人科以外の診療科の医師も含めた妊産婦の診療に係る医療体制の整備

これらの整備に加え，各医療機関が分娩リスクに応じた役割と連携をはかることで，正常分娩等への安全な医療提供，24時間の周産期救急医療，新生児医療の提供，NICU入室新生児の療養・療育支援が可能な体制を目指している（図1）[3]。

総合周産期母子医療センター，地域周産期母子医療センターの整備により，新生児集中治療室（NICU）の整備については目標を達成している。しかし，母体・胎児集中治療室（MFICU）を整備できていない都道府県や無産科周産期医療圏も存在しており，周産期医療圏の見直しなどが必要となっている。加えて，精神疾患合併の妊産婦や災害時の対応などについても課題としてあげられている。

少子高齢化の現状から，今後も分娩数は減少していくが，高齢出産の増加に伴うハイリスク妊娠の割合は増加していくと考えられる。看護職においても，アドバンス助産師，新生児集中ケア認定看護師などハイリスクに対応できる人材の充実が求められている。

図1 周産期医療の体制

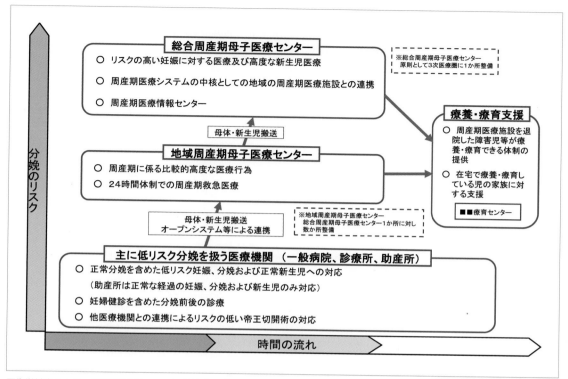

厚生労働省：小児・周産期医療について．周産期医療について．
https://www.mhlw.go.jp/stf/seisakunitsuite/bunya/0000186912.html

02 産科医療保障制度

安心して産科医療を受けられる環境整備として2009年（平成21年）に創設された。背景には，分娩時の医療事故に関連した分娩の取扱い中止，産科医になることへの躊躇を改善し，周産期医療体制を構築することがあった。

制度の目的は，①分娩に関連して発症した重症脳性麻痺児とその家族の経済的負担を速やかに補償する，②脳性麻痺発症の原因分析を行い，

再発防止に資する情報を提供する，③医療紛争の防止・早期解決および産科医療の質の向上である。補償対象は，在胎週数28週以上で，先天性や新生児期の要因によらない脳性麻痺で，身体障害者障害程度等級1級または2級相当である。補償の申請は満1歳から5歳の誕生日の間で，総額3,000万円が支払われている。加入施設は，2022年1月現在99.9％である。

03 出産育児一時金

出産などの経済的負担を軽減することを目的にした制度で，健康保険法等に基づく保険給付金である。公的医療保険の被保険者または被扶養者が，妊娠4か月以上経過している出産を

した場合，1児に対して42万円が支払われる。産科医療保障制度に加入していない病院における分娩では40.8万円（2022年1月1日以降の出産から）となる。支給額は，公的病院における

平均的な出産費用をふまえて改定されてきている。正常分娩での出産費用（室料差額，産科医療補償制度掛金等を含む）の平均は2019年度が51万7,371円であり[3]，多くの場合，自己負担額が発生する。

なお，出産手当金は，被保険者が出産した場合に，産前・産後休暇時の生活保障として支給されるものである。

引用・参考文献

1）日本産婦人科学会：周産期医療システム整備指針．日本産婦人科学会雑誌, 55（9）：1243-1250, 2003.
https://dl.ndl.go.jp/info:ndljp/pid/10711212（2021年8月閲覧）

2）厚生労働省：周産期医療の体制に係る指針．令和2年4月13日．
https://www.mhlw.go.jp/content/10800000/000662977.pdf（2021年8月閲覧）

3）厚生労働省：第136回社会保障審議会医療保険部会資料．令和2年12月2日．
https://www.mhlw.go.jp/content/12401000/000700493.pdf（2021年12月閲覧）

4）国民健康中央会：出産費用正常分娩分の平均的な出産費用について（平成28年度）．
https://www.kokuho.or.jp/statistics/birth/（2021年8月閲覧）

第3章

分娩期の気づく力を高める
アセスメント

個人的背景・妊娠経過

産婦のアセスメントは，分娩が順調にかつ安全に進行し，産婦や家族が分娩に満足するとともに，親になり新しい家族の形成を進めるという看護目標に対して行っていく。したがって，順調な分娩進行，安全性の確保としての母子の健康状態，産婦の満足感，親になる過程の状況について影響要因をふまえ，今後の予測も含めアセスメントする。

ここでは，第1章で示したアセスメント方向性に沿って，収集する情報とアセスメントの視点と根拠を明示する。

01 個人的背景

個人的背景は，妊婦の健康状態（身体的側面，精神的側面），妊娠経過，家族との関係性や社会・文化的背景として捉えることができる。順調で安全な分娩進行や親になることへの影響の有無と程度をアセスメントする。各情報の収集内容，アセスメントの視点と分娩期（分娩後2時間）への主な影響を表1に示す。

個人的背景に関する情報は，妊娠期にほとんどが収集されている。分娩期は，妊娠期に収集された情報やその後の変化を確認する。以下，基本情報のアセスメントの根拠を説明する。

身体的・精神的側面

産婦の既往歴や現病歴，家族歴，治療・コントロール状況は，分娩進行，母体および胎児や新生児の健康へ影響する。とくに現病歴は，妊娠合併症として分娩期に影響する。たとえば子宮筋腫では，子宮筋の収縮障害が起こり，微弱陣痛や遷延分娩，弛緩出血が生じることがある。糖尿病合併妊娠では，分娩時のエネルギー必要量と供給量のバランスが変化することで血糖コントロール不良が起こりやすく，児は呼吸障害や低血糖などが起こしやすい。母体の感染症は，垂直感染が問題になり，治療状況によって児への影響は異なる。B群溶血性連鎖球菌（GBS）では分娩時の抗菌薬治療で新生児の早発型GBS感染症を予防する。

産科歴に関して，今回の妊娠に至った経緯（予定されたものか，不妊治療歴など）や妊娠歴，分娩歴を情報収集する。不妊・不育症治療を経た妊娠，流産や早産，死産経験者は，児が無事に生まれることへの強い期待と不安が共存したり，親になることの困難をもつ可能性がある[1]。分娩歴は，回数に留まらず，分娩様式・経過，所要時間などを確認することが大切である。前回の分娩所要時間や分娩経過が，今回の分娩経過の予測をするうえで参考になる。育児経験は，親になることの順調さに影響する。一般的に，経験が順調さを促進するが，困難さや今回との違いによる戸惑いなどは親になることへの阻害要因となる。

年齢だけで分娩への影響を特定することはできないが，高年齢（35歳以上）や15歳以下は軟産道が開大しにくく，遷延分娩が生じる可能性がある。若年齢（20歳未満）では予期しない妊娠が多く，親になることへの準備が整っておらず母親役割獲得の困難さが生じやすい。

体格は骨盤の大きさに比例し，身長145cm以下の場合は，児頭骨盤不均衡のリスクが高

表1 分娩期の基本情報の収集内容とアセスメントの視点（身体的・精神的側面，妊娠経過）

	情報	情報収集内容	アセスメントの視点	分娩期（分娩後2時間まで）への主な影響
身体的・精神的側面	既往歴・現病歴	・罹患歴と治療・コントロール状況（子宮筋腫，糖尿病，心疾患，気管支喘息，血小板減少症，母子感染症，腎疾患，精神疾患など）	・分娩進行への影響 ・母体の健康への影響 ・胎児や新生児の健康への影響	・子宮筋腫による遷延分娩，弛緩出血 ・糖尿病合併妊娠による帝王切開率上昇，新生児の低血糖，呼吸障害など ・心疾患合併妊娠による無痛分娩等の分娩方法 ・B群溶血性連鎖球菌，B型肝炎ウイルス，C型肝炎ウイルスによる垂直感染
	家族歴	・家族の遺伝性疾患の有無（高血圧，糖尿病など）	・分娩進行への影響 ・母体の健康への影響 ・胎児や新生児の健康への影響 ・親になることへの影響	・高血圧による血圧の上昇，遺伝性疾患の児への発現，出生前から養育の準備がされる
	不妊治療歴・産科歴	・妊娠に至った経緯（予定されたものか，不妊治療歴等） ・妊娠歴，分娩歴 ・流早産・死産経験 ・過去の分娩様式・経過，所要時間	・分娩進行への影響 ・親になることへの影響	・不妊治療，流早産，死産経験による児の健康状態への不安 ・育児経験による親になることへの適応力の高さ ・頻産婦による急産や墜落産，弛緩出血 ・帝王切開既往による帝王切開分娩，子宮破裂
	年齢	・年齢	・分娩進行への影響 ・親になることへの影響	・高年齢（≧35歳）および15歳以下であることによる遷延分娩 ・若年齢（＜20歳）による母親役割獲得の困難さ ・適齢による分娩への適応力，母親役割獲得の順調さ
	体格	・身長，母体の骨盤と胎児の大きさとのバランス ・非妊時BMI	・分娩進行への影響	・低身長による遷延分娩，児頭骨盤不均衡による分娩停止，帝王切開分娩 ・肥満（BMI≧25）による遷延分娩，帝王切開分娩 ・やせ（BMI＜18.5）による早産，低出生体重児分娩
妊娠経過	妊娠経過	・周産期合併症と治療・コントロール状況（切迫早産，妊娠高血圧症候群，妊娠糖尿病，妊娠性貧血，血液型不適合，著明な体重増加など）	・分娩進行への影響 ・母体の健康への影響 ・胎児や新生児の健康への影響	・切迫早産による早産 ・妊娠高血圧症候群の血圧上昇，子癇，胎児機能不全，帝王切開分娩などの急速遂娩 ・妊娠糖尿病の血糖コントロール不良，新生児の低血糖，呼吸障害など ・妊娠性貧血による易疲労性，微弱陣痛・遷延分娩
	胎児	・在胎週数，胎児の数・大きさ ・胎位・胎向 ・異常の有無	・分娩進行への影響 ・胎児や新生児の健康への影響	・早産，過期産による胎児機能不全 ・巨大児による微弱陣痛・遷延分娩・弛緩出血 ・多胎による微弱陣痛・遷延分娩・弛緩出血，帝王切開分娩
	胎児付属物	・羊水量 ・破水の有無，羊水の性状 ・胎盤の位置，臍帯の付着部位 ・臍帯巻絡の有無	・分娩進行への影響 ・胎児や新生児の健康への影響	・羊水過少，破水による胎児機能不全 ・羊水過多による微弱陣痛，遷延分娩，弛緩出血 ・臍帯巻絡による胎児機能不全，遷延分娩 ・低置胎盤による分娩時出血の増加，胎児機能不全，帝王切開分娩率の上昇

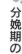

2

分娩期の看護

い。肥満（BMI≧25）では，児の産道通過の抵抗が大きくなることから遷延分娩や帝王切開分娩のリスクが高くなる。やせ（BMI＜18.5）では，早産や低出生体重児分娩のリスクが高い。

妊娠経過

今回の妊娠において，切迫早産，妊娠糖尿病，妊娠高血圧症候群など，周産期合併症の有無や重症度，コントロール状況を情報収集し，分娩進行に与える影響や，母体，胎児や新生児の健康への影響をアセスメントする。たとえば，切迫早産は早産のリスクが高く，妊娠高血圧症候群は血圧が上昇しやすく，重症時は子癇（高血圧脳症）など母子の生命にかかわり，帝王切開分娩などの急速遂娩が実施される。妊娠性貧血は全身的な酸素欠乏状態であり，微弱陣痛や遷延分娩が生じやすい。

胎児については，在胎週数や大きさ，異常の有無などを把握する。胎児が大きいと子宮も大きくなり，巨大児では子宮筋が過伸展し微弱陣痛になりやすく，産道通過の困難さから遷延分娩となることも多い。

胎児付属物は，羊水量や破水の有無，胎盤の位置，臍帯巻絡などを確認する。胎盤・臍帯や羊水は胎児の健康を支えており，羊水過小や破水などで臍帯圧迫が生じると胎児機能不全を起こす。また，低置胎盤など胎盤の位置異常があると，分娩時の子宮収縮に伴い子宮口付近の胎盤付着部位から多量の出血が起こりやすく，母子の生命に重大な影響を及ぼす。

家族関係や社会・文化的背景

産婦の家族関係や日常生活など社会・文化的な背景や分娩の準備に関する情報は，出産への主体性や満足，親となった新しい家族の形成に影響する。分娩進行には，身体・心理的状況を介して間接的に影響する。

家族の関係性に関して，夫（パートナー）の健康状態，婚姻状態や関係性，サポート状況につ

いて収集する。産婦は家族のサポートを得て，安心して分娩に臨むことにより，分娩進行が順調に進むかアセスメントする（表2）。

日常生活に関して，産婦の職業，食生活や，活動量などこれまでの生活状況について収集する。健康的な日常生活を送り，一定の活動量があることで，分娩を乗り越える体力があることが予測できる。

分娩への準備性については，母親学級や書籍，web等で得た分娩に対する知識やイメージ，目標や希望などのバースプランの内容を確認する。そのうえで産婦がより主体的に分娩に臨み，満足した分娩になるように，看護計画につなげていく。

表2 分娩期の基本情報の収集内容とアセスメントの視点（家族関係，社会・文化的背景）

情報		情報収集内容	アセスメントの視点
家族関係や社会・文化的背景	家族との関係性	・婚姻状態，結婚年齢 ・夫（パートナー）の健康状態，年齢，職業，関係性，サポート状況	・分娩時家族のサポートが受けられ，安心して分娩に臨むことにより分娩進行は順調に進むか
	日常生活	・職業，活動量 ・日常生活（食生活，嗜好品，活動や体力，排尿・排便習慣）	・日常生活が整っていて，分娩を乗り越える体力があることにより分娩進行は順調に進むか
	文化的背景	・宗教・信仰，価値観 ・地域における独特の習慣	・何に価値をおいているのか，分娩に対して特別な希望があるか
	分娩の準備状態	・母親教室・両親教室の受講状況，分娩経過の知識 ・分娩に対するイメージ，目標，希望（バースプラン）の内容	・分娩に対して前向きな気持ちをもち，主体的に分娩に臨むことにより分娩進行は順調に進むか，母親役割の獲得は順調に進むか

2

分娩期の看護

引用・参考文献

1）MH Klaus・他（竹内徹訳）：親と子のきずなはどうつくられるか. p.10, 医学書院, 2001.

2 分娩進行

01 分娩に関する用語

分娩の分類

❶分娩時期による分類

　妊娠の持続期間により，流産，早産，正期産，過期産に分類される。胎児の生存限界である妊娠22週未満が流産，妊娠22週から37週未満が早産，妊娠37週から42週未満を正期産，42週以降は過期産である。

❷胎児の生死や胎児数による分類

　娩出された児の生命徴候（心拍や呼吸など）がある場合が生産であり，ない場合が死産である。また，1人以上の胎児の分娩を単胎分娩，2人以上を多胎分娩という。

❸分娩方法による分類

　自然に起こる娩出力で産道から胎児や胎児付属物が娩出される自然分娩と，医療的介入によって胎児や胎児付属物が娩出される人工分娩に分類され，後者には人工的に陣痛を起こす誘発分娩，陣痛の増強を図る促進分娩，薬剤にて疼痛を緩和・除去する無痛分娩，児娩出時の医療介入である吸引分娩，鉗子分娩，帝王切開分娩がある。

分娩経過の分類

　陣痛が発来し子宮口全開大（10cm開大）までを第1期（開口期），子宮口全開大から胎児が母体外に娩出されるまでを第2期（娩出期），胎児娩出から胎盤の娩出が完了するまでを第3期（後産期），胎盤娩出終了から2時間までを第4

期という。分娩所要時間は，陣痛が発来し分娩開始から胎盤娩出までの時間であり，第4期は含まない。

分娩の3要素

　分娩の3要素とは，分娩進行に重要な要素である産道，娩出物，娩出力を指す。

❶産道

　娩出物（胎児および付属物）が通過する経路を示し，骨産道と軟産道からなる。
- **骨産道**：骨盤の内腔であり，仙骨，尾骨，寛骨（腸骨，恥骨，坐骨）から構成される（図1）。骨産道は，①骨盤入口部，②骨盤濶部，③骨盤峡部，④骨盤出口部の4部分に分けられる（図2）。骨盤各面の前後径と中点を結んだ線が骨盤軸（骨盤誘導線）である。胎児は，児頭の最大径である前後径を骨盤各平面の長径に一致するように回旋しながら下降し，骨盤誘導線に沿って娩出に至る。
- **軟産道**：産道の軟部組織からなる通過管であり（図3），そのなかでも内子宮口や外子宮口は最も抵抗が大きく，通過管形成までに時間を要する。子宮収縮により子宮上部は収縮し，子宮下部と頸管が上方に牽引され，子宮頸管はうすく短くなる。これを子宮頸部の展退という。分娩進行に伴い頸部は徐々に展退し，最終的には消失する（図4）。
- **ビショップスコア**：子宮頸管の成熟度を示す指標。子宮頸管の開大度，子宮頸部の展退，児頭の下降度，子宮頸部の硬度，子宮口の位

図1 骨盤を構成する骨

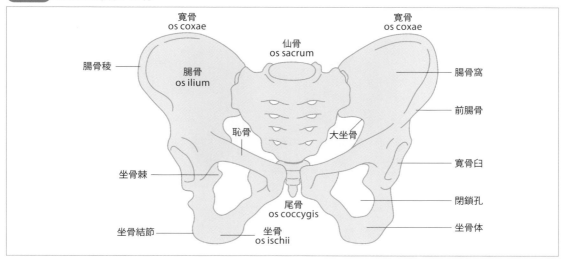

図2 骨産道

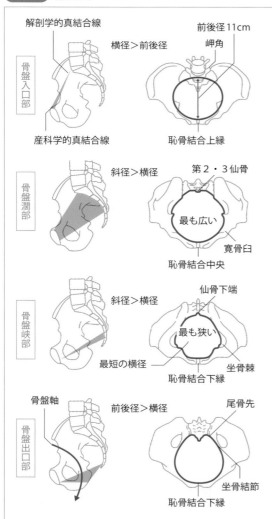

図3 軟産道

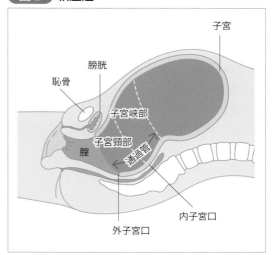

置から評価される（図5）。合計点数9点以上で成熟と判定される[1]。

❷娩出物

　娩出物は胎児と胎児付属物（胎盤，臍帯，卵膜，羊水）からなる。分娩進行には，胎位（胎児の姿勢），胎勢（胎児の姿勢），回旋，胎児の大きさが影響する。破水は子宮内圧が上昇し卵膜が破綻することをいい，子宮口全開大付近で起こると適時破水，全開大前に起こると前期破水，陣痛開始前に起こると早期破水という。

　児頭の頭蓋は，左右の前頭骨，頭頂骨，後頭

図4 分娩に伴う子宮下部の変化

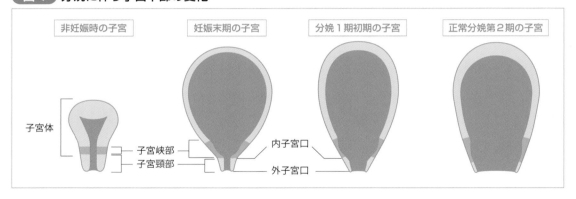

非妊娠時の子宮　　妊娠末期の子宮　　分娩1期初期の子宮　　正常分娩第2期の子宮

子宮体

子宮峡部
子宮頸部

内子宮口

外子宮口

骨など9つの骨で構成されている（図6）。頭蓋骨は骨化が不十分で柔軟であり，さらに骨同士は膜様に連結され，縫合や泉門をつくる。分娩時は骨盤を通過しやすくするため，回旋に加え頭蓋骨を縫合や泉門部分で重ならせ（骨重積），頭蓋骨を骨盤軸のほうに長くするなど変形させる（応形機能）。

❸娩出力

　胎児および胎児付属物を圧出する力で，陣痛と腹圧からなる。胎児娩出時には陣痛と腹圧が合わさる共圧陣痛となり娩出力が強まる。陣痛が10分以内に1回，または1時間に6回以上規則的に生じている場合，陣痛発来と診断される。陣痛周期とは，発作持続時間＋間欠時間

である（図7）。

その他の分娩に関連する用語

- **産徴**：子宮収縮により内子宮口付近の卵膜が子宮内壁より剝離することで生じる血性分泌物。頸管の開大が始まったことを示す。
- **胎胞**：児頭と卵膜の間に羊水が貯留し，子宮内圧が上昇することで形成される。胎胞の緊張は，児頭が骨盤入口部を超えて下降していることを示す。
- **排臨**：陣痛発作時に，陰裂から児頭先進部が見えるが，間欠時には見えなくなる状態。
- **発露**：陣痛発作時および間欠時にも児頭先進部が見えたままの状態。

02 分娩の機序

　児は骨盤内を通過する際，骨盤の形にあわせて児頭を回旋させ下降する（図8）。骨盤入口部で児は横を向き，屈位をとり（第1回旋），小斜径周囲で骨盤内に進入する。骨盤潤部は斜径が長径，峡部では前後径が長径のため小泉門を母体恥骨側に回転させる（第2回旋）。児の項部

が恥骨結合下縁に達すると，反屈位になり（第3回旋）児頭が娩出。肩甲を娩出するため，骨盤出口部は前後径が長径のため，肩甲が縦になるように，児の顔面は後方から側方を向き（第4回旋），体幹が娩出する。

図5 ビショップスコア

因子 ＼ 点数	0	1	2	3
子宮頸管の開大度（cm）	0	1〜2	3〜4	5〜6
子宮頸部の展退（%）	0〜30	40〜50	60〜70	80〜
児頭の下降度（ステーション）	−3	−2	−1〜0	+1
子宮頸部の硬度	硬（鼻翼）	中（口唇）	軟（マシュマロ）	—
子宮口の位置	後方	中央	前方	—

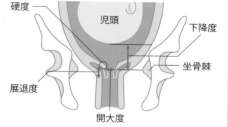

13点満点で評価する
4点以下を頸管未成熟、9点以上を頸管成熟とする。8点以上では分娩誘発を行うと分娩に至る確率が高い。

図6 児頭の構成

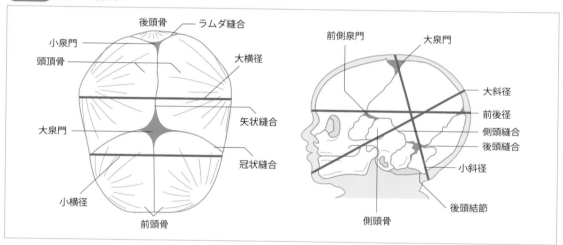

図7 陣痛周期

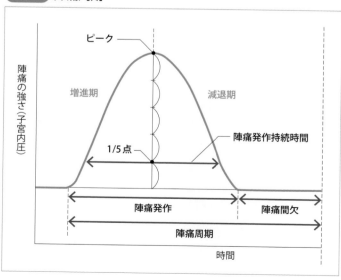

図8 骨盤の区分と回旋

骨盤	回旋	母体正面から見た回旋	母体側面から見た回旋	子宮口側からみた回旋
入口部（内腔は横長）	第1回旋（屈位をとる）	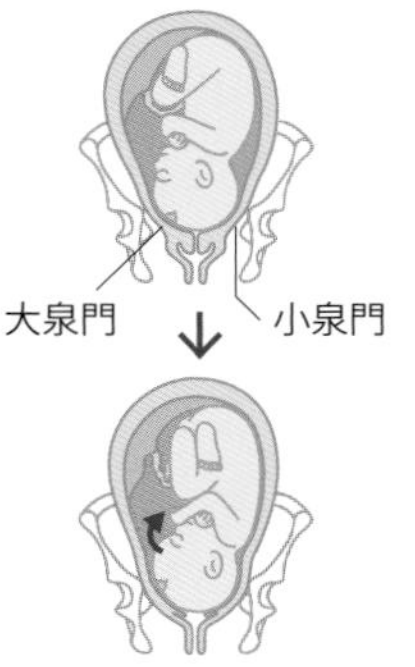 大泉門　小泉門 ↓	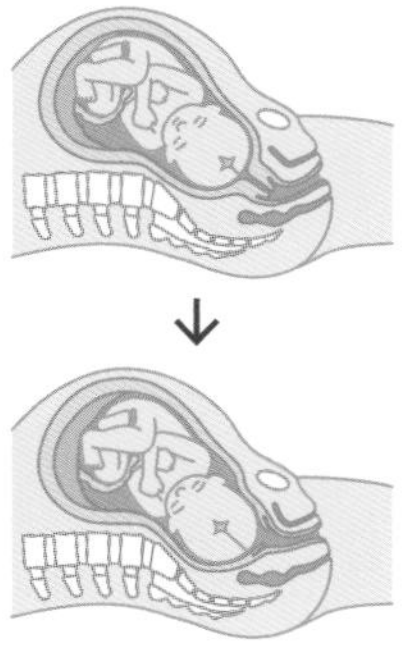 ↓	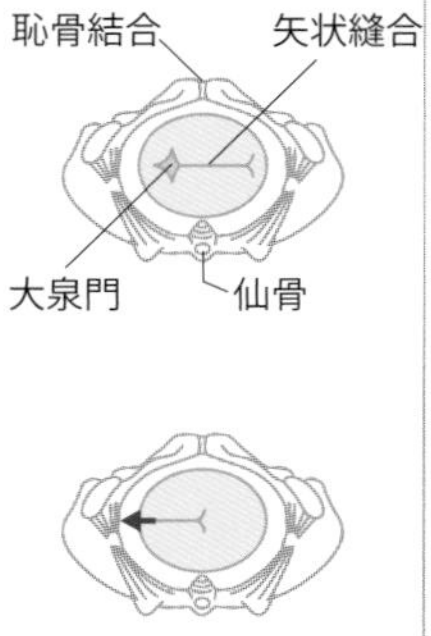 恥骨結合　矢状縫合　大泉門　仙骨
潤部（内腔は最も広い円形）	第2回旋（小泉門を母体恥骨側に回転させる）	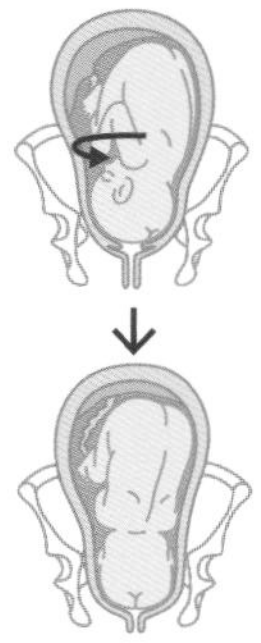 ↓	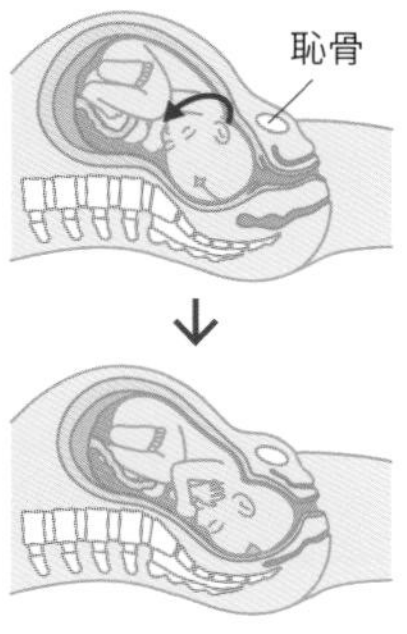 恥骨 ↓	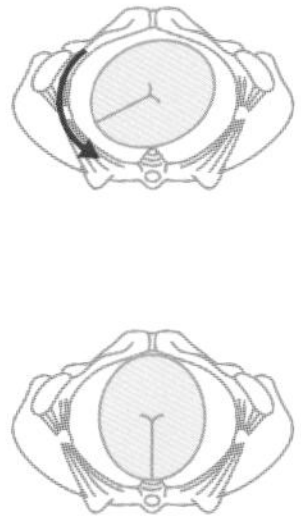
峡部（内腔は縦長）	第3回旋（反屈位をとる）	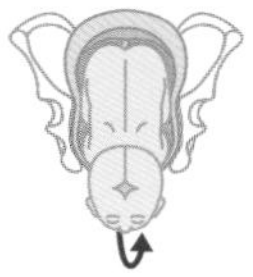	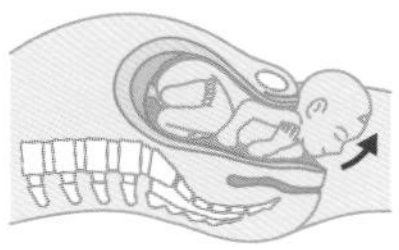	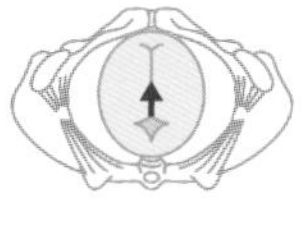
出口部（内腔は縦長）	第4回旋（児の顔面は後方から側方を向く）	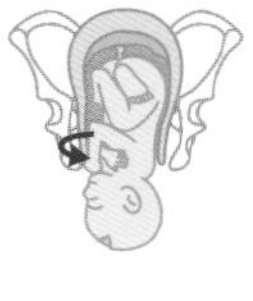	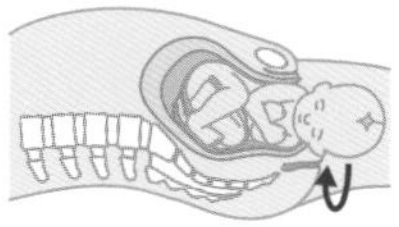	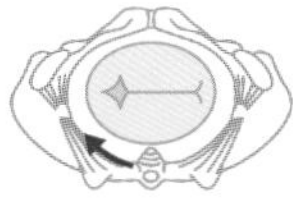

03 分娩進行についてアセスメントとデータの解釈

　分娩が進行するとは，分娩時期に応じた有効な陣痛によって軟産道である子宮口が開大し，産道を胎児が回旋・下降し，娩出することである。分娩進行のアセスメントは，産道（骨産道と子宮口の開大など軟産道），娩出物（胎児や胎児付属物），娩出力（陣痛）などの分娩の3要素と，身体状態，生理的ニーズ，産痛コントロール，心理的状況，環境，個人背景など3要素に影響を与える要因（図9）を収集し，入院時は「分娩が開始しているか」を判断する。その後分娩1〜2期は「分娩進行の時期（時期診断）」，「分娩進行が順調か，影響する要因は何か（経過診断）」，「今後も順調に進行するのか（予測診断）」を定期的にアセスメントする。

図9 分娩進行の影響因子

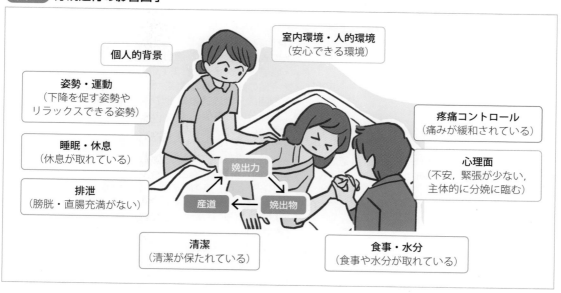

表1 分娩第1期・第2期におけるアセスメントの視点

分娩進行が順調である際の分娩の3要素の状態		分娩の3要素の影響要因
産道	・子宮口が開大し，産道を胎児が回旋・下降する ・適時破水が起こる	【身体的状況】 ・婦人科疾患（子宮奇形や子宮筋腫など） ・妊娠・分娩歴，これまでの分娩経過（分娩様式，所要時間，異常など） ・年齢（高年齢，若年齢），体力 ・身長（とくに<145cm），体格（肥満BMI≧25，やせBMI<18.5） ・今回の妊娠経過の異常（切迫早産，多胎妊娠や羊水過多，著明な体重増加など） ・母体の体力，睡眠や休息の状態 ・水分や栄養摂取状態 ・膀胱や直腸の充満 ・清潔の状態 ・姿勢や動作 ・産痛の緩和方法
娩出物		
娩出力	・分娩時期に応じた有効な陣痛がある ・（分娩第2期）は腹圧がある	【心理的状況】 ・不安や緊張，恐怖心の程度やその原因 ・分娩に対する知識，経過の理解 ・バースプラン（産婦の目標や希望） 【環境】 ・過ごす環境の快適さ（温度や湿度，音，光，におい，家族の付き添いなど人的環境）

入院時のアセスメント

　正期産の入院のタイミングは，陣痛が発来し分娩進行が予測されるとき，または前期破水や多量な性器出血などの異常が認められ，母子の健康状態を継続して観察することが必要なときである。入院時は分娩が開始しているかを見極め，分娩進行をアセスメントする。

表2　分娩第3期・第4期におけるアセスメントの視点

分娩進行が順調である際の分娩の3要素の状態		分娩の3要素の影響要因
産道	• 産道の損傷がある場合，縫合など処置がされ止血されている • 分娩時出血は正常範囲内（≦500mL）である	【身体的状況】 • 婦人科疾患（子宮筋腫合併妊娠など） • 妊娠・分娩歴，これまでの分娩経過 • 今回の妊娠経過の異常 • 今回の分娩経過の異常（所要時間，微弱陣痛や遷延分娩の有無） • 母体の体力，疲労度 • 水分や栄養摂取状態 • 膀胱や直腸の充満 【心理的状況】 • 不安や緊張，恐怖心の程度やその原因 • 分娩経過の理解 • バースプラン（産婦の目標や希望） 【環境面】 • 過ごす環境の快適さ（温度や湿度，音，光，におい，家族の付き添いなど人的環境） 【母子関係】 • 児との対面や早期授乳が行われているか
娩出物	• 胎児と胎児付属物（胎盤，臍帯，卵膜，羊水）が母体外に娩出している	
娩出力	• 子宮が硬く収縮している（後産期陣痛がある）	

●分娩開始のアセスメント

陣痛発来は，10分以内の周期で規則的な疼痛を伴う子宮収縮が生じていることから判断する。分娩監視装置を装着し，外側法にて陣痛周期や発作を確認し，併せて胎児の健康状態を把握する。

陣痛開始の判断で考慮するものに前駆陣痛がある。前駆陣痛は，周期が不規則であるが，痛みを伴うこともあり，分娩陣痛（陣痛開始）と誤ることもある。前駆陣痛には子宮頸管の熟化を促す作用があり，分娩開始は近いことが予測できる。

前期破水で入院となった場合は，羊水の性状を確認するとともに臍帯脱出の可能性や破水が感染リスクとなるため，母子の健康状態をアセスメントする。

分娩各期におけるアセスメントの視点を表1・表2に示す。

分娩第1期のアセスメント

❶子宮口が開大し，産道を胎児が回旋・下降する

産道は，骨産道と軟産道を胎児が通過可能か，分娩進行に応じて児頭が下降しているかをアセスメントする。骨産道は，児頭が骨盤腔を通過できるか，児頭骨盤不均衡（CPD）が起こっていないか判断する。妊娠末期にスクリーニングされていることが多いが，児頭浮遊感*1の有無や児頭が下降するかで判断する。軟産道を胎児が通過するかは，ビショップスコアなどの内診のデータや，胎児心音の聴取部位の変化（図10），産痛部位の下降，努責感などで判断する。

児頭下降には胎児の大きさ，膀胱や直腸の充満，姿勢などが影響する。座位や蹲踞位などの姿勢は，骨盤誘導線と胎児重力の方向性が一致し，児頭下降が促される。

---

*1 ▶児頭浮遊感　先進児頭が骨盤入口部で固定せず羊水中に浮遊していること。多くの初産婦において妊娠36週以降児頭は自然に下降，骨盤入口部を通過し児頭は固定するが，固定されない場合児頭骨盤不均衡（CPD）の可能性を疑うが，分娩開始後に児頭が下降することもある。

図10 胎児心音の聴取部位の変化

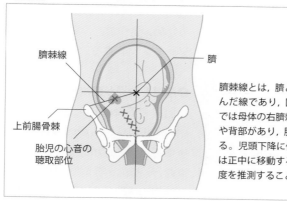

臍棘線

臍

上前腸骨棘

胎児の心音の
聴取部位

臍棘線とは，臍と上前腸骨棘とを結んだ線であり，図のような第2頭位では母体の右臍棘線中央に胎児の肩や背部があり，胎児心音が聴取できる。児頭下降に伴い，最良聴取部位は正中に移動するため，胎児の下降度を推測することができる

表3 平均的な陣痛周期

子宮口	4〜6cm	7〜8cm	9〜10cm	〜2nd. st.
平均陣痛	3分	2分30秒	2分	2分
過強陣痛	1分30秒以内	1分以内	1分以内	1分以内
微弱陣痛	6分30秒以上	6分以上	4分以上	初産4分以上 経産3分30秒以上

武谷雄二ほか監：プリンシプル産科婦人科学. 第3版, p.115, メジカルビュー社, 2014.

❷適時破水が起こる

適時破水により胎児が下降し急激に分娩が進行することがある。分娩第1期終わりでは，適時破水の有無と破水後の胎児下降度を確認する。適時破水では臍帯脱出のリスクは低いが，羊水流出による臍帯圧迫は生じやすいため，胎児心拍パターンや羊水混濁などで胎児の健康状態を判断する。

❸分娩時期に応じた有効な陣痛がある

陣痛は，陣痛周期が短く，発作が強くなるかが重要であり，有効な陣痛であれば子宮口の開大が進み，児が下降する。パルトグラム*2などで経時的な変化を確認し，平均的な陣痛周期（表3）を参考に，発作時の力の入り具合，呼吸

の乱れ，発汗，嘔吐，血性分泌物の増加など，陣痛増強に伴う産婦の身体の反応を含めてアセスメントする。

陣痛の影響要因として，①個人的背景，②子宮筋を収縮させるための食事（グルコース）や水分の摂取，睡眠や休息をとり，分娩を乗り越える体力があること，③不安や緊張が少なく，環境や清潔が整いリラックスしていること，④産痛が緩和されていることなどがある。陣痛の有効性を支えているものは何か，妨げているものは何かをアセスメントし，看護計画へとつなげる。

分娩の3要素と影響要因のアセスメントをふまえ，分娩の時期診断，経過診断，予測診断を少なくとも1時間おきに，もしくは分娩の進行

---

*2✎パルトグラム 　分娩進行に伴う母子の変化を表に連続的に記入したもの。一目で分娩の進行状態を確認することができる。記載事項は①バイタルサイン，②陣痛の発作，間欠時間，③児頭下降度，④子宮口開大度，⑤胎児心拍数，⑥胎児回旋所見，⑦産科処置や診断などである

が予測と異なった場合に再度行い，看護計画の修正につなげる。

　分娩の時期は，フリードマン曲線（図11）を参考に潜伏期か活動期か，活動期のどの時期にあるのか判断する。

　入院時は第1期潜伏期であることが多く，子宮頸管の軟化や短縮など熟化は進むが，子宮口の開大はゆるやかな時期であり個人差が大きい。一方，活動期は陣痛が増強し，子宮口の開大が加速する。とくに最大傾斜期は開大速度が最も早い時期で，勾配はほぼ直線的で初産婦で3.0cm/時，経産婦で5.7cm/時程度である[1]。減速期は子宮口が9cmから10cmへ開大する時期で，1時間以上かかることもあり，活動期の時期により経過は異なる。そのため「潜伏期から活動期へ移行する時期」「活動期のどの時期にあるのか」を判断することで，どのような分娩進行をする時期であるか，経過の順調さと今後の分娩進行の予測診断が可能となる。分娩の時期診断には，子宮口の開大の把握が必要だが，内診は産婦にとって苦痛や羞恥心を伴い，感染のリスクにもなることから，必要最低限にとどめ，陣痛の強さや，血性分泌物の増加や発汗などのからだの反応，胎児心音の聴取部位の変化などから分娩の時期を判断し，予測診断を行う。

　分娩経過の順調さを評価する項目の1つに，分娩所要時間がある。分娩第1期潜伏期の所要時間は個人差が大きいが，WHOでは「初産婦で12時間，経産婦で10時間を超えない」としている[2]。分娩開始時期を適切に判断することは難しく，また分娩は個人差も大きいため，あくまでも産婦自身の進行をアセスメントし，順調さを判断していく。

分娩第2期のアセスメント

　第2期では，第1期と同様に，有効な陣痛があり，胎児が下降するかアセスメントするが，胎児が経時的に下降し娩出されることが進行時期や経過の順調さを表す。分娩の時期診断は数十分おきに行い，経産婦や第2期の終わりは1回の陣痛発作で急激に児が下降することもあるため，発作ごとに児の下降度（分娩の時期）をアセスメントする。

❶産道を胎児が回旋・下降する

　胎児の下降は，胎児心音の聴取部位の変化，胎児下降に伴い直腸への刺激が増し，下降感や排便感，努責感があること，胎児下降がさらに進むと，排臨・発露で判断する。

　胎児の下降に影響する要因は，第1期と同様に胎児の大きさ，膀胱や直腸の充満，姿勢があり，第2期終わりでは腟や会陰部の伸展性も重要になる。

❷分娩時期に応じた有効な陣痛がある

　分娩第2期では，陣痛発作と同時に不随意な腹圧である怒責が加わる共圧陣痛により娩出力が強まる。陣痛周期と発作の強さ，発汗や嘔吐など身体の反応に加えて，努責感を確認する。

　陣痛の影響要因は，第1期と同様に，グルコースや水分を摂取し，からだの力をなるべく抜くことである。いきみたい感覚にあわせて怒責をかけることで，娩出力が強まり，コントロール感が増したり産痛緩和がされることがあるが，怒責をかけ続けることで体力を消耗することもある。

　怒責は，仰臥位よりも座位や蹲踞位のほうがかけやすく，姿勢も重要になる。陣痛発作により胎児が下降するか，怒責をかけることの有効性やかけるための体力や姿勢などをアセスメントし，努責のコントロールを行う。

分娩第3・4期のアセスメント

　胎盤娩出後，胎盤剝離面から血液が流出するが，子宮が硬く収縮する（後産期陣痛がある）ことで胎盤剝離面の血管が閉塞し止血される。また，産道の損傷がある場合，縫合など処置により止血され，分娩時出血は正常範囲内にあることで，進行の順調さが判断できる。

図11 フリードマン曲線

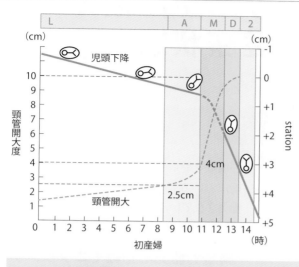
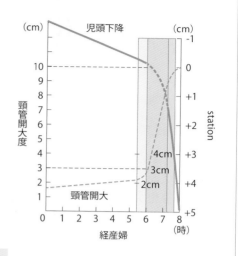

L：latent phase 潜伏期
A：acceleration phase 加速期
M：phase of maximum slope 最大傾斜期 ⎫ active phase 活動期
D：deceleration phase 減速期 ⎭
2：娩出期（2期）

フリードマン曲線とは，初経産別に分娩開始からの時間と頸管開大度，児頭下降度の標準的な関係を図示したものである。
潜伏期は子宮頸管の熟化は進むが子宮口の開大の進行はほとんどみられない時期であり，児頭は骨盤腔内に固定し回旋を始める時期である。
活動期・加速期：ほとんど変化がなかった子宮口が開大し始め，児頭も回旋し，陣痛の増強を感じられる。
活動期・最大傾斜期：陣痛が一層強くなり子宮口の開大が加速し，児頭も下降する。
活動期・減速期：子宮口の開大は8〜9cmまで進み，開大速度は再度緩やかになるが，児頭下降が進む。
娩出期（分娩第2期）：子宮口が全開大になり，児が下降し娩出するまでの時期。
分娩進行は直線的に進むのではなく，曲線形を示し，子宮口が5cmに開大するまではよりゆっくり経過し自然に分娩が加速しない特徴がある。

武谷雄二ほか監：プリンシプル産科婦人科学. 第3版, p.264, メジカルビュー社, 2014.

　胎盤所見から卵膜や胎盤の欠損がないことを確認し，子宮が収縮し，硬く触れ，後産期陣痛があるか観察する。産道損傷は，裂傷の程度や，止血の状態，縫合部の癒合状態，疼痛の状態を確認する。胎盤剝離面からの出血の場合，暗赤色で，子宮底の圧迫により出血が増強，凝血塊が排出されることもあるが，裂傷からの出血では，持続的に赤色の出血が続き疼痛を伴うことが多い。このような出血の性状や流出状況により出血の原因をアセスメントし，止血への対処を行う。

　子宮収縮は，第1期・2期と同様に，子宮筋の過伸展がないことや子宮筋の疲労がないこと，膀胱充満がないことで促される。分娩第1期・2期の子宮収縮の状態，分娩所要時間など，これまでの分娩経過をふまえて，子宮収縮が今後も良好な状態を保つか判断する。早期授乳による乳頭刺激に伴うオキシトシン分泌により収縮は促進されるため，子宮収縮を促すために母子の対面や授乳を実施することも有効である。

引用・参考文献

1）武谷雄二ほか監：プリンシプル産科婦人科学. 第3版, p.264, メジカルビュー社, 2014.
2）分娩期ケアガイドライン翻訳チーム：WHO推奨 ポジティブな出産体験のための分娩期ケア. p.41, 医学書院, 2021.

2 分娩期の看護

01 胎児の健康状態のアセスメント

胎児は，子宮収縮や産道通過に伴い圧迫のストレスを受けるが，正期産児には予備力があり，健康状態が悪化する可能性は少ない。しかし，ハイリスク妊婦や胎児発育遅延児は，妊娠期より胎盤からの酸素や栄養の供給低下が生じており，分娩により低酸素状態を引き起こしやすい。ローリスク妊婦であっても，破水による臍帯脱出などで突然胎児の健康状態が悪化することもある。安全な分娩のために，胎児が健康であることを確認する。

胎児の状態は直接観察できず，胎児心拍パターンで評価するが，心拍数モニタリングの異常は「胎児が元気であることを確認できない状態」であり，元気ではない状態を必ずしも反映するものではない。

胎児の状態悪化のサインは，胎児心拍以外に羊水混濁や血性羊水がある。羊水混濁は低酸素症に伴う迷走神経反射により羊水中に胎便が排出されることで生じるが，成熟に伴う生理的な現象とも考えられている。血性羊水は，常位胎盤早期剝離などで生じることがある。胎児心拍パターンの変化とあわせてアセスメントすることが必要である。

間欠的聴取方法

ドップラー超音波装置を用いて1分以上胎児心拍数を聴取する。ローリスク妊婦の分娩第1期において15分以下の間隔で聴取することが推奨されている[1]。

持続的胎児心拍数モニタリング

分娩監視装置を用いて陣痛と胎児心拍数の変化を持続的にモニタリングし，胎児心拍数陣痛図（CTG：cardiotocogram）より胎児の健康状態を確認する。日本産婦人科医会のガイドラインは，入院時や分娩第2期，ハイリスク妊婦や分娩進行の異常時に，CTGより状態を評価することを推奨している[2]。

CTGの判読方法を図1に示す。胎児の状態が良好と判断されるのは，①胎児心拍数基線が正常脈（110～160bpm），②胎児心拍数基線細変動が中等度（～25bpm），③一過性頻脈がある，④一過性徐脈がない状態である。基線細変動は交感神経と副交感神経の活動バランス（自律神経機能）を表している。胎児の低酸素症により自律神経機能が働かなくなると，基線細変動の減少，消失が生じ，胎児の健康状態の悪化が深刻であることを示す。一方，一過性徐脈は，必ずしも胎児機能不全を反映しない。早発一過徐脈は，児頭圧迫による生理的な迷走神経反射が原因とされる。分娩進行，徐脈の種類，基線細変動などと併せて判断する。

図1 CTGでみる胎児の健康状態

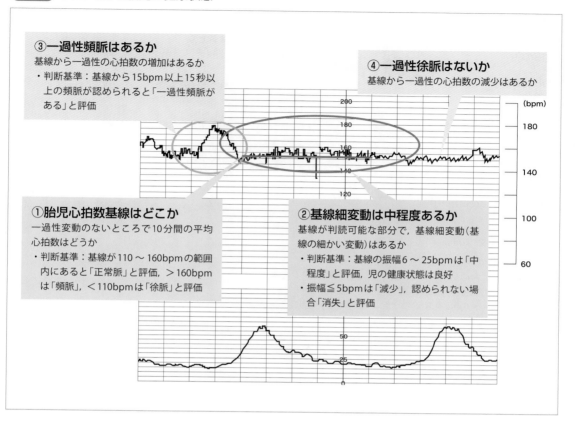

02 出生2時間までの新生児の健康状態のアセスメント

　新生児は，出生により母体を通して受けていた，「呼吸をすること」「血液を循環させること」「体温を産生・調整すること」「血糖を産生すること」を児が自ら行いはじめる。出生直後，第一呼吸・啼泣により肺胞内が空気で開き，肺呼吸が開始すると，肺血流が急増，右心房・右心室への血流が増え，動脈管や卵円孔が閉鎖し，胎児循環から新生児循環へと移行する。さらに，褐色脂肪細胞で自ら体温産生を開始，そのまま母体からのグルコース供給が途絶え生後30〜90分で生理的低血糖に陥るが，グルコース産生を開始し血糖値は上昇する。

　これらの適応は密接に関連する。呼吸確立が不十分であると肺血流が増加せず，卵円孔や動脈管の閉鎖が遅れる。低体温になると，肺動脈が収縮，低酸素血症が生じ，熱産生のため酸素消費量が増し，グルコース消費量の増加によりさらに低血糖が進むという悪循環となる。そのため，呼吸，循環，体温，血糖値をあわせてアセスメントする。

　分娩時，胎児機能不全で低酸素状態に陥っている場合や母体の糖代謝異常ではこれらの適応が遅れる。低出生体重児や巨大児では低血糖のリスク，心室中隔欠損症では循環不全のリスクがあり，胎外生活に適応できる身体的な発育があるのか，不適応を起こす形態異常はないかあらかじめ確認する。

表 1　アプガースコア

	0点	1点	2点
Appearance (Skin color) 皮膚の色	全身蒼白	体幹ピンク 四肢チアノーゼ	全身ピンク
Pulse rate 心拍数	なし	100回/分未満	100回/分以上
Grimace (Reflex irritability) 反射	反応なし	顔をしかめる	啼泣
Activity (Muscle tone) 筋緊張	だらりとしている	いくらか四肢を 曲げる	四肢を活発に 動かす
Respiration (Breathing) 呼吸	なし	弱々しい	啼泣・良好

Appearance：外観　Grimace：しかめっ面

出生直後の新生児の健康状態を評価する指標。
生後1分，5分後に右の5項目を評価し，合計点数を算出する。生後1分は
新生児仮死の程度，生後5分は蘇生に対する反応を反映する。
7点以上は正常，4～6点は軽度仮死，3点以下は重度仮死と判定する。

呼吸，循環，体温のアセスメント

　出生直後，強い啼泣・筋緊張があり，早産児ではないか（不適応のリスク児か）をすばやく確認する。出生直後の全身状態を簡便に評価する指標としてアプガースコア（表1）があり，7点以上で正常（仮死状態にない）と評価できる。

　次にバイタルサインについて，測定による侵襲度に応じて呼吸→循環→体温の順に確認する。情報収集内容とアセスメントを表2に示す。呼吸は，呼吸数が30～60回/分の範囲内にあること，異常呼吸（図2）ではないことを確認する。異常呼吸は肺胞虚脱を防いだり空気をより多く取り込もうとするなどの呼吸困難への対処症状であり，呼吸適応がうまくいっていないサインである。気道開通が不十分な場合などに出現するため，呼吸音やチアノーゼを確認し，原因をアセスメントして気道開通などの援助につなげる。

　循環は，心拍数が110～160回/分の範囲内にあること，心雑音や皮膚色を収集する。心拍数は啼泣時に180回を超えたり，入眠時に100回未満になるなど覚醒状態によって変動しやすい。新生児循環への適応過程において生理的に心雑音が聴取されることもある。心拍数や心雑音は，チアノーゼの有無や酸素飽和度状態と併せてアセスメントする。

　体温は，36.5～37.5℃の範囲内にあること，四肢冷感があるか確認する。出生直後は深部温の測定や鎖肛の確認のために，直腸温を測定するが，その後は侵襲を少なくするために腋窩や頸部の皮膚温を測定する。

　血糖値はまず低血糖のリスク児かをアセスメントする。リスク児の場合，血糖値が45mg/dL以上あるかを確認する。

引用・参考文献

1 ）日本助産学会：エビデンスに基づく助産ガイドライン――妊娠期・分娩期・産褥期2020．p.92, 2020．
2 ）日本産科婦人科学会，日本産婦人科医会：産婦人科診療ガイドライン――産科編2020．p.223, 2020．

表2 **呼吸，循環，体温，糖代謝の適応に関するアセスメント**

項目	情報収集内容	アセスメントの視点	健康状態への影響
呼吸	・呼吸数 ・呼吸様式（胸部と腹部の同調） ・呼吸のリズム ・呼吸音（雑音，左右差） ・異常呼吸（鼻翼呼吸，呻吟，陥没呼吸など）の有無 ・羊水混濁の有無 ・在胎週数（早産児か） ・分娩様式（帝王切開分娩など） ・新生児仮死の有無	・呼吸数は30〜60回/分の範囲内にあるか ・鼻腔や口腔内に羊水はなく，呼吸音に雑音や左右差はないか ・呼吸困難を示す異常呼吸やチアノーゼはないか	・早産児による呼吸窮迫症候群 ・帝王切開分娩による新生児一過性多呼吸 ・羊水混濁による胎便吸引症候群 ・胎児機能不全による呼吸開始の遅れ
循環	・心拍数 ・心音（雑音，リズム不整） ・皮膚色，チアノーゼの有無 ・血中酸素飽和度	・心拍数は110〜160回/分の範囲内にあるか ・心雑音はないか ・皮膚色，とくに中心性チアノーゼはないか ・血中酸素飽和度は96％以上あるか	・低酸素血症による新生児遷延性肺高血圧症 ・呼吸窮迫症候群，早産児による動脈管開存症
体温	・体温（出生直後は鎖肛の有無の確認と深部温測定のため直腸温を測る） ・出生時体重（低出生体重児か）	・体温は36.5〜37.5℃（直腸温は37.0〜38.0℃）の範囲内にあるか	・低体温による低酸素血症，代謝性アシドーシス
血糖	・在胎週数（早産児か） ・出生時体重（低出生体重児か） ・母体に糖代謝異常はあるか ・新生児仮死の有無	・低血糖のリスク児か ・血糖値は45mg/dL以上あるか	・低血糖による中枢神経障害

図2 **異常呼吸**

鼻翼呼吸	呻吟（しんぎん）	陥没呼吸
・吸気時に鼻腔を広げること ・鼻孔を拡大させ，気道抵抗を減少さることで空気を取り込もうとする動き	・吸気時にうなり声のような呼吸音が聞こえること ・声門を狭くして呼気を遅らせ，呼気に陽圧を加えて肺胞の虚脱を防ぐ動き	・吸気時に胸部が内側に向かって動き，剣状突起下が陥没すること ・肺をふくらませるために肋間筋などの呼吸筋を収縮させ，胸腔内陰圧を高めることで軟らかい胸郭が陥没する

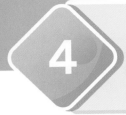

分娩進行に伴う身体的変化

分娩は激しい労作が長時間に及ぶため，循環動態や消化機能などは影響を受ける。また，食事や排泄，睡眠など生理的ニーズも変化する。母体の身体的変化が生理的範囲内であることは分娩進行が安全であることを示すとともに，生理的ニーズの充足と併せて分娩進行に影響する。

01 生理的ニーズのアセスメントの視点

生理的ニーズの情報収集内容とアセスメントの視点を表1に示す。

食事・水分のニーズ

分娩により多量のエネルギーを使用する。体温が上昇，発汗が増し，のどが渇きやすくなる。グルコースを補充することで，体力の回復と子宮収縮の減弱を予防し，娩出力を維持できる。一方，痛みにより食欲が減退し，消化機能は低下するため，産婦にとって摂取しやすい水分やエネルギー摂取ができているかアセスメントする。

排泄のニーズ

膀胱や直腸の充満は，胎児の下降を妨げ，娩出力は減弱する。第1期後半以降，児頭が膀胱や尿管を圧迫，膀胱神経が麻痺し尿意を感じにくかったり，産痛増強のため歩行が困難になることがある。分娩進行を妨げない排泄ができているか，排便・排尿の時間，量，充満をアセスメントする。

清潔のニーズ

分娩中は代謝が亢進し，発汗したり破水で汚染されることで母子ともに感染リスクが高まる。不快感を取り除くことでリフレッシュ効果が期待でき，感染予防にもなる。清潔が保たれ，感染が生じていないか，羊水の正常や臭い，発熱などのバイタルサインを確認する。

睡眠・休息のニーズ

陣痛周期が短くなり，発作が強くなると睡眠や休息がとりにくくなり，分娩第2期は疲労が蓄積されやすい。分娩中は続けて休息や睡眠をとることはできないが，間欠時のリラックスや短い睡眠をとることで，体力が維持され分娩進行につながる。分娩第1期減速期では間欠時に眠気を催すことがあるが，無理に起きずに睡眠をとることがよいとされている。睡眠，休息の状態，疲労感がないか，体力が維持されているかを収集する。

姿勢・活動のニーズ

立位や座位など身体を起こす姿勢は，胎児重力と骨盤誘導線，子宮収縮の方向が一致し胎児下降を促す。側臥位など体を休める姿勢はリラックスや体力の消耗を防ぐ。一方，仰臥位は子宮への血液循環を妨げ，児への酸素供給に影響を与えることもある。分娩進行に有効な体

表1 生理的ニーズの情報収集内容とアセスメントの視点

ニーズ	情報収集内容	アセスメントの視点	分娩経過への影響
食事・水分	・食事や水分の摂取状況 ・嘔気・嘔吐の有無 ・食欲の有無，空腹感，口渇感 ・産婦が好む食事や水分 ・食事や水分摂取のセルフケアレベル	・食事や水分は摂取できているか ・産婦が好む食事や水分は何か	・子宮筋収縮に必要なグルコースや水分補充により娩出力が高まる
排泄	・最終排尿の時間，量 ・尿意，膀胱充満の有無 ・最終排便の時間，量 ・排便パターン，便秘の有無 ・トイレ歩行のセルフケアレベル	・3時間ごとに排尿でき，膀胱の充満はないか ・直腸の充満はないか ・トレイ歩行は可能か	・直腸や膀胱の充満を防ぐことで，胎児が下降し，娩出力が高まる
清潔	・入浴やシャワー浴など清潔保持の状態 ・発汗の有無，程度 ・破水や血性分泌物の状態 ・汗を拭く，着替えるなど清潔保持のセルフケアレベル	・清潔が保持され，快適な状態にあるか ・破水による感染は起きていないか	・清潔を保つことで，快適な状態でリラックスして分娩に臨むことができる ・外陰部の汚染による上行性感染により母体と胎児の感染のリスク
睡眠・休息	・睡眠や休息の状況 ・顔色，疲労感の状態 ・睡眠や休息のニーズ	・睡眠や休息をとり，体力は維持できているか	・体力の維持により娩出力が高まる
姿勢・活動	・分娩経過中の過ごし方 ・産婦が安楽と感じ，好む姿勢や活動はどれか ・姿勢や活動のセルフケアレベル ・胎児の心拍パターンの変化	・産婦が好み，安楽と感じる姿勢や活動がとれているか ・姿勢により胎児心拍パターンに変化は生じていないか	・座位など胎児重力を生かした姿勢は，胎児下降を促す ・安楽な姿勢は，産婦の体力の消耗を防ぎ，娩出力が高まる ・仰臥位は子宮への血液循環が妨げられ，胎児への酸素供給に影響を与える可能性がある

位をとることが望ましいが，必ずしも産婦が好む体位とは限らない。産婦にとって安楽な体位であること，胎児への負担にならないこと，分娩進行への影響などをアセスメントする。

02 分娩進行に伴う母体の健康状態のアセスメント

表2に分娩期における母体の健康状態のアセスメントの視点を示す。進行中は少なくとも4時間ごとにバイタルサインの測定を行い，性器出血の増加や異常な腹痛など逸脱のサインを確認し，身体的な変化が生理的範囲内にあるかアセスメントする。

体温

筋肉労作により軽度上昇するが，発汗などにより0.1〜0.2℃の上昇幅にとどまり，38℃を超えることはない。児娩出後は37.5℃前後まで上昇したり，熱量の喪失から悪寒が生じるが

一過性である。

　破水は生理的な経過だが，破水後24時間が経過すると母子ともに感染のリスクが高まる。抗菌薬の投与がされるが，38℃以上の発熱，頻脈，羊水の悪臭などがないか確認する。

呼吸

　呼吸数は全体的に増加し，発作が強くなると呼吸が乱れやすくなり，胎児への酸素供給を妨げる可能性がある。とくに不安が強いと呼吸が乱れ，過換気症候群[*1]を起こすことがある。適切な呼吸ができているか，呼吸が乱れる原因はないかアセスメントする。

血圧，脈拍

　心拍出量の増加により，脈拍数，血圧は増加，とくに発作時に上昇しやすいが，収縮期血圧≧140mmHg，拡張期血圧≧90mmHg，脈拍100回/分を超え続けることはない。血圧上昇は子癇の前駆症状であり，脳内出血のリスクも高まるため，血圧上昇傾向がみられた場合，頻回に血圧を確認し，頭痛，眼華閃発，眼球上転，視野異常など子癇前駆症状と併せてアセスメントする。

身体症状の確認

　分娩期に生じる異常には出血があり，主に胎盤剝離面からの出血と，子宮や産道損傷による出血がある（p.171）。

　常位胎盤早期剝離による胎盤剝離面からの出血は，出血性ショックに移行しやすく，母子ともに生命の危機に陥るため，早期に発見する必要がある。猛烈な下腹部痛，間欠時も持続して子宮壁が硬くなる板状硬，性器出血の増強などがないか，バイタルサインの変化，意識レベルとあわせてアセスメントする。

[*1] 過換気症候群　速く，深い呼吸を繰り返すことにより，血中の二酸化炭素が排出され，血中pHが高まり，呼吸性アルカローシスを呈する。めまい，呼吸困難，四肢の冷感やしびれ感，けいれん，動悸，倦怠感，脱力感などが生じる。ゆっくり息を吸い，ゆっくり息を吐くように促すことで，血中酸素濃度が正常域に戻る

表2 分娩期における母体の健康状態のアセスメントの視点

情報収集内容	アセスメントの視点	分娩への影響
【既往歴や合併症】 ・母体の罹患歴，周産期合併症と治療・コントロール状態 【分娩中の身体症状】 ・陣痛周期，発作の強さ ・破水の有無 ・破水からの時間，羊水の性状やにおい ・性器出血の有無，性状，量 ・猛烈な下腹部痛や子宮壁の硬化（板状硬）はないか ・体温 ・呼吸数，多呼吸，過換気症候群など異常呼吸の有無 ・脈拍 ・血圧 ・頭痛，眼華閃発，眼球上転，視野異常など子癇前駆症状の有無 ・意識レベルの低下，蒼白，虚脱，冷汗，呼吸苦などショック症状の有無	・収縮期血圧≦140mmHg，拡張期血圧≦90mmHgにあるか ・子癇前駆症状はないか ・体温＜38℃度にあるか ・破水後24時間以上経過していないか ・脈拍は＜100回/分にあるか ・多呼吸や過換気症候群などを起こしていないか ・急激な下腹部痛，板状硬，性器出血，血性羊水など常位胎盤早期剝離を疑う症状はないか ・出血の増強による出血性ショックは起こっていないか	・心疾患合併妊娠による心不全や不整脈，麻酔分娩や吸引・鉗子分娩，帝王切開分娩 ・妊娠高血圧症候群による高血圧，分娩時子癇，急速遂娩，帝王切開分娩 ・破水による上行性感染 ・過換気症候群による呼吸困難 ・常位胎盤早期剝離による出血量の増加，出血性ショック，帝王切開分娩

5 分娩進行への対処とコントロール感

分娩時，子宮筋が収縮，子宮下部が伸展，胎児が下降することで骨盤壁や直腸，会陰部が圧迫される。それに伴い産痛（痛み）や，圧迫感，排便感などの不快感，ストレスを感じ，第2期は努責感が加わる。図1に産痛や不快感の主因，部位と感じ方を示す。

産婦の不快感は，児が産道を通り抜ける際に生じる生理的なものである。しかし，リードによる恐怖・緊張・痛みの連鎖理論（図2）では痛みの強さが恐怖を生み，緊張を高め，痛みをよ

り強く感じる悪循環が生じる。不安や恐怖は，交感神経系を刺激し子宮収縮を妨げ，緊張が力みとなり，頸管開大を遅延させ，分娩進行を妨げるとされている。リードの理論から，産痛コントロールを行い，適切な努責により分娩は進行するといえる。

産婦が産痛や不快感を前向きに捉え，呼吸法の実施や産痛緩和など適切な対処ができると，コントロール感や満足感を得て主体的な分娩につながる。

図1 産痛や不快感の主因，部位と感じ方

分娩時期	主因	部位	感じ方
第1期	・子宮筋の収縮 ・子宮頸管の開大 ・子宮下部の伸展 ・骨盤壁や骨盤底の圧迫	・下腹部，腰部，仙骨部に認められる 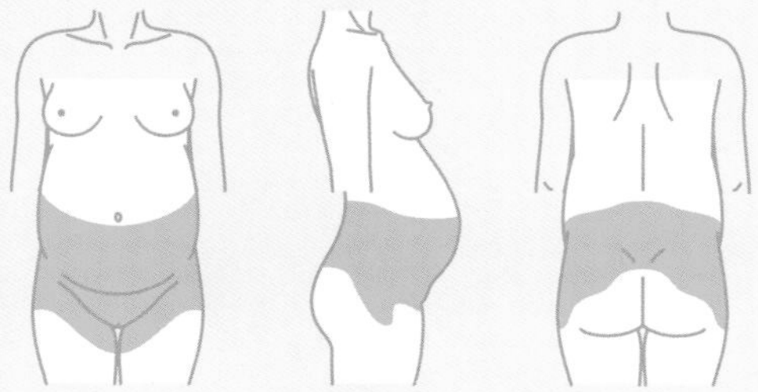	・子宮が締め付けられる痛み ・骨盤が割れるような痛み
第2期	・子宮筋の収縮 ・骨盤壁や骨盤底の圧迫 ・腟や外陰部，会陰部の伸展・圧迫	・下腹部，腰部，仙骨部，外陰部周辺に認められる 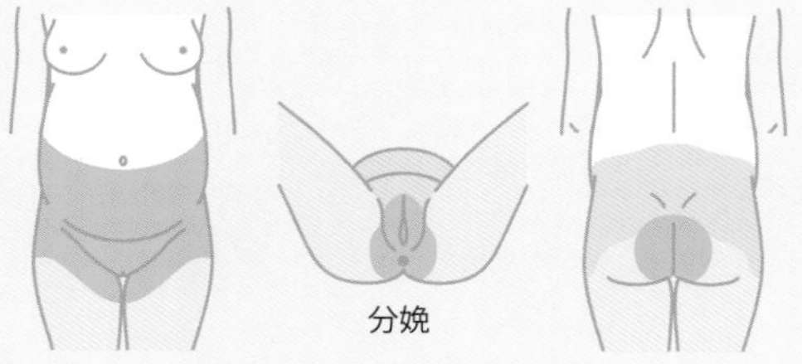 分娩	・子宮が締め付けられる痛み ・骨盤が割れるような痛み ・肛門圧迫感 ・努責感 ・会陰部が熱く引き裂かれそうな痛み

鈴木美哉子：痛みを逃す分娩体位. 助産婦雑誌, 51（9）：759-763, 1997. を参考に作成

図2 リードによる恐怖・緊張・痛みの連鎖理論

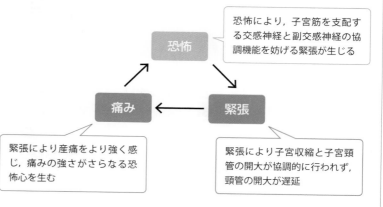

・不安や恐怖は交感神経系を刺激し，オキシトシンに拮抗するノルアドレナリンが分泌され子宮収縮が妨げられ，緊張は頸管の開大を遅延させるなど，分娩進行が妨げられる

・ノルアドレナリンの分泌により血管が収縮し，胎盤血流量が減少，胎児機能不全が生じる

恐怖により，子宮筋を支配する交感神経と副交感神経の協調機能を妨げる緊張が生じる

緊張により産痛をより強く感じ，痛みの強さがさらなる恐怖心を生む

緊張により子宮収縮と子宮頸管の開大が協調的に行われず，頸管の開大が遅延

恐怖 → 緊張 → 痛み → 恐怖

01 第1期の分娩の対処とコントロール感のアセスメント

　産痛や不快感に適切に対処できているか判断し，支援につなげる。陣痛発作と胎児下降度，産痛・不快感や不安・緊張との関連をアセスメントする。

　通常，発作と産痛・不快感は一致し，分娩進行に伴い痛みの部位は下方になり，第1期活動期後半より痛みのコントロールはしにくくなるため，適切な対処行動がとれているか確認する。たとえば，座位など安楽な姿勢をみつけ，呼吸法を行いながら，援助者に疼痛部位のマッサージを依頼するなど，自分や他者の力で分娩に対処することや，痛みを逃すために身体を動かすことも対処の1つである。

　対処行動や分娩への不安や緊張は，出産準備教育や学習状況の影響を受けるため，出産への準備状況をアセスメントし，対処方法の選択肢を提示し，主体的にうまく対処できるようにする。

02 第2期の分娩の対処とコントロール感のアセスメント

　第1期減速期頃より児頭が直腸を刺激し，不随意で生理的ないきみが生じる。このいきみに適切に対処しているか確認する。児頭下降度に伴い自然ないきみがあるか，娩出力と努責のコントロール（努責をする，しない）が適切かアセスメントする。子宮口全開大前の第1期は無理にいきまず，逃していく。第2期は自然な努責感に身を任せていきむことは，努責感や不快感へのコントロールにつながり，分娩進行を促す[1]。

　発作時に息を止めて長時間努責をかけ続けることは，体力を消耗し，児への酸素供給を妨げる。努責をかけることが分娩進行に有効かをアセスメントし，努責がコントロールできるように支援を行う。

引用・参考文献
1）分娩期ケアガイドライン翻訳チーム：WHO推奨 ポジティブな出産体験のための分娩期ケア．p.160，医学書院，2021．

6 親としての気持ちや行動

　妊娠期から，子ども（胎児）に対する愛着や母親としての気持ちは形成される。分娩期は児に会える希望や喜びを抱く一方，未知の体験に対して不安やストレスを抱え，アンビバレントな精神状態のなかで，分娩進行によって起こる陣痛や身体の変化に対処して，子どもを無事に出産しようとする。出産後は，疲労のなかで子どもが生まれたことに喜び，感謝しながら，子どもを確認して子どもとの関係性を築き始め

る。極度な不安やストレスによって，分娩に向き合えず，対処できないと分娩がうまく進まなくなる可能性があり，分娩の捉え方が児への気持ちに影響する。

　よりよい母子関係の構築のために，親として分娩にどのように向きあっているのか，分娩後は親としての子どもへの気持ちをアセスメントする。

01 前駆期から分娩2期までの親としての気持ちや行動のアセスメント

　分娩期における親としての気持ちは，分娩時期により変化する（表1）。子どもへの思いや分娩への対処行動，影響する要因をアセスメントし，分娩にうまく対処できることの支援につなげる。

　分娩への対処行動とは，産痛や不快感，ストレス，努責感に対処する行動である。たとえば，第1期活動期は陣痛が強まり，うまく対処でき

なくなると，どうしてよいのかわからなくなり，叫び続けるなどの非効果的な対処をとったり，「分娩をやめたい」など対処することを放棄しようとするケースもある。

　痛みのストレスの影響要因をアセスメントし，うまく対処行動がとれること，親としての気持ちが適切な状態になることを支援する。

02 分娩第3期,4期の親としての気持ちや行動のアセスメント

　児が生まれると，産婦の意識は児が無事に，健康に生まれたかどうかに向く。児の顔を見たり，児に触れることで，自分や家族と似ている点を探すなど，児の確認と受容がはじまる。生後1時間はとくに母親の母性感受性，新生児の外界に対する感受性が最も高まっている時期とされ，母子がともに過ごすなかで，母子相互作用が生まれる（図1）。

　分娩第2期までの経過をふまえ，分娩をどのように捉え児への関心があるか，親としての気

持ちや児への行動をアセスメントする。児に異常がみつかり，児を確認する機会が妨げられると「健康に産んであげられなかった」「私の子どもは存在するのだろうか」など子どもの受容や母親としての気持ちに影響する。看護者は母親と分娩を振り返るなかで，思いを受け止め，そのように思う原因をアセスメントする。「子どもをここまで育てた」など親としてできた部分に気づくことを支援しながら，児と会うことを調整し，母親の児への思いを継続して確認する。

表1　分娩期における親としての気持ちや行動の特徴

前駆期	・前駆陣痛や産徴，破水が起こり，分娩が近づくことで，児に会える喜びや，出産を頑張ろうという気持ちが高まる一方，未知の出産への不安や緊張が高まる
分娩第1期潜伏期	・産痛緩和に対するこれまでの知識を生かして，自分で対処したり，医療者や家族に希望を伝えるなど，落ち着いて対処できる ・これからさらに強くなる陣痛への恐怖や，分娩が進行しないと，無事に生むことができるか不安が高まる
分娩第1期活動期	・陣痛による産痛が増強し，対処するのに精一杯で余裕がなくなり，分娩に没頭する。どう対処してよいかわからなくなる ・陣痛への恐怖や不安，ストレスが高まると，「もういやだ」「帝王切開にしてほしい」「無痛分娩にしてほしい」など，対処することをやめる場合もある
分娩第2期	・もうすぐ生まれるというゴールがみえることで，希望が生まれ，子どもに会うために頑張ろうという意欲が増す
分娩第3期	・児に関心や意識が向き，泣き声を聞き，会い，触れることで存在を実感する ・疲労が強かったり健康状態が脅かされると，自分のことに対応するのに精一杯で，児のことを気にかける余裕がなくなる ・児を確認する機会が妨げられると，児の受容や親としての気持ちに影響する

図1　母子相互作用

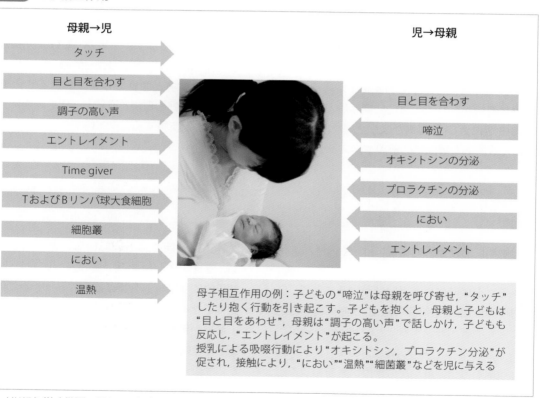

母子相互作用の例：子どもの"啼泣"は母親を呼び寄せ，"タッチ"したり抱く行動を引き起こす。子どもを抱くと，母親と子どもは"目と目をあわせ"，母親は"調子の高い声"で話しかけ，子どもも反応し，"エントレイメント"が起こる。
授乳による吸啜行動により"オキシトシン，プロラクチン分泌"が促され，接触により，"におい""温熱""細菌叢"などを児に与える

Klaus MHほか（竹内徹訳）：親と子のきずなはどうつくられるのか．p.94, 医学書院, 2001. を参考に作成

7 分娩期の環境とサポート

環境には，産婦が過ごす室内環境と，産婦に付き添う家族や医療者などの人的環境がある。室内環境や人的環境は，産婦に快適さやリラックスをもたらし，副交感神経が優位になることで分娩が進行する。一方，緊張をもたらす不快な環境は，分娩進行を妨げることもある。

産婦にとって望ましく，リラックスがもたらされ，分娩進行によい環境にあるかアセスメントを行い，環境を調整し分娩の順調さにつなげていく。

01 陣痛室や分娩室の室内環境

分娩に望ましい室内環境とは，産婦の身体の冷えや出生後の児の低体温を防ぐため，室温25 〜 27℃，湿度50 〜 60％とされている。リラックスのために，室内の照度はやや薄暗い100 〜 200lxとし，羊水や血液などのにおいがなく，医療機器や薬剤が産婦の目につかないようにされ，ベッドサイドで分娩椅子に座るなど，自由な姿勢がとれるように空間や物品があり，日常生活に近い雰囲気がよいとされている。温かく家庭的な雰囲気の部屋や，プライバシーが確保され移動の負担が少ないLDRシステムを取り入れる施設もある（図1）。

産婦が過ごす室内環境が，分娩に向き合え，効果的に進められる環境にあるか，環境に影響する要因をアセスメントする（表1）。産婦が好む環境には個人差があり，一般的に分娩によいとされる環境と産婦の希望が異なることもある。産婦が好む環境を確認し，その環境に近づけることを支援する。

02 陣痛室や分娩室の人的環境

分娩期における人的環境には，主に産婦に付き添う家族と，看護者や医師などの医療者が含まれる。分娩時に付き添い者がいることで，自然分娩の増加，分娩時間の短縮，出産体験を否定的に捉える者が減少するなどのドゥーラ効果[*1]が明らかになっており，WHOのガイドラインでは産婦が自分で選んだ付き添い者をもつことを推奨している[1)]。看護者は，他の産婦への援助等で常時産婦のそばにいることは難しいため，産婦が望む付き添い者が産婦に寄り添い，効果的にサポートを行うことでドゥーラ効果を発揮できる。

産婦が望む付き添い者や付き添いの方法を確認し，産婦が望む環境で分娩に対処できているか，今後も順調に分娩が進むかアセスメントを行い，分娩にうまく対処できるように人的環境

＊1 ✎ ドゥーラ効果　ドゥーラ（doula）とは医療者ではなく，「妊娠・分娩・産後の女性を継続的に支援する経験豊かな女性」を指し，北米を中心に職業として定着している。このような産婦が望む者が継続的に付き添うことで得られる効果は「ドゥーラ効果」とされ，分娩時の医療処置の減少，産痛の緩和，分娩時間の短縮，産婦の満足度の上昇などが明らかになっている。

図1 分娩期の室内環境

●病院のLDR
（labor delivery recovery：陣痛分娩回復室）

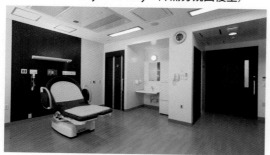

写真提供：筑波大学附属病院

●助産院におけるお産の部屋

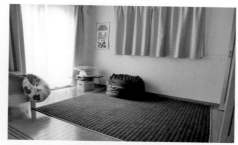

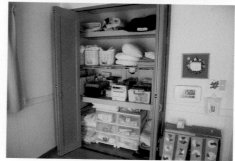

写真提供：野の花助産所

LDRとは陣痛室と分娩室，そして産後2時間までの回復室の3つの役割をもつ部屋であり，分娩期を同一の部屋で過ごすことができる。分娩時期による産婦の移動の手間がなく，個室であるため，よりプライバシーが守られた状態で安楽に過ごすことが可能である。最近では産婦が目にするベッドや棚などを畳や木目調のものにしたり，医療機器や薬剤などは使用時以外は産婦が目につかない場所に置くなど，より家庭的な雰囲気のLDR室をもつ分娩施設もある

表1 分娩期の環境のアセスメントの視点

環境	情報収集内容	アセスメントの視点	分娩への影響
室内環境	・室温，湿度 ・明るさ（照明やカーテン） ・におい（部屋のにおい，羊水や血液，汚物，薬品等から発する匂い） ・音（他の産婦や医療者の声など） ・空間（自由に過ごせる空間，分娩椅子やクッションなどがあるか） ・産婦が望む室内環境	・分娩を効果的に進める環境になっているか（プライバシーの確保，リラックス，快適さ，産婦の自由な動きを促進する）	・快適でリラックスできる環境により副交感神経を亢進させ，分娩が進行する ・自由な姿勢や動きを促進する環境により，分娩にうまく対処できる
人的環境	・付き添い者（夫，パートナー，姉妹，実母，義母）と関係性 ・サポートの方法や内容（励ます，認める，手を握る，腰部マッサージなど分娩の対処をサポートする） ・産婦が望む付き添い方法 ・医療者との関係性	・分娩を進める人的環境になっているか（産婦が望む者が，効果的に分娩の対処をサポートする，安心できる医療者がいる）	・産婦が望む者が望む方法で付き添うことで，分娩にうまく対応できる ・安心できる医療者の存在により，不安がなく落ち着いて分娩に対処できる

を整える。

医療者が産婦にとって，安心できる存在になることは重要である。コミュニケーションを積極的にはかり，産婦を理解し，よい関係性を築いていくことで，産婦は落ち着いて分娩に取り組むことが可能となる。

引用・参考文献

1）分娩期ケアガイドライン翻訳チーム：WHO推奨 ポジティブな出産体験のための分娩期ケア．p.28, 医学書院, 2021.

2
分娩期の看護

第4章

産婦の看護計画

分娩期の看護計画

産婦がもつ生む力，胎児がもつ生まれようとする力を発揮できるように，分娩進行と影響要因をアセスメントし看護計画を立案する。分娩期の看護目標は，「順調，安全に分娩すること，満足のいく分娩になること」である。ここでは，分娩各期における看護ケア目標に沿って，看護計画を述べる。なお，観察プランの詳細は第3章を参照されたい。

01 分娩第1期・2期の看護計画

分娩第1期・2期の看護目標と看護計画を表1に示す。

看護計画①

看護目標は，「産婦のからだとこころを整え，順調な分娩進行をサポートし，産婦にとって納得のいく分娩となる」である。

分娩進行を支える看護支援を図1に示す。

この時期は，生理的ニーズを充足，体力の消耗を最小限にし，産婦が主体的に分娩に対処し，分娩の3要素が調和することで，順調な，満足した分娩になることを支援する。

❶観察プラン，ケアプラン

・**分娩の3要素の状態**：陣痛周期，発作，児頭下降度，子宮口開大度，展退度を観察する。
・**食事，水分摂取**：グルコースを供給することで子宮収縮力が維持，産婦の体力消耗を防ぐ。消化・吸収がよく食べやすく，血糖値が上昇しやすいおにぎりやサンドイッチ，ゼリーなどの喉ごしのよいものやスポーツドリンクを間欠時に摂取できるようにする。
・**排泄**：産道の前にある膀胱，後ろにある直腸の充満を取り除くことで，子宮収縮力を高め，児の下降を促す。3時間ごとに間欠時のトイレ歩行を促す。分娩が進行しトイレ歩行が困難な場合は導尿を行うこともある。便秘等で直腸の充満がある場合，浣腸などで無理に取り除くことはしない。第2期に自然な経過で便が押し出されることもある。
・**清潔**：発汗や破水後の羊水流出などで汚染されやすいが，清拭やシャワー浴，入浴などで体を温めると血液循環が増し，子宮収縮力が強まる。リフレッシュやリラックス効果も期待できる。破水後は，腟からの上行性感染を防ぐため入浴は避け，外陰部のパットをこまめに交換し清潔を保つ。
・**睡眠や休息，姿勢や活動**：座位や蹲踞位（しゃがむ姿勢），立位など身体を起こした姿勢では骨盤腔が広がり，骨盤誘導線と胎児重力の方向性が一致し，児頭下降が促される（図2）。身体を動かすことでの子宮収縮の増強や，気を紛らわすことでの産痛緩和効果がある。一方，側臥位などは，身体の弛緩や入眠がしやすく，リラックス効果がある。産婦の体力，疲労度や好みに応じて，産婦が自由な体位を選択できるように支援する。また間欠時を中心に，短時間でも睡眠をとることを促し，体力を温存させる。
・**リラックス（体の力を抜く）**：緊張を緩和し，体の力が抜けることで，軟産道の抵抗性が低下し，子宮口開大が進む。体力の温存により子宮収縮力を増強させる効果もある。リラッ

表1 分娩第1期・2期の看護目標と看護計画

看護目標	産婦のからだとこころを整え，順調な分娩進行をサポートし，産婦にとって納得のいく分娩となる
看護計画	**観察プラン** ・分娩の3要素の状態（陣痛周期，発作，児頭下降度，子宮口開大度，展退度） ・体力（睡眠，休息状態，顔色，疲労の状態，セルフケアレベル） ・食事や水分摂取状態（食事摂取内容，口渇感や空腹感の有無） ・膀胱や直腸の充満（最終排尿・排便時間，膀胱充満感） ・清潔の状態（発汗，血性分泌物，羊水による汚染の有無，口腔内の清潔状態） ・姿勢や動作の状態（産婦が好む姿勢や動作） ・分娩への対処方法と産痛緩和・分娩進行への効果 ・心理的状態（表情，言動，不安や緊張，恐怖心の程度やその原因） ・産婦の出産に対する知識や準備状況，バースプランとその内容 ・産婦が過ごす室内環境や人的環境 **ケアプラン** ・食事，清潔，排泄行動がとれるように促す・支援（補助）する ・体力，疲労度，産婦の好みに応じて姿勢や活動を支援（補助）する ・順調に進んでいること，できていることを承認し，安心して分娩に対応することを支援する **教育プラン** ・分娩の進行状況，必要な処置，今後の見通しなどをわかりやすい言葉で伝える
看護目標	分娩進行中の産婦と胎児の健康状態が良好である
看護計画	**観察プラン** ・破水の有無，破水からの時間，羊水の性状やにおい ・性器出血の量，性状 ・急激な下腹部痛，腹壁の板状硬の有無 ・バイタルサインズ ・意識レベルの変化，気分不快や蒼白，虚脱，冷汗などショック症状の有無 ・胎児心拍数やCTG所見 **ケアプラン** ・ゆっくりとした呼吸法ができるように促す・支援する ・産婦，胎児の状態悪化時に使用する医療機器や薬剤を準備しておく **教育プラン** ・腹痛の急激な増強，性器出血の増加など正常から逸脱した症状出現時は伝えるように説明する

クスには，不安・緊張の緩和，分娩への対処，環境，姿勢などが影響する。バースプランの有無にかかわらず，産婦が好むこと，したいことが実施できるように，選択肢を提示し，産婦に尋ねながら調整する。分娩への対処によって順調に進んでいることや，できていることを承認し，産婦が分娩に対応することの効果を実感し，前向きに対処していくことを支援する。

❷教育プラン

産婦が分娩に主体的に参加するために，分娩が進んでいることや，いつころ児が生まれるかなどの見通しは，定期的に伝えていく。内診など医療処置が必要な場合は，間欠時など産婦が聞くことができる状況か確認のうえ，わかりやすい言葉で，簡潔に伝える。

このような産婦を尊重した看護支援での出産体験はよりよいものとなるとされており[1]，産婦にとって納得のいく分娩につながる。

看護計画②

看護目標は，「分娩進行中の産婦と胎児の健

図1 分娩進行を支える看護支援

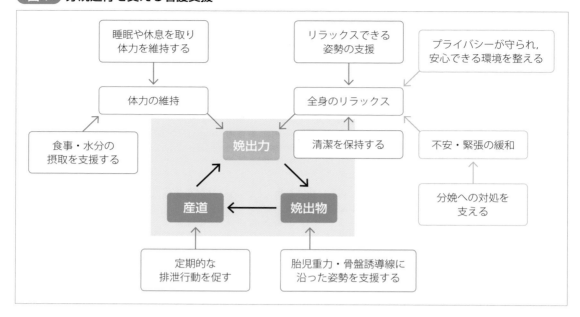

康状態が良好である」である。

❶観察プラン，ケアプラン
・**産婦の健康状態**：少なくとも4時間おきにバイタルサインを観察し，破水から24時間以上経過していないか，感染の徴候はないか，性器出血の量や性状，間欠時も持続する下腹部痛がないか観察する。バイタルサインに異常がみられたり，産婦から異常の訴えがあった場合，全身の状態や意識レベルを併せて観察し，医師に報告するなど必要な医療処置につなげる。
・**胎児の健康状態**：胎児心音パターンや，羊水

混濁，血性羊水など，異常のサインがないか観察する。産婦がゆっくりとした深い呼吸法を行うことで，胎児への酸素供給ができるため呼吸法を行うことを支援していく。

❷教育プラン
　急激な疼痛の増強や，性器出血の増加など異常のサインを伝え，早急な対応へとつなげる。しかし，分娩に対処している最中に産婦がサインに気がつくのは難しい場合もあり，看護者が見逃さず，気に留めながら観察やケアを行うことが重要である。

02 分娩第3期・4期の看護計画

　分娩第3期・4期の看護目標と看護計画を表2に示す。
　この時期は，生理的ニーズを充足し，子宮収縮を促し，身体を回復させることを支援する。児が胎外生活に適応することを支援し，母子や親子の早期接触を行い，新しい家族の関係性を構築することを支援する。

看護計画①

　看護目標は，「産婦は子宮復古が進み，身体が回復する」である。

❶観察プラン，ケアプラン
・**子宮復古**：胎盤の観察等から子宮腔内や腟内

図2 分娩への対処方法

対処方法	実施方法
呼吸法	・意識的にゆっくりした呼吸を行い，リラクゼーションをはかる ・吸気に意識を向けると過呼吸になるおそれがあるため，呼気に意識を向ける ・（第2期）自然な努責感にあわせて努責をかけ，その後はゆっくりした呼吸に戻す
マッサージや圧迫法	・陣痛発作時に産婦の呼吸に合わせながら，産婦や援助者が掌をつかって腰部を上から下へ強くマッサージ（摩擦）する ・援助者の握りこぶしや硬いボールを用いて，腰部や肛門部などを強く圧迫する
温める	・シャワー浴や入浴で全身を温める ・温めたタオル等で，腰背部などの疼痛部位を温めたり足浴を行う
冷やす	・冷やしたタオルで顔や首回りを清拭し，気分転換をはかる
安楽な体位	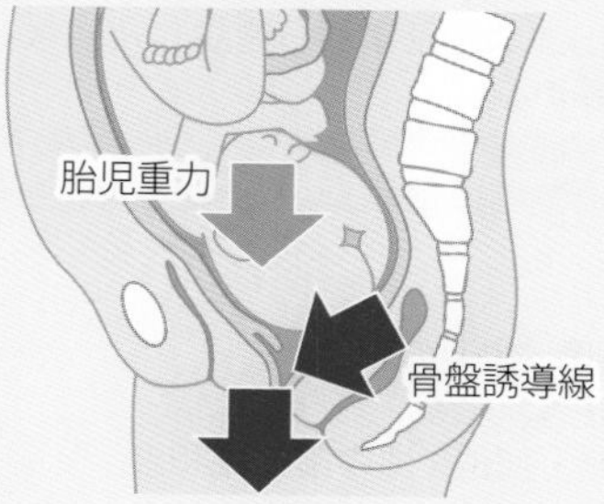 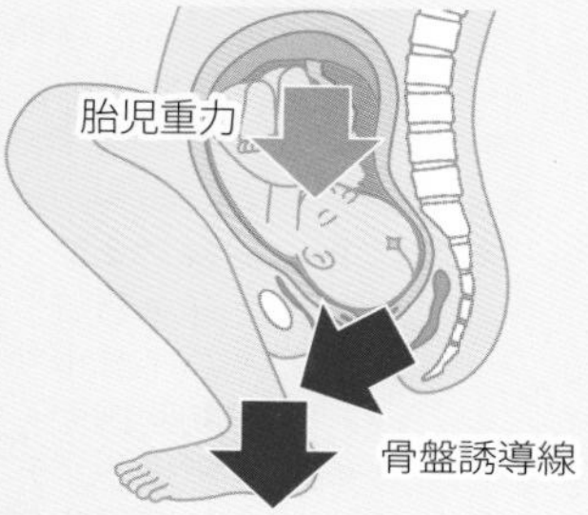 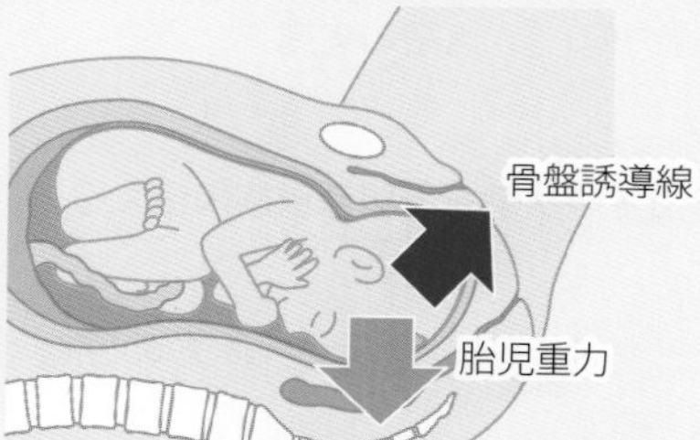 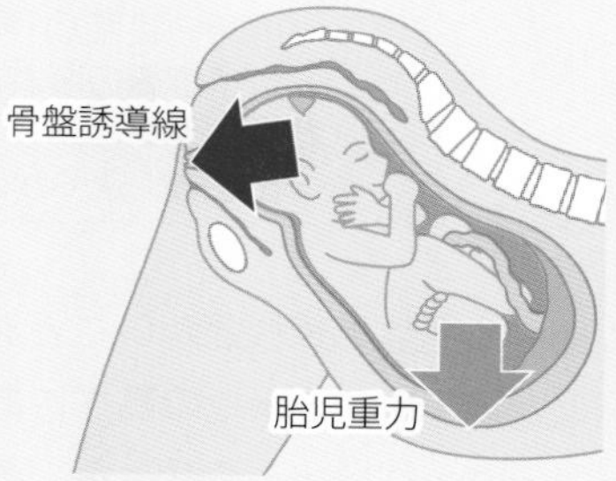 ・大きなクッションや椅子，マット等を用いて，産婦が側臥位や四つ這い，座位や立位などに自由に体位を変更する

立位・座位

胎児重力

胎児重力，骨盤誘導線が一致するため，胎児が下降しやすく腹圧がかけやすい

蹲踞位

胎児重力

尾骨が後ろに動き骨盤出口が広がる。産道はほぼ垂直になり，重力が胎児の下降に有効で，児頭下降がスムーズになる

仰臥位

骨盤誘導線

胎児重力

骨盤誘導曲線の力方向が上向きになり，胎児重力が無効になり胎児は下降しにくい。仙骨の可動性が制限され，骨盤出口が狭められる

四つ這い

骨盤誘導線

胎児重力

骨盤誘導線の力方向が胎児重力とは反対になり娩出がゆっくりとなる。会陰部にかかる負担が少ない

表2 分娩第3期・4期の看護目標と看護計画

看護目標	産婦の子宮復古が進み，身体が回復する
看護計画	**観察プラン** ・子宮収縮状態（子宮底の高さ，硬さ，後産期陣痛の有無） ・性器出血の量，色調，性状，凝血塊の有無 ・胎盤や卵膜の欠損の有無 ・軟産道の損傷の有無，程度，縫合部の癒合状態，疼痛の程度 ・バイタルサインズ ・意識レベルの変化，気分不快や蒼白，虚脱，冷汗などショック症状の有無 ・体力（分娩所要時間，顔色，疲労の状態，セルフケアレベル） ・食事や水分摂取状態（食事摂取内容，口渇感や空腹感の有無） ・膀胱や直腸の充満（最終排尿時間，膀胱充満感） **ケアプラン** ・膀胱充満を避け，身体を休め，水分や食事を摂取し体力の回復を支援する ・児と産婦の健康状態や産婦の希望に応じて早期授乳を支援する ・損傷部の冷罨法などの疼痛緩和，清潔保持を支援する ・（子宮収縮不良時）医師の指示による子宮収縮剤投与や子宮マッサージの実施 **教育プラン** ・急激な疼痛や多量な性器出血など正常から逸脱した徴候を伝え，症状出現時は医療者に伝えるように指導する
看護目標	児は胎外生活に適応し，母子・親子接触を通じて関係性を築く
看護計画	**観察プラン** ・在胎週数，アプガースコア ・バイタルサイン（呼吸，循環，体温の状態） ・初回排尿・排便の有無と正常 ・皮膚色，チアノーゼの有無・部位，血中酸素飽和度 ・筋緊張や姿勢，活気の状態 ・室内環境（室温，空気の流れはないか）児の着衣や掛け物 ・（低血糖出現のリスク児）血糖値 ・身長，体重，頭位，胸囲，分娩外傷や形態異常・奇形の有無 **ケアプラン** ・（蘇生が必要ではない場合）母親のそばで，皮膚の乾燥，保温，気道確保を支援 ・児と母，父親など家族の対面や早期母子接触，哺乳を支援する ・臍帯の処置（消毒と乾燥の促し），点眼の実施 ・母子標識の装着 **教育プラン** ・出生後，速やかに児の出生や状態を母親や家族に伝える

に卵膜や胎盤の遺残がないことを確認し，子宮底が臍下2～3横指の高さにあるか，硬く触れるか，性器出血の色，量，流血や凝血塊がないことを観察する。

通常の分娩であれば出血量が500mLを超えることはなく，超えた場合，異常出血となる。バイタルサインの変化やショック症状がないか，全身状態を観察する。胎盤娩出後，胎盤剝離面からの出血が減少するには，子宮が十分収縮することが重要である。子宮収縮力を維持するために身体を休め，水分の摂取を促し，体力の回復をはかり，膀胱の充満は避ける。

分娩時の膀胱や尿道の圧迫により尿意を感じにくくなったり，尿が出にくくなることもある。膀胱充満時は，尿器を利用した排尿や，導尿などを検討する。胎盤娩出後，子宮収縮不良のため異常出血が起こった場合，医師の指示による子宮収縮薬の投与を行い，子宮をマッサージすることが出血に対する予防的介入とされている[2]。

・**産道損傷**：頸管や腟壁，会陰などに損傷がな

いか，損傷の程度を観察する。裂傷部は医師により縫合されるため，縫合部の癒合状態（出血がないか，腫脹や発赤がないか），疼痛の程度を観察する。

粘膜下や皮下の血管が断裂された場合，血腫が形成され，外陰部の膨隆や強い持続性の疼痛が認められる。産道損傷部の止血が不十分な場合，異常出血になり，疼痛により安楽が変調する。

損傷部の清拭や清潔なパッドを当てるなど，清潔の保持に努め，疼痛に対してはクーリングジェルパッド，アイスパック，氷嚢などの冷罨法を実施し，疼痛緩和をはかる[3]。

❷教育プラン

気分不快，急激な疼痛の増強や，性器出血（流出感）の増加など，異常のサインを伝え，早急な対応へとつなげる。

血腫など，分娩後しばらく経過してから，発見されるものもある。分娩第1・2期と同様，母子接触を行うなど子どもに意識が向いているなかで産婦が異常に気がつくことは難しいため，看護者が意識して観察していくことが重要である。

看護計画②

看護目標は，「児は胎外生活に適応し，母子・親子接触を通じて関係性を築く」である。

❶観察プラン，ケアプラン

・**胎外生活への適応**：出生直後は，①早産児か，②弱い呼吸・啼泣，③筋緊張低下の3項目を観察し，蘇生処置が必要かどうかを判断する。3項目のいずれかを認める場合，図3のアルゴリズムに沿った観察と初期処置を実施し，認められない場合，呼吸と循環の適応へのさらなる支援として，母親のそばで保温，気道開通，皮膚乾燥を行う。

具体的には，室温を25℃以上，湿度50〜60％とし，児は出生後インファントラジアント

ウオーマー（開放型保育器）下で，乾いた温かいタオルで水分を拭き取り，濡れたタオルは交換し，皮膚乾燥に努める。鼻腔や口腔内の羊水などをガーゼでやさしく拭き取ったり，ゴム式吸引器などで吸引し気道開通をはかる。正常新生児へのルーチンの吸引は後咽頭への刺激による迷走神経反射により徐脈や無呼吸を引き起こすため推奨されていない[4][5]。次に適応状態を確認するためにバイタルサインを観察する。視診や新生児用聴診器を用いて，呼吸と心音を確認し，必要時には酸素飽和度を観察する。その後，鎖肛などの異常を観察するために直腸用体温計を用いて直腸温を観察し，その後は皮膚温を認識する。

生後2時間はとくにバイタルサインが変動しやすいため，最低1時間ごとの確認を行う。

・**臍帯の処置**：臍帯がクリップで止血されていることを確認後，感染予防のためアルコール等で消毒し，その後はガーゼなどで覆わず乾燥を促す。

・**母子標識の装着**：新生児の取り違えを予防するために，できるだけ早期に母親と児に標識を装着する。標識が取れる可能性を考慮し，手と足など，2か所以上装着することが望ましい。

・**児の出生を伝える**：児娩出後は，児が誕生したことを産婦や家族に速やかに伝え，対面や抱くことなどができるように支援する。実際に子どもを確認することを通じて，児が生まれた実感が強まり，児と家族が新しい関係性を築いていくことを促進する。

・**早期母子接触**：母子の状態が安定，産婦の希望があれば，母親の素肌に裸の児を乗せ，肌と肌が直接触れ合う早期母子接触を実施する（表3，図4）。早期母子接触は，母乳育児の促進や児の身体状態の安定に有効であるとされ，適応基準を満たしていれば，医療者の見守りのもと，できるだけ早期に30分以上もしくは児の吸啜まで実施することが推奨されている[6]。

図3 アルゴリズム

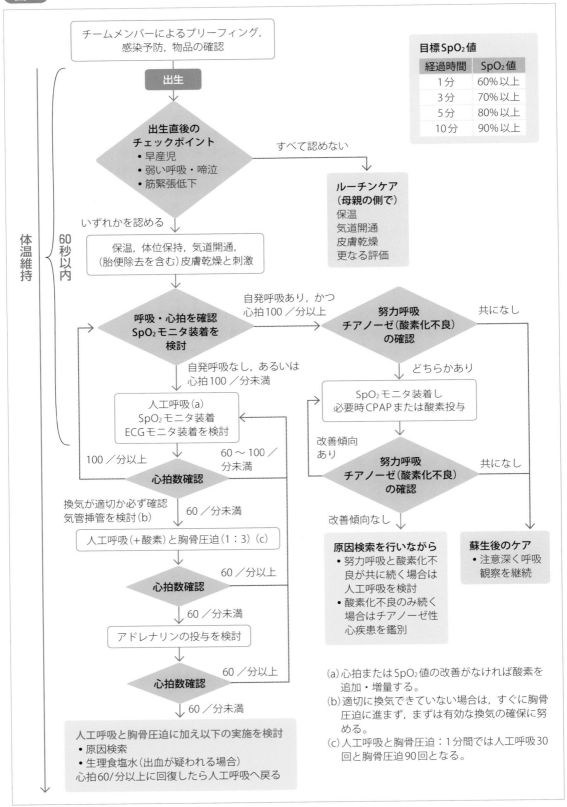

目標SpO₂値	
経過時間	SpO₂値
1分	60%以上
3分	70%以上
5分	80%以上
10分	90%以上

(a) 心拍またはSpO₂値の改善がなければ酸素を追加・増量する。

(b) 適切に換気できていない場合は，すぐに胸骨圧迫に進まず，まずは有効な換気の確保に努める。

(c) 人工呼吸と胸骨圧迫：1分間では人工呼吸30回と胸骨圧迫90回となる。

一般社団法人日本蘇生協議会監：JRC蘇生ガイドライン2020. p.234, 医学書院, 2021.

表3 早期母子接触への支援

適応基準	母親の基準	・本人が「早期母子接触」を実施する意思がある ・バイタルサインが安定し，疲労困憊していない ・医師，助産師が不適切と認めていない
	児の基準	・胎児機能不全がなかった
		・新生児仮死がない（1分，5分Apgerスコアが8点以上）
		・正期産新生児で，低出生体重児ではない
		・医師，助産師，看護師が不適切と認めていない
中止基準	母親の基準	・傾眠傾向 ・医師，助産師が不適切と判断する
	児の基準	・呼吸障害（無呼吸，あえぎ呼吸を含む）がある，SpO₂が90％未満となる ・ぐったりし活気に乏しい，睡眠状態となる ・医師，助産師，看護師が不適切と認判断する
実施方法		①早期母子接触の希望の有無を確認する ②出生後できるだけ早期に実施する。母体は30°前後上体挙上し，胸腹部の汗を拭き，ドライアップした裸の児を抱き，母子の胸と胸を合わせ，児の顔は鼻腔閉塞を起こさないように横に向け，母親の両手でしっかり児を支え，温めたバスタオルで児を覆う ③パルスオキシメーターのプローブを児の下肢に装着し，呼吸状態をモニタリングしながら，バイタルサイン，冷感，チアノーゼ，母子の行動をチェックし，記録する。実施中は担当者が付き添い，母子だけにはしない。母子接触は30分以上もしくは児の吸啜まで継続することが望ましいが，中止基準の状態が認められたら即座に中止する ④終了後に再度バイタルサインや児の状態を記録する

日本周産期・新生児医学会：「早期母子接触」実施の留意点. 2012.
https://www.jspnm.com/sbsv13_8.pdfを参考に作成

図4 早期母子接触時の看護

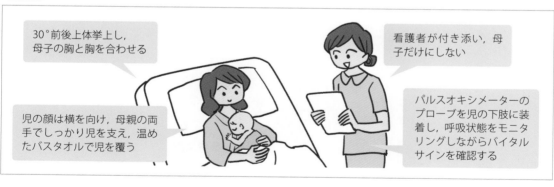

30°前後上体挙上し，
母子の胸と胸を合わせる

看護者が付き添い，母
子だけにしない

児の顔は横を向け，母親の両
手でしっかり児を支え，温め
たバスタオルで児を覆う

パルスオキシメーターの
プローブを児の下肢に装
着し，呼吸状態をモニタ
リングしながらバイタル
サインを確認する

出生直後は，呼吸状態や体温コントロールが不安定であるため，保温に努め，パルスオキシメーターで酸素飽和度を観察するなど，全身状態を観察し，中止基準に該当する症状が認められたら止める。

・**点眼**：新生児眼炎を予防するために抗菌薬の点眼を行う。点眼によって母子相互作用が妨げられることを防ぐため，母子接触の後に実施されることが望ましい。

引用・参考文献

1）分娩期ケアガイドライン翻訳チーム：WHO推奨 ポジティブな出産体験のための分娩期ケア. p.15, 医学書院, 2021.
2）日本助産学会：エビデンスに基づく助産ガイドライン――妊娠期・分娩期・産褥期2020. p.164, 2020.
3）前掲2), p.169.
4）前掲2), p.135.
5）日本産科婦人科学会, 日本産婦人科医会：産婦人科診療ガイドライン――産科編2020. p.351, 2020.
6）前掲2), p.140.

2 無痛分娩の看護計画

01 無痛分娩とは

　分娩時の痛みやストレスは, 母体だけでなく, 胎児への酸素供給を低下させるリスクがあることから, 痛みの伝達経路を薬物で遮断し, 陣痛の痛みを和らげる無痛分娩が欧米では広く実施されている。無痛分娩は, 母子への安全性の高い「硬膜外麻酔」が一般的に用いられる。硬膜外麻酔は, 腰部から硬膜外腔にカテーテルを挿入し, 持続もしくは間欠的に麻酔薬を投与する (図1)。

図1 分娩時の痛みの伝わり方と硬膜外麻酔の挿入部位

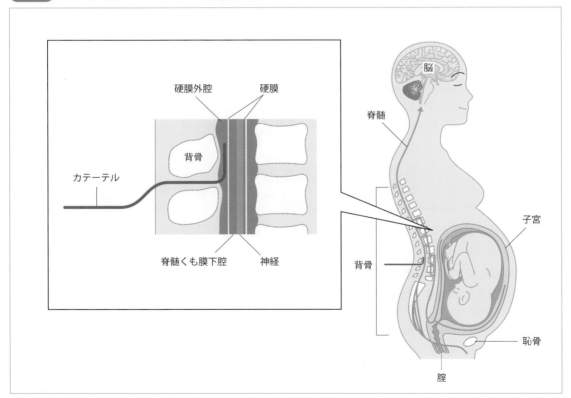

日本産科麻酔学会：無痛分娩Q & A. を参考に作成
https://www.jsoap.com/general/painless/q4

02 　無痛分娩の適応と選択

　医学的には，心疾患合併，妊娠高血圧症候群などハイリスク妊娠において，陣痛時の呼吸・循環系の変化を避け，子宮胎盤循環を保持する目的で適応される。近年は，分娩時の痛みを減らしたいという産婦の希望によるものが多くなっており，2018年の日本産婦人科医会「分娩に関する調査」結果によると，全分娩数に占める無痛分娩の割合は，6.1％（2016年前年比＋0.8％）と増加傾向にある。

　無痛分娩は，分娩開始前から計画して行う選択的無痛分娩と分娩開始後，痛みの状況に応じて適応される転向型無痛分娩があり，満足度が高い一方，事故も報告されている。安全な無痛分娩を行うためには，麻酔科医や熟練した麻酔管理ができる医師が常勤していることや，無痛分娩にかかわる医療スタッフの研修を行うことが重要である。

03 　無痛分娩における注意点

　無痛分娩は，薬物の主効果と副作用に注意を払い，管理する必要がある。無痛分娩時の注意すべき副作用は表1に示すとおりである。痛みを伝える神経に麻酔をかけることで，近くにある下肢や膀胱の感覚や運動を司る神経や交感神経が遮断され，下半身の感覚鈍麻や尿意消失，血圧低下がみられる。

　また，無痛分娩では，続発性微弱陣痛や分娩第2期遷延，母体体温の上昇の報告がある。穿刺による感染のリスクも考えられることから，発熱時は，注意深い観察が必要となる。

　このほか重篤な合併症に，麻酔薬によるアナフィラキシーショックや，血液中の麻酔薬の濃度が高くなることでけいれんや不整脈が出現する局所麻酔薬中毒，誤って脊髄くも膜下腔に薬液が入ることにより，麻酔の効果が急速かつ広範囲に現れ，血圧低下や呼吸抑制，意識消失が起こる高位脊髄くも膜下麻酔や全脊髄くも膜下麻酔がある。また，血液凝固系に異常がある場合は，硬膜外血腫のリスクがあることから，無痛分娩の適応外となることがある。

04 　看護のポイント

　無痛分娩時の看護のポイントは，表2に示すとおりである。硬膜外麻酔は，導入後20〜30分で徐々に鎮痛効果が現れるが，効果は個人差がある。産婦の全身状態，分娩進行，痛み，心理状態，バースプランをふまえ，安全かつ本来の目的である痛みを軽減して快適な分娩体験となるために，注意深い観察とケアが重要となる。

表1 無痛分娩時の注意すべき副作用

麻酔薬の影響	下半身の感覚鈍麻，尿意の消失，血圧低下
無痛処置に伴う影響	続発性微弱陣痛，分娩第2期遷延，母体体温上昇
重篤な合併症	アナフィラキシーショック，局所麻酔薬中毒，高位脊髄くも膜下麻酔，全脊髄くも膜下麻酔，硬膜外血腫

表2 無痛分娩時の看護のポイント

1. 麻酔導入時のケア	・産婦の全身状態および心理状態を把握し，導入のタイミングを医師とともに判断し，導入時の体位保持の介助を行う
2. 痛みの評価と麻酔薬の影響の観察	・麻酔開始時間と痛みの観察，バイタルサインの測定など麻酔記録を確実に行い，麻酔薬の用量と効果を観察する ・体温上昇時，クーリングや飲水をすすめる ・膀胱充満の観察と排尿の援助，転倒転落の防止に努める
3. 分娩進行と胎児心拍数モニタリング	・陣痛（微弱陣痛・過強陣痛），胎児心拍数をCTGを用いて観察する ・内診などをふまえ総合的に分娩進行を把握する
4. 異常の早期発見	・麻酔開始後30分間は，とくに重篤な合併症が出現する可能性があるため，注意深く観察し，異常があれば医師に報告する
5. 産婦と家族へのかかわり	・無痛分娩では痛みがなく産婦も落ち着いていることから，産婦や立ち会う家族がどのように過ごすか戸惑う場合がある ・産婦とともに腹部に手を当て陣痛を感じたり，児心音を聞いたりして，出産の喜びを分かち合えるよう支援していく

3 帝王切開術の看護計画

01 帝王切開術について

　帝王切開術は，母体もしくは胎児側の要因で経腟分娩が難しいと判断される場合に，開腹手術によって胎児を娩出させる方法である。

　高齢初産婦や不妊治療後妊娠などのハイリスク妊娠の増加に伴い，帝王切開術の割合が増加傾向にあり，厚生労働省の2017年医療施設（静態・動態）調査によると，出生数は減少傾向にあるにもかかわらず，帝王切開術の割合は増加傾向にあり，5人に1人は帝王切開術で出産していることがわかる。

02 帝王切開術の適応

　帝王切開術は，経腟分娩による母子へのリスクを回避し，安全に児を娩出させるために行うものである。分娩開始前，母子のリスクがあらかじめ予測される場合に帝王切開術を計画的に実施する選択的（予定）帝王切開術と，分娩経過中に何らかの母子の異常が生じたことによる緊急性の高い緊急帝王切開術がある。

　多くの分娩施設で日常的に実施される分娩方法であるが，開腹手術に伴う母体への侵襲から，母体が手術に耐えうる全身状態であることが前提となり，表1にあるような適応を遵守することが必要であり，安易に行うものではない。

03 帝王切開術の方法

　帝王切開術の麻酔法は，産婦の意識が保たれ，麻酔薬の胎児への移行がほとんどない局所麻酔（脊髄くも膜下麻酔，硬膜外麻酔，脊髄くも膜下硬膜外併用麻酔）が第一選択となる。しかし，母体や胎児の緊急性が高い場合，麻酔導入が迅速でかつ，効果が確実であることから全身麻酔を選択される場合もある。

　全身麻酔の場合は，胎児への麻酔薬が移行することにより，胎児の第一啼泣が起こらない（sleeping baby）リスクがある。

　麻酔法の特徴は，表2に示すとおりである。

　麻酔導入後の帝王切開術の手順は，次のとおりである。

①下腹部を横または正中に皮膚切開を行い，開腹する。
②膀胱子宮窩腹膜を横切開し，膀胱を足側に圧排し，子宮下節（子宮峡部）の切開部を確保する。
③子宮下節を横切開する。
④卵膜を破膜する。
⑤胎児を娩出させる。局所麻酔の場合，産婦は産声を聞いたり，生まれたばかりの児と面会ができる。
⑥臍帯切断後，胎盤を娩出させる。
⑦子宮筋層を縫合する（続いて，膀胱子宮窩腹膜を縫合する場合もある）。

表1 帝王切開術の適応

	分娩開始前	分娩開始後
母体適応	産道要因 ・児頭骨盤不均衡（CPD） ・前置胎盤 ・子宮筋腫 既往歴による要因 ・既往帝王切開術 ・子宮手術既往 ・内科的合併症（心疾患など） 母体感染症（HIV，性器ヘルペスなど）	分娩時の異常 ・切迫子宮破裂（過強陣痛） ・分娩遷延・停止 ・分娩子癇 ・母体合併症（心停止，脳出血など）
胎児適応	胎位異常（骨盤位，横位など） 多胎妊娠 巨大児（≧4,000g） 胎児の異常（先天的な疾患などで帝王切開術による娩出が望ましいと判断される場合）	胎児要因 ・回旋異常 ・胎児機能不全 付属物の要因 ・臍帯下垂・脱出 ・常位胎盤早期剝離
	↓ 選択的（予定）帝王切開術	↓ 緊急帝王切開術

表2 帝王切開術の麻酔法の特徴

	局所麻酔		全身麻酔
	硬膜外麻酔	脊髄くも膜下麻酔	
効果の発現	←ややゆっくり	迅速→	
メリット	・母体の意識が保たれ，児の誕生の瞬間を味わうことができる ・胎児への麻酔薬の移行がほとんどない ≪硬膜外麻酔の場合≫ ・カテーテルを留置することで術後の疼痛コントロールに使用できる		・緊急時に有効である ・安定した麻酔効果が得られる
デメリット	・麻酔導入時，熟練した技術が必要 ・合併症のリスクが高い ・血液凝固系や，神経系に異常がある場合は適応外となる		・呼吸管理が必要 ・意識がなく，出産直後に児と面会できない ・胎児に麻酔薬が移行するリスク

⑧閉腹する。

　帝王切開術に要する時間は，麻酔導入後，5〜10分前後で胎児娩出に至り，処置内容によるが1時間程度で終了する。

04 帝王切開術の合併症

帝王切開術に伴い，術中と術後に麻酔と帝王切開術に伴う合併症のリスクが生じる。

麻酔に伴う合併症

局所麻酔導入後，手術中に起こる合併症には，無痛分娩の注意点にあげたとおり，アナフィラキシーショックや，局所麻酔中毒，高位脊髄くも膜下麻酔，全脊髄くも膜下麻酔がある。全身麻酔に伴う重篤な合併症には，薬物による呼吸抑制があり，麻酔科医による厳重な呼吸管理が必要となる。

硬膜穿刺後頭痛は，脊髄くも膜下麻酔の術後合併症で，硬膜穿刺部から脳脊髄液が漏出することによる脳圧低下が原因で，術後2日くらいまで頭痛や嘔気の症状を呈する。頭部が挙上されていると症状が強くなる。

手術に伴う合併症

帝王切開術では，膀胱を圧排して子宮下節を露出することから膀胱損傷など子宮周辺臓器損傷のリスクがある。

帝王切開術では，妊娠のため血流が豊富になった子宮を切開することから，出血量が多くなるリスクがある。とくに選択的帝王切開術では陣痛が発来していないことから，子宮収縮に働きかける内因性のオキシトシンの分泌が不十分となる可能性や，子宮筋を切開することで子宮収縮そのものが十分に行われず大量出血のリスクがある。妊娠末期は，分娩時の出血に備えて血液凝固能が亢進しているうえに，大きくなった子宮によって下肢の静脈血がうっ滞しやすく，深部静脈血栓症（DVT）のリスクが高い。帝王切開術後は，下肢の深部静脈血栓が形成され，その飛散による肺塞栓症を発症するリスクが高い。このほか，感染や縫合不全，次回妊娠において，子宮破裂，胎盤の癒着，腹腔内の癒着のリスクがある。

新生児への影響

全身麻酔により，新生児に麻酔がかかり呼吸抑制が起こる（sleeping baby）。また，産道通過時の圧迫がないため，新生児の肺胞内液の排泄不良や吸収遅延によって一過性の呼吸困難が生じる新生児一過性多呼吸（TTN）が起こりやすい。

05 看護のポイント

帝王切開術は，安全に児を娩出させるための分娩方法の1つである。よって，周手術期の看護とともに分娩期の看護が求められる。安全で満足のいく出産となるよう，表3に示すように，術前・術中・術後のケアが求められる。

手術に伴う合併症の多くは，早期離床を行うことで予防できる。

産婦は，想像していた出産方法と異なること

でわだかまりが残ったり，否定的な感情をもつことがある。とくに，緊急帝王切開術の場合，分娩進行中に分娩方法の変更が告げられ，産婦は十分な理解や心の整理をすることが難しい。否定的な出産体験は，その後の母子相互作用や育児にも影響を与えることから心理的なケアも重要なポイントとなる。

表3 帝王切開術の看護のポイント

	安全な出産のためのケア	満足のいく出産のためのケア
術前	**①産婦・家族へのインフォームドコンセント** ・産婦と家族が，帝王切開術の適応を正しく理解し，産婦と胎児にとって最善の分娩方法であると納得し，同意できるよう情報提供と説明を行う **②術前検査・オリエンテーション** ・胸部X線撮影，心電図検査，血液検査を行い，手術時に考慮すべき身体状況を確認する。また，麻酔の方法や手術当日の流れ，術後経過等，医師の説明を確認し，理解しているか，疑問はないか把握する **③全身状態の観察** **④胎児心拍数の観察** **⑤分娩徴候の確認** ・帝王切開術の場合でも分娩が開始することがあるので，陣痛の発来などの分娩徴候に注意する **＊緊急帝王切開術の場合** ・緊急帝王切開術の場合，産婦は分娩が開始しており，切迫した状況のなか，術前準備を進めざるを得ない。産婦が不安や恐怖を増強することがないよう説明を行いながら，安全に準備を進める	**①帝王切開術の受け止めと心理状態の確認** ・帝王切開術で出産することについて，産婦がどのように考えているか，家族はどう捉えているかを丁寧に情報収集する。不安を抱えていたり，思い描いていた方法と異なることで罪悪感をもつことがあるので，帝王切開術も立派なお産であることを伝え，最善の選択をした産婦をねぎらう **②バースプランの確認** ・産婦は帝王切開術により，バースプランの実現が困難であると考えるかもしれない。出生直後の児との面会やタッチングなど帝王切開術でも実現可能なバースプランについて情報提供し，産婦・家族とともに作成する ・産婦は，陣痛に対する不安や恐怖，児への心配と手術への恐怖をもちつつ，分娩方法の変更を受け入れることとなり，心理的に不安定な状況にある。これまでの分娩への取り組みをねぎらい，産婦の気持ちの表出を支援する
術中	**①出血量の観察** ・出血量と出血部位を確認する **②新生児の出生時の状況** ・帝王切開時の児への影響をふまえて，アプガースコアや新生児循環への移行を注意深く観察する **③その他，手術経過で考慮すべき点があるか**	**①出産場所としての環境づくり** ・手術室の雰囲気は不安を増強しやすい。産婦に聞こえる音などにも配慮をし，出産場所として可能な環境づくりに努める。新生児のケアは，可能な限り産婦が見える場所で行う **②声かけ** ・できるだけ産婦のそばで声をかけ，安心感がもてるようにする
術後	**①術後経過と全身の回復状態の観察** ・開腹手術後に準じた全身状態と疼痛の観察を行う **②術後合併症の観察と予防** ・深部静脈血栓症のリスクが高いことから，フットポンプを用いることがある。初回離床時は，肺塞栓症のリスクがあることから，とくに注意が必要である **③子宮復古の観察** ・帝王切開術の影響や術後安静により，悪露が停滞しやすく，子宮復古不全が起こりやすいので観察が重要である **④母子相互作用への援助** ・疼痛コントロールをして，母子早期接触をはかる	**①出産体験への支援** ・経腟分娩と同様に出産体験の振り返り（バースレビュー）を行う。帝王切開術になったことで出産体験を否定的に捉えることがある。一緒に妊娠期から振り返り，産婦が抱く感情を受け止め，産婦と家族が帝王切開術による出産を肯定できるよう支援する **②家族計画** ・帝王切開術による子宮筋の切開創の治癒のため，次回の妊娠には1年は間を空けたほうがよい。また次回の分娩方法は，選択的帝王切開術または帝王切開術後経腟分娩となることを説明する

第5章

分娩期の異常に気づく力を
高めるアセスメント

1 分娩進行に関連した異常

分娩進行時，分娩の3要素に問題が生じると正常からの逸脱が生じることから，異常に気づく力が求められる。

01 産道の異常

産道（骨産道・軟産道）に異常があると，胎児はうまく通り抜けることができず分娩が停滞する。

骨産道の異常には，骨盤の形や大きさに関連した異常があり，その診断には，骨盤X線計測が用いられる。骨盤X線計測は，骨盤側面から骨産道の最も狭い箇所（産科的真結合線）を測定する方法（Guthmann法）と，骨盤入口面を撮影し，横径，前後径を測定する方法（Martius法）がある（図1）。骨産道の異常には，骨盤腔が狭い狭骨盤と，児頭大横径（BPD）のほうが骨盤入口部前後径より大きい，もしくはその差が1cm未満で児頭の骨盤通過が困難な児頭骨盤不均衡（CPD）がある。明らかに狭骨盤であることは珍しいが，母体の身長が150cm以下，とくに145cm以下の場合は狭骨盤が疑われる。また，初産婦で妊娠38週になっても児頭が骨盤の中に下降してこない場合や，羊水過多でないのに，子宮底が36cm以上の場合はCPDが疑われる。

軟産道の異常である軟産道強靱は，子宮頸部の軟化や伸展性が不十分な状態で，児の下降を妨げ，遷延分娩や，軟産道損傷のリスクとなる。原因には，加齢による組織の萎縮，子宮頸部の筋腫などによる開大の阻害，切開・裂傷の瘢痕化による伸展阻害がある。

02 娩出物の異常

胎児の異常

分娩進行に伴い，胎児は回旋しながら児頭を下降させ，狭い産道を通過する。胎児の姿勢や回旋に異常があると最小周囲径で産道を通ることができなくなり，分娩が停止するだけでなく胎児の生命に危険を及ぼすことがある（図2）。

姿勢の異常には胎位異常と胎勢異常がある。骨盤位は，発生頻度が高い胎位異常である。レオポルド触診法第1段で児頭が触れ，児心音聴取部位が高い特徴があり，超音波断層法で診断が確定する。分娩時に臍帯下垂・脱出のリスクがある。胎勢異常は，後頭部以外が先進した姿勢となることで，最小周囲径で骨盤に侵入することができない。超音波断層法のほか，内診による先進部の確認で発見される。

回旋異常は，主に第2回旋（胎向回旋）の異常である。低在横定位は，第2回旋がなされず，胎児が母体の側方を向いたまま小骨盤内に侵入するもので，分娩は停止する。産婦は，児頭が下降しているにもかかわらず，努責感が生じにくい。内診で矢状縫合が横径に一致する。後方後頭位は，第2回旋の際，正常と反対の母体の前方に向くことで，骨盤誘導線に沿った第3

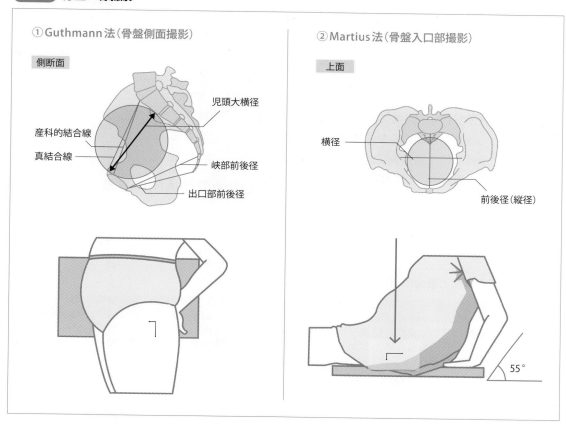

図1 骨盤X線撮影

① Guthmann法（骨盤側面撮影）

側断面

児頭大横径
産科的結合線
真結合線
峡部前後径
出口部前後径

② Martius法（骨盤入口部撮影）

上面

横径
前後径（縦径）

55°

図2 姿勢・回旋の異常

	姿勢の異常		回旋異常	
	胎位異常	胎勢異常		
異常の種類	骨盤位　　横位	反屈位	低在横定位　　後方後頭位	
機序	・分娩に向けて，正常胎位である頭位以外の姿勢で子宮内に固定される	・第一回旋である屈位をとることができず，骨盤内に侵入する	・第二回旋がなされないまま骨盤内に陥入する（低在横定位） ・第二回旋時，児が母体前方に向かって誤って回転する（後方後頭位）	
症状	・レオポルド触診法の第1段または第2段で児頭が触知される ・胎児心音の正常な聴取部位で確認できない	・内診時，小泉門が触れない	・小泉門の位置が母体の側方もしくは，尾骨側に触れる ・第三回旋が起こらない（分娩停止）	

2 分娩期の看護

回旋ができず分娩は停滞する。正しい回旋に戻るのを待つか，吸引分娩による娩出を試みる。

胎盤の異常（図3）

前置胎盤は，胎盤が低い位置に付着し，子宮口を覆うことで胎児の産道通過を妨げ，経腟分娩は不可能となる。不妊治療後妊娠や，既往帝王切開術，多胎妊娠が誘因とされている。分娩が近づくと子宮口が開大し，大出血のリスクが高まることから選択的帝王切開術となる。

常位胎盤早期剝離は，胎児娩出前に胎盤が剝離するもので，胎児への血流途絶や剝離面からの出血により母子ともに命に危険を及ぼすことから，発見後ただちに，緊急帝王切開術を行う。

癒着胎盤は，児娩出後，胎盤が剝離しない異常で，一部癒着と完全癒着がある。役目を終えた胎盤が子宮内に留まることは，子宮収縮を阻害し，子宮内感染を引き起こすため，用手剝離の処置がなされる。

その他の付属物の異常

臍帯が胎児の頸部，身体，四肢に巻き付く臍帯巻絡は頻度の高い異常である。巻絡により，

図3　胎盤の異常と看護のポイント

異常の種類	前置胎盤	常位胎盤早期剝離	癒着胎盤
機序	胎盤が子宮内の低い位置に付着し，一部もしくは全部が子宮口にかかる 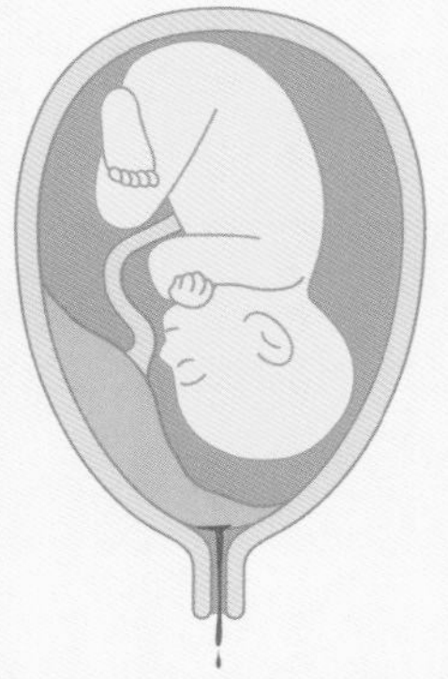	胎盤の一部が胎児娩出前に剝離することで剝離部分に内出血が生じる 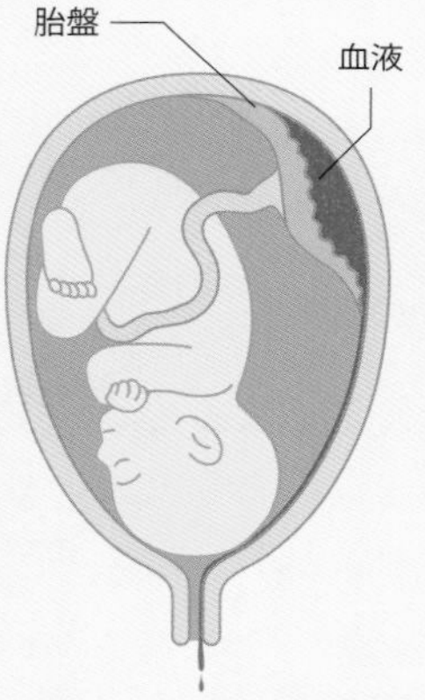	胎児娩出後，胎盤が一部または全部剝離せず，子宮内に留まる 剝離部分から出血が認められる 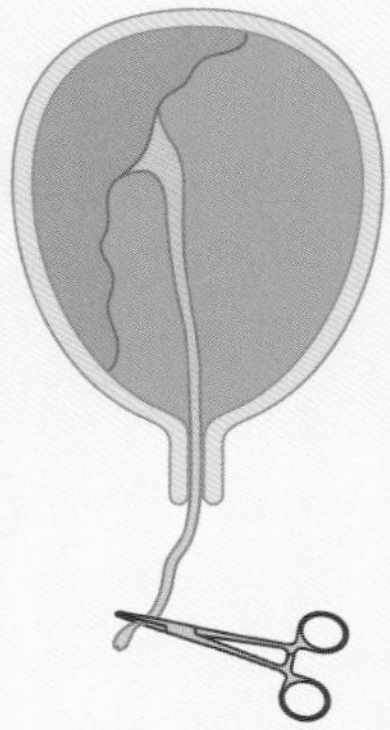
症状	・妊娠期から無痛性の反復する性器出血	・内出血が主訴であるが，出血が増加すると卵膜を伝って少量の外出血がみられる ・血腫ができることで子宮内圧が上がり，子宮底上昇，圧痛，腹壁板状硬が認められる ・CTGにて胎児低酸素血症の所見が認められる	・胎盤の遺残（胎盤組織の子宮内陥入が原因の場合もある） ・子宮収縮不全 胎盤一部剝離の場合，持続的な暗赤色の出血が認められる ・基本的には無痛であるが，用手剝離を行う際，激痛を伴う
看護のポイント	・安静保持 ・子宮口が開大すると出血が増えるので37週以降早期に選択的帝王切開術を行う	・持続した子宮の緊張，痛みの訴えに注意する ・緊急帝王切開術の適応	・子宮収縮不全による弛緩出血から出血性ショックに陥ることがあるので，全身状態の観察が重要である

臍帯血流が障害され，胎児機能不全に陥るリスクや，巻絡回数が多いと胎児の下降を妨げることがある。基本的に経腟分娩は可能であり，児頭娩出時に，解出させるか，巻絡部位をクランプして切断し，娩出させる。

一方，臍帯の深刻な異常には，臍帯下垂・脱出がある。臍帯下垂は，胎児の先進部を超えて臍帯が下降することで，その後破水をすると，臍帯は腟内に脱出し，胎児と子宮壁に挟まれ血流が障害され，胎児死亡に至る。過長臍帯や胎位異常に生じやすい。

卵膜・羊水の異常として，分娩開始前に卵膜が破綻する前期破水と，分娩開始後，子宮口全開大前に破水が起こる早期破水がある。破水の原因は，子宮内圧の上昇による物理的な破綻のほか，絨毛膜羊膜炎による卵膜の脆弱化がある。破水により，子宮内感染や羊水流失による回旋異常や胎児機能不全となるリスクがある。破水後は，羊水漏出の程度や性状，感染徴候を観察し，抗生物質の投与など感染予防のケアを行う。

03 娩出力の異常

娩出力は陣痛と腹圧であり，娩出力の異常の多くは陣痛の異常によるものである。

陣痛の異常を図4に示す。

図4 陣痛の異常

異常の種類		微弱陣痛	過強陣痛
機序		・子宮収縮不良（子宮の過伸展，子宮筋腫） ・分娩遷延などによる母体疲労 ・回旋異常 ・軟産道強靱	・子宮収縮薬の不適切な使用（過剰投与，過剰反応） ・CPD，軟産道強靱による産道抵抗の増大
臨床症状		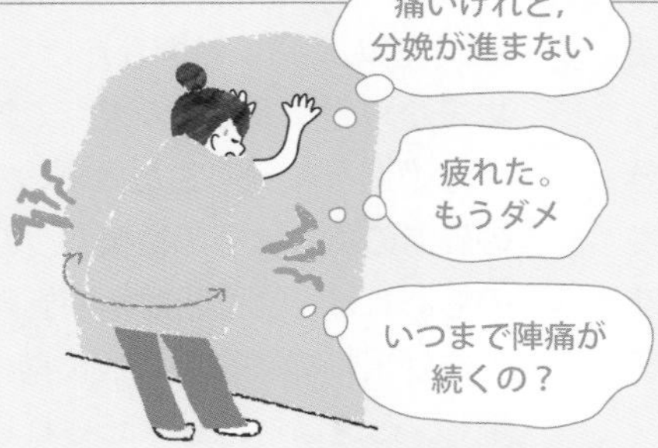 痛いけれど，分娩が進まない　疲れた。もうダメ　いつまで陣痛が続くの？	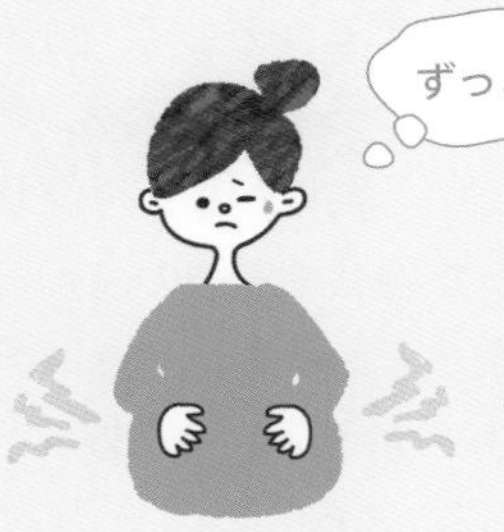 ずっと痛い　顔面紅潮　不穏（パニック）　苦悶状態　切迫子宮破裂所見（バンドル収縮輪）[*1]
診断基準	子宮口4〜6cm	陣痛周期6分30秒以上（発作時間40秒以内）	1分30秒以内（2分以上）
	7〜8cm	6分以上（40秒以内）	1分以内（2分以上）
	9cm〜	初産4分以上，経産3分以上（30秒以内）	1分以内（1分30秒以上）
リスク		・遷延分娩 ・胎児機能不全（長時間の胎児へのストレスによる）	・子宮破裂 ・胎児機能不全

*1 🖊バンドル収縮輪　子宮は，分娩時に子宮収縮が起こる子宮上部と，収縮筋が存在せず伸展する子宮下部に組織的に分かれ，その境界（解剖学的内子宮口）は通常観察できない。しかし，子宮下部が過度に伸展し非薄化すると，腹壁上から子宮を触診した際に，溝状にその境界（収縮輪）を触知される。この境界が異常に上昇した状態（恥骨結合上約6cm）をバンドル収縮輪という。

微弱陣痛

陣痛の強さは，子宮内圧で規定されているが，臨床的には，陣痛周期と陣痛発作時間をもって評価する（図5）。子宮口の開大に伴い，陣痛周期は短く，陣痛発作時間は長くなるが，微弱陣痛はこれらの変化がみられない，もしくは後退した状態である。分娩開始時から変化が認められず，陣痛が微弱な原発性微弱陣痛と，分娩開始後正常な変化が認められたにもかかわらず，途中から後退し微弱となる続発性微弱陣痛がある。原発性微弱陣痛は，子宮筋の過伸展などの収縮不良が原因である。続発性微弱陣痛は，産道の異常や胎児の異常，母体疲労などにより分娩が停滞することで生じる。

微弱陣痛は客観的評価であり，産婦の自覚とは必ずしも一致しないため，「痛いのに分娩が進まない」という不安に陥り，母体が疲労し，さらに陣痛を減弱させる悪循環となる。微弱陣痛が続くことで分娩は遷延する。初産婦では30時間，経産婦では15時間以上分娩が長引くものを遷延分娩という。

過強陣痛

過強陣痛は，強い陣痛が間欠なく持続する。多くは陣痛促進のための子宮収縮薬によるもので，子宮破裂や胎児機能不全のリスクがあるので注意深い陣痛観察が重要である。

04 看護のポイント

分娩3要素は，そのバランスが重要であり，それらは分娩経過のなかで常に変化をしていることから，異常を判断することは容易ではない。分娩は，マラソンや登山に例えられるように，分娩が近くなると多くの産婦は，自分の分娩経過を想像し準備をする。そして，分娩開始後は，分娩が進行しているという考えのもと，主体的に取り組んでいる。しかし，想像した分娩開始や進行と違った場合や，他の産婦の分娩進行と比べ進行が緩徐であると，産婦は分娩進行を実感できず，分娩進行の異常であると判断してしまう場合もある（図6）。

とくに，経産婦は，前回分娩よりも経過が早いといわれており，前回分娩と比べ異常ではないかと不安になることがある。

分娩進行に関する異常には，①進行を妨げる要因があるが，経過を観察してよいもの，②分娩は停止しており，進行は期待できないが緊急を要しないもの，③母子の命を脅かす緊急性の高いものがあり対応が異なることから，アセスメントが重要である（表1）。

分娩進行の観察は，パルトグラムとCTG所見から3要素を総合的に判断する。分娩時，母体および胎児の状態は時間経過とともに変化しているので，アセスメントは，胎児の下降度と児の健康状態から，「分娩がどこまで進んだか」「あとどのくらいかかりそうか」という視点と，「あとどのくらい時間がかけられるか（胎児は大丈夫か）」という2つの視点で評価を行う。

分娩進行に関連した異常のなかには，娩出力の異常のようにその徴候が少しずつ出現するものもあれば，常位胎盤早期剝離や臍帯脱出といった娩出物の異常のように前兆がなく，突然出現し，迅速な対応が求められる深刻な異常もある。分娩進行に合わせて，分娩3要素の定期的なアセスメントを行うとともに，異常に対して予測的にかかわることが重要である（表2）。そして，産婦の分娩進行について，助産師，看護師，産科医，新生児科医など分娩を支えるチームで，情報共有を行い，産婦のケアにあたることが求められる。

分娩進行に関連した異常は，産婦の分娩に対する意欲を低下させ，不安を増大させる。また，それを見守る家族の不安も増大させ，家族の不

図5 分娩進行に伴う娩出力の正常な変化

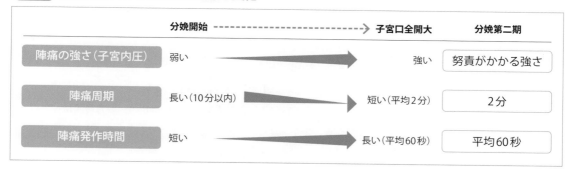

	分娩開始 ----------→ 子宮口全開大		分娩第二期
陣痛の強さ（子宮内圧）	弱い → 強い		努責がかかる強さ
陣痛周期	長い（10分以内） → 短い（平均2分）		2分
陣痛発作時間	短い → 長い（平均60秒）		平均60秒

図6 分娩進行時の産婦の心理

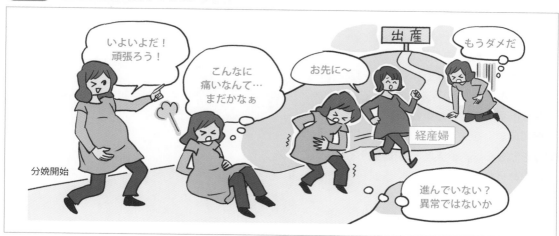

表1 分娩進行に関連した異常と対応

	産道の異常	娩出物の異常	娩出力の異常
①進行を妨げる要因があるが経過を観察してよい	・狭骨盤 ・軟産道強靱	・臍帯巻絡 ・前期破水・早期破水	・微弱陣痛
②分娩は停止しており，進行は期待できないが緊急を要しない	・児頭骨盤不均衡	・回旋異常	
③母子の命を脅かし，緊急性が高い		・前置胎盤 ・常位胎盤早期剝離 ・癒着胎盤 ・臍帯下垂・脱出	・過強陣痛

表2 分娩進行に関連した異常

産道の異常	骨産道	狭骨盤，児頭骨盤不均衡
	軟産道	軟産道強靱
娩出物の異常	胎児	胎位異常（骨盤位，横位，斜位）
		胎勢異常：反屈位（頭頂位，額位，顔位）
		回旋異常：不正軸侵入，高在縦定位，低在横定位，後方後頭位
	胎盤	前置胎盤，常位胎盤早期剝離，癒着胎盤
	その他付属物	臍帯巻絡，臍帯下垂・脱出，前期破水，早期破水
娩出力の異常		微弱陣痛，過強陣痛
胎盤剝離面からの出血		弛緩出血，子宮内反症
産道の損傷		子宮破裂，頸管裂傷，腟・会陰裂傷

安がさらに，産婦に悪影響を及ぼすこともある。分娩は，産婦だけでなくそれを見守る家族にとっても大きなライフイベントであり，ケアの対象と捉えることが重要である。

　産婦の思いを受け止め，産婦の分娩への取り組みをねぎらい，家族とともに産婦を支えることが求められる。

出血に関連した異常

分娩時出血とは，分娩後2時間までの出血を指す。分娩時の出血は，突発的で短時間に大量出血し，産婦は出血性ショックや産科DICを併発し，最悪の場合は死に至る危険性がある。出血に備えた準備を行い，産科危機的出血時の適切な対応と速やかな出血原因の特定が求められる。分娩時異常出血は，図1のように胎盤剥離面からの出血と子宮・産道の損傷による出血に大別される。

2 分娩期の看護

図1　分娩時異常出血の原因

時期		胎盤剥離面からの出血	子宮・産道の損傷による出血
	妊娠中	前置胎盤	子宮破裂
	分娩時	常位胎盤早期剥離	軟産道（頸管，腟，会陰）裂傷
	胎児娩出後	弛緩出血　胎盤剥離面 子宮筋 子宮筋が収縮しないと出血が続く 子宮筋が収縮することで血管が圧迫されて止血する（生物学的結紮） 子宮内反症 子宮筋が収縮できない	断裂した血管　外子宮口の上縁 頸管の内面 子宮頸部 子宮に通じる頸管 腟壁の裂傷 外子宮口の下縁 頸管裂傷 裂傷部位
機序		**【妊娠中・分娩時】** 胎児娩出前に，胎盤が何らかの理由ではがれることで，断裂血管から出血が起こる **【胎盤娩出後】** 胎盤が剥離し，子宮筋が収縮することで生物学的結紮が起こるが，子宮筋の収縮が十分に行われないため出血が続く	・子宮や軟産道の組織断裂に伴い，出血が起こる。出血部位によって，動脈が断裂する場合もあり，裂傷の部位・程度によって出血量は異なる
主な症状		・暗赤色の出血 ・子宮筋の収縮不良（子宮が硬く触れない） ・（弛緩出血の場合）子宮の輪状マッサージにより子宮筋の硬度が適切になると，出血量が減少する	・裂創部の圧迫により，一時的に止血するが，持続的な出血が続く ・（動脈が断裂した場合）拍動性の鮮血が認められる
止血法		生物学的結紮 ・児娩出後，胎盤が剥離すると，子宮筋層の強い収縮により，胎盤剥離面の断裂血管や子宮静脈洞は圧迫され，そこに血栓が形成される止血する ・子宮収縮薬の投与が有効	・出血部位を確認し，損傷部位の縫合により止血する

01 胎盤剥離面からの出血

胎盤付着部の絨毛間腔には子宮壁から伸びた無数の血管が開いており，胎児とのガス交換や栄養の吸収を行っている。児娩出後，止血機構（生物学的結紮）が正常に働かないと短時間に大量の出血が起こる。

弛緩出血

弛緩出血とは，子宮筋が正常に収縮せず弛緩した状態となり，生物学的結紮がなされず，出血が止まらない状態である。弛緩出血の原因には次のようなものがある。
①子宮内に胎盤片や卵膜片，血塊の遺残がある
②子宮収縮を阻害する因子がある（帝王切開術等の手術既往，子宮筋腫，子宮奇形，前置胎盤）
③子宮の過伸展（巨大児，多胎，頻産婦，羊水過多症）
④子宮筋の疲労（分娩の遷延，急速遂娩，墜落産，虚弱体質，切迫早産による長期臥床と子宮収縮抑制薬の長期使用）
⑤その他（膀胱や直腸の充満，貧血）

胎盤娩出後，子宮底の位置が高く，子宮が硬くふれない。暗赤色の出血が続き，子宮底部の輪状マッサージを行うと凝血塊が噴出する。短時間で大量出血になることが多く，ショック症状への注意が必要となる。子宮収縮剤の投与が有効である。

子宮内反症

子宮内反症は，胎盤剥離前後で子宮が内方に反転し，子宮頸管内に下降または脱出した状態で，短時間で大量に出血が起こる。子宮筋の弛緩により自然発症する場合と，胎盤娩出時の過度の牽引や圧出による外力による発症がある。大量の出血とともに腹部の激痛や急激な血圧低下を認める。子宮の用手的整復を試み，困難な場合は開腹にて整復する。

02 子宮・産道の損傷による出血

子宮破裂

子宮破裂は最も深刻な異常で，帝王切開術既往など子宮に瘢痕創がある場合や，子宮収縮剤の過剰反応による過強陣痛によって分娩時に起こる。症状は，激しい腹痛と子宮収縮の触知不可（陣痛停止），急激なショック症状である。発症すると母子ともに危険な状態に陥ることから，前駆症状（切迫子宮破裂症状）の観察が重要である。前駆症状は，過強陣痛，産婦の不穏状態，胎児心拍数の異常，子宮収縮輪の上昇（バンドル収縮輪）があげられる。

産道損傷

頸管裂傷は，子宮腟部から子宮頸部に及ぶ裂傷であり，子宮口全開大前の強い努責や巨大児による頸管の過伸展，頸管の瘢痕創により，児頭通過時に起こる。児頭通過時は圧迫のため，出血はみられないが，胎児娩出後，鮮血色の出血を認める。子宮体部の収縮は良好であるにもかかわらず，出血が持続する場合は頸管裂傷を疑い，軟産道の診査を行うことが重要である。好発部位は3時方向と9時方向であり，痛みは伴わない。

腟・会陰裂傷は，胎児の軟産道通過時の裂傷である。軟産道強靱や巨大児，腟や会陰の伸展

図2 産科危機的出血への対応フローチャート

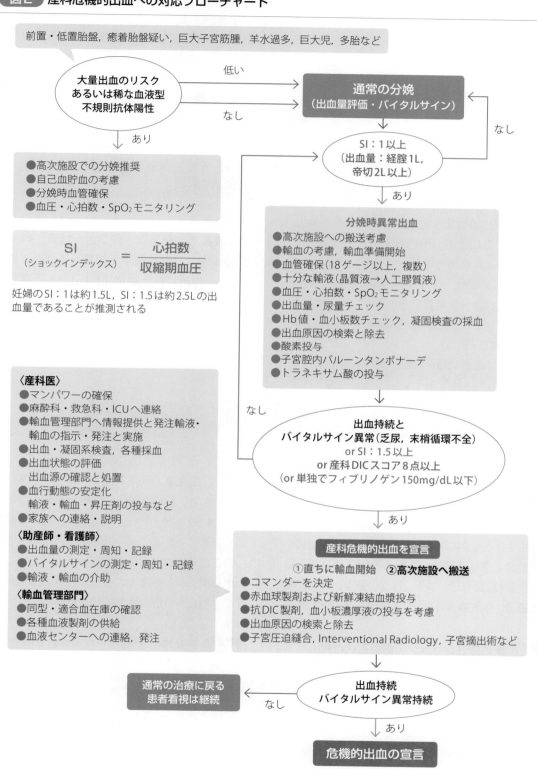

前置・低置胎盤，癒着胎盤疑い，巨大子宮筋腫，羊水過多，巨大児，多胎など

大量出血のリスク あるいは稀な血液型 不規則抗体陽性
— 低い → / なし →
通常の分娩
（出血量評価・バイタルサイン）
← なし

↓ あり

- ●高次施設での分娩推奨
- ●自己血貯血の考慮
- ●分娩時血管確保
- ●血圧・心拍数・SpO₂モニタリング

$$SI_{（ショックインデックス）} = \frac{心拍数}{収縮期血圧}$$

妊婦のSI：1は約1.5L，SI：1.5は約2.5Lの出血量であることが推測される

SI：1以上
（出血量：経腟1L，帝切2L以上）

↓ あり

分娩時異常出血
- ●高次施設への搬送考慮
- ●輸血の考慮，輸血準備開始
- ●血管確保（18ゲージ以上，複数）
- ●十分な輸液（晶質液→人工膠質液）
- ●血圧・心拍数・SpO₂モニタリング
- ●出血量・尿量チェック
- ●Hb値・血小板数チェック，凝固検査の採血
- ●出血原因の検索と除去
- ●酸素投与
- ●子宮腔内バルーンタンポナーデ
- ●トラネキサム酸の投与

〈産科医〉
- ●マンパワーの確保
- ●麻酔科・救急科・ICUへ連絡
- ●輸血管理部門へ情報提供と発注輸液・輸血の指示・発注と実施
- ●出血・凝固系検査，各種採血
- ●出血状態の評価 出血源の確認と処置
- ●血行動態の安定化 輸液・輸血・昇圧剤の投与など
- ●家族への連絡・説明

〈助産師・看護師〉
- ●出血量の測定・周知・記録
- ●バイタルサインの測定・周知・記録
- ●輸液・輸血の介助

〈輸血管理部門〉
- ●同型・適合血在庫の確認
- ●各種血液製剤の供給
- ●血液センターへの連絡，発注

なし ←

出血持続と バイタルサイン異常（乏尿，末梢循環不全） or SI：1.5以上 or 産科DICスコア8点以上 （or 単独でフィブリノゲン150mg/dL以下）

↓ あり

産科危機的出血を宣言

①直ちに輸血開始　②高次施設へ搬送
- ●コマンダーを決定
- ●赤血球製剤および新鮮凍結血漿投与
- ●抗DIC製剤，血小板濃厚液の投与を考慮
- ●出血原因の検索と除去
- ●子宮圧迫縫合，Interventional Radiology，子宮摘出術など

通常の治療に戻る 患者看視は継続
← なし —
出血持続 バイタルサイン異常持続

↓ あり

危機的出血の宣言

日本産科婦人科学会，日本産婦人科医会，日本周産期・新生児医学会，日本麻酔科学会，日本輸血・細胞治療学会：産科危機的出血への対応指針2017．p.1，2017年1月改訂．
http://www.jaog.or.jp/all/letter_161222.pdf

が不十分な場合や胎児機能不全による急速遂娩時，また，会陰保護が不適切であった場合に生じ，頻度が高い。裂傷部からの出血が認められ，裂傷の程度によるが痛みを伴う。会陰の表層組織に限定した第1度裂傷から，肛門括約筋が断裂し，肛門や直腸粘膜まで損傷が及ぶ第4度までさまざまな程度があり，裂傷が深い場合，

異常出血をきたすことがある。

産道損傷は，ショック症状に注意をしながら出血部位を特定し，裂傷縫合術を行う。裂傷が深く，太い血管が断裂していると縫合部内に血腫をつくることがあるので，縫合後も，創部の観察と血腫の有無，疼痛の観察を行う。

03 産科危機的出血時の対応

分娩時出血は，羊水の混入や寝具等への漏出，内出血などにより，出血量を過小評価しやすい。産婦人科診療ガイドラインにおいて，経腟分娩では500mL，帝王切開術の場合1,000mL以上の出血は分娩時異常出血とし，産科危機的出血を懸念し，原因検索と対応を行うと示されている（図2・図3）。

さらに，産科危機的出血の評価には，ショッ

クインデックス（shock index：SI）を用いて循環血液量不足を評価することが推奨されている。SI値は，救急外来や手術室等で活用されており，一般的には出血量（L）はSI値と同等とみなすが，妊産婦は循環血液量が増加しているため，より深刻な出血量と推測される。SI値が1以上の場合は，対応フローチャートに則り，迅速な対応が求められる（表1）。

04 看護のポイント

分娩時異常出血のリスクの有無にかかわらず，胎児娩出後，速やかにバイタルサインの測定と出血量の評価を行う。それまで異常が認められず順調な分娩経過であっても，弛緩出血になり，出血性ショックに陥ることがある。胎児娩出後，分娩台を平らに戻し，産婦のそばを離れず，全身状態（顔面蒼白，頻脈，冷汗，悪寒，震え，呼吸速迫，意識障害），バイタルサイン，酸素飽和

度モニターの測定と出血の観察を行う。

また，出血量の測定を速やかに行い，医師の指示のもと，輸液・輸血，酸素投与等の介助と経過の記録など，それぞれの役割を自覚し協働して処置にあたる。異常出血時，産婦はもちろんのこと分娩立ち合いの家族は何が起こったかわからず，不安を増大させる。産婦と家族に状況を説明し，不安の軽減に努める。

図3 出血性ショックの前駆症状と対応

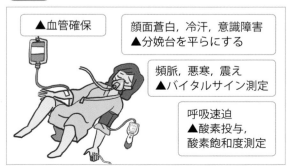

▲血管確保

顔面蒼白，冷汗，意識障害
▲分娩台を平らにする

頻脈，悪寒，震え
▲バイタルサイン測定

呼吸速迫
▲酸素投与，酸素飽和度測定

表1 妊産婦のSI値から推測される出血量

SI＝1（例：心拍数100回/分 収縮期血圧100mmHg）	分娩時出血量 約1.5L
SI＝1.5（例：心拍数120回/分 収縮期血圧80mmHg）	分娩時出血量 約2.5L

3 母体の全身の変調

01 産科DICと看護のポイント

DIC（disseminated intravascular coagulation：播種性血管内凝固症候群）とは，基礎疾患により血管内で凝固が活性化され，全身の微小血管に血栓が多発する（一次性DIC）。さらに，血栓形成により凝固因子が消費され，出血が止まらなくなる（二次性DIC）という病態である。

妊産婦は，分娩時の出血に備え，凝固能が亢進していることからDICが起こりやすく，産科基礎疾患に起因するDICを産科DICという。現在，診断には産科DICスコアが活用されている（表1）。出血に関する異常から産科DICを発症

することが多く，産科DICはきわめて急激な変化をとるため，速やかに診断し治療を開始する必要がある。

症状は，サラサラとした血液が湧き出るように大量に流出する。分娩時出血は，前述したように分娩後2時間までの出血量を指すが，DICによる後産期出血は，分娩後24時間以内で評価する。枯渇した凝固因子などを投与する補充療法を早期に行うことで予後は良好となることから，分娩時異常出血後の注意深い観察が重要である。

表1 産科DICスコア

以下に該当する項目の点数を加算し，8点〜12点：DICに進展する可能性が高い，13点以上：DIC

基礎疾患（1項目のみ）	点数	臨床症状	点数	検査	点数
早剝（児死亡）	5	急性腎不全（無尿）	4	FDP：10μg／mL以上	1
〃（児生存）	4	〃（乏尿）	3	血小板：10万／mm³以下	1
羊水塞栓（急性肺性心）	4	急性呼吸不全（人工換気）	4	フィブリノゲン：150mg／dL以下	1
〃（人工換気）	3	〃（酸素療法）	1		
〃（補助換気）	2	臓器症状（心臓）	4	PT：15秒以上	1
〃（酸素療法）	1	〃（肝臓）	4	出血時間：5分以上	1
DIC型出血（低凝固）	4	〃（脳）	4	その他の検査異常	1
〃（出血量：2L以上）	3	〃（消化器）	4		
〃（出血量：1〜2L）	1	出血傾向	4		
子癇	4	ショック（頻脈：100以上）	1		
その他の基礎疾患	1	〃（低血圧：90以下）	1		
		〃（冷汗）	1		
		〃（蒼白）	1		

日本産科婦人科学会，日本産婦人科医会，日本周産期・新生児医学会，日本麻酔科学会，日本輸血・細胞治療学会：産科危機的出血への対応指針2017. p.3, 2017年1月改訂.
http://www.jaog.or.jp/all/letter_161222.pdf

02 羊水塞栓症と看護のポイント

　羊水塞栓症は，子宮内圧の急激な上昇など何らかの原因で羊水成分が子宮内血管を通して母体血液中に侵入することで発症する。羊水成分により肺毛細血管が閉塞することで，肺高血圧症が引き起こされ，呼吸・循環不全となる。同時に羊水成分（トロンボプラスチン）により産科DICを併発する。分娩時または分娩直後に突然の呼吸困難，胸痛，チアノーゼがみられ，子宮からの大量出血を認める。

　緊急性が高いことから，ただちに医師に連絡し，人を集め，救急救命対応を開始する。

03 分娩子癇と看護のポイント

　子癇は，妊娠20週以降に初めてけいれん発作を起こし，てんかんや二次性けいれんが否定されるものと定義されている。子癇は，周産期すべての時期に発症の可能性があるが，分娩期に発症するものを分娩子癇という。

　妊娠高血圧症候群妊婦，たんぱく尿陽性妊婦，また入院直前に初めて高血圧やたんぱく尿を示した妊婦は分娩子癇のリスクが高い。このほか危険因子に，初産婦，若年妊娠がある。分娩中の血圧上昇は，子癇や脳出血危険因子の可能性が高く，妊産婦死亡の原因として産科危機的出血に次いで脳出血が多いことからも，血圧の注意深い観察が重要である（表2）。

　子癇の前駆症状として，頭痛，視覚異常（かすんで見える），眼華閃発（チラチラする），上腹部痛を認める。前駆症状がある産婦に対して，定期的な血圧測定を行い，高血圧重症（収縮期血圧≧160mmHgあるいは拡張期血圧≧110mmHg）が反復して確認された場合は，けいれん予防の投薬を開始する。また，発症誘因となる刺激を少なくするため，部屋を暗くし，強い光や音を遮断する。

　発作が起こると母子ともに危険な状態となるため状態安定後速やかに，帝王切開術を行う。

表2 子癇発作の経過と看護のポイント

	症状	看護のポイント
前駆症状	・頭痛，頭重感 ・視覚異常（かすんで見える） ・眼華閃発（チラチラする） ・上腹部痛 ・血圧上昇	・刺激を少なくするため，部屋を暗くする ・静かな部屋で安静 ・アイマスクの着用 ・けいれん予防のための硫酸マグネシウム持続点滴 ・血圧を下げるための薬の使用
誘導期 10秒程度	・意識消失 ・顔面蒼白 ・顔面と眼筋の痙攣（ひきつった顔貌） ・瞳孔散大 ・眼球上転	・呼吸ができるよう気道確保を行い，酸素吸入 ・誤嚥防止のため顔を横に向ける ・舌をかまないように処置する ・降圧剤，鎮静剤の投与
強直性けいれん期15〜20秒程度	・けいれんが全身にひろがる ・後弓反張（全身がこわばり緊張し，のけぞる） ・呼吸停止	
間代性けいれん期1分前後	・四肢や躯幹を震わせる間欠的けいれん ・口を激しく開閉することがある	
昏睡期	・けいれん発作はおさまり，呼吸は回復する ・いびきを伴う昏睡	・胎児の状態の確認 ・急速遂娩

胎児心拍の逸脱

分娩時，胎児には子宮収縮と狭い産道による圧迫のストレスが生じている。胎児の健康状態に問題が生じていないか，胎児心拍数陣痛図（cardiotocography：CTG）を判読し，胎児心拍の逸脱を早期発見し，適切な対応が求められる。

01 CTGの判読

胎児のストレス徴候の1つに一過性徐脈が認められる。一過性徐脈とは，胎児心拍数基線からの15秒以上の心拍数の減少が続き，10分以内でまた基線に戻る心拍数の波形である。一過性徐脈には次の4種類があり，それぞれ発生の機序が異なることから，一過性徐脈の種類を鑑別することが重要である。

・早発一過性徐脈
・遅発一過性徐脈
・変動一過性徐脈
・遷延一過性徐脈

遷延一過性徐脈は4種類のなかで最も深刻であることから，まず心拍数の減少から回復までの時間（2分以上）に着目し，遷延一過性徐脈を鑑別する。次に一過性徐脈の波形に着目し，徐脈開始から最下点までの下降が急速である場合，変動一過性徐脈と判読する。

早発一過性徐脈と遅発一過性徐脈はともに，緩やかな心拍の下降が認められるが，子宮収縮と徐脈出現の時期が一致する場合は早発一過性徐脈となり，子宮収縮に遅れて徐脈が出現するとき遅発一過性徐脈となる。10分以上の心拍数減少は一過性でなく基線の変化とみなし，徐脈と診断する。徐脈は深刻な胎児の低酸素状態である。

もう1つの胎児ストレス徴候に基線細変動の減少・消失と特殊な波形（サイナソイダルパターン）がある（図1）。

図1 CTG（胎児心拍数陣痛図）の判読方法

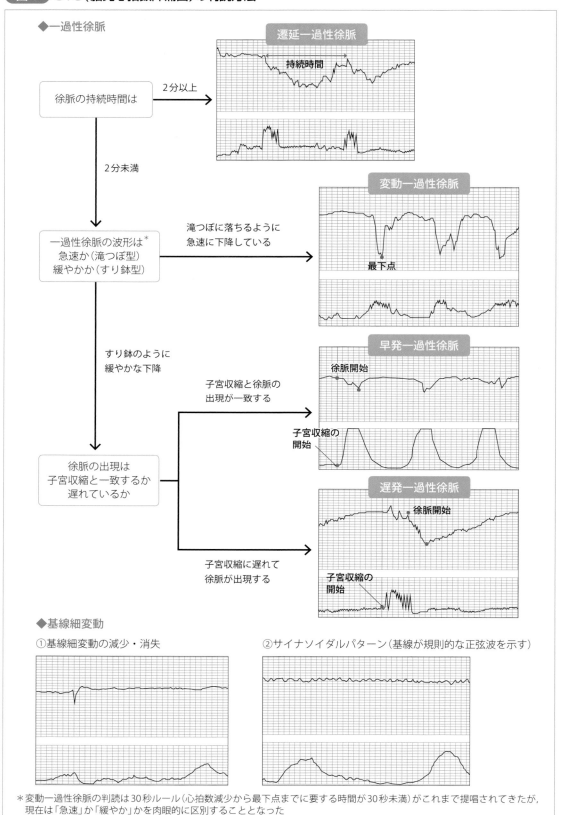

◆一過性徐脈

遷延一過性徐脈

持続時間

徐脈の持続時間は → 2分以上

2分未満

変動一過性徐脈

一過性徐脈の波形は*
急速か（滝つぼ型）
緩やかか（すり鉢型）

滝つぼに落ちるように
急速に下降している

最下点

すり鉢のように
緩やかな下降

早発一過性徐脈

徐脈開始

子宮収縮と徐脈の
出現が一致する

子宮収縮の
開始

徐脈の出現は
子宮収縮と一致するか
遅れているか

遅発一過性徐脈

徐脈開始

子宮収縮に遅れて
徐脈が出現する

子宮収縮の
開始

◆基線細変動

①基線細変動の減少・消失

②サイナソイダルパターン（基線が規則的な正弦波を示す）

*変動一過性徐脈の判読は30秒ルール（心拍数減少から最下点までに要する時間が30秒未満）がこれまで提唱されてきたが，
現在は「急速」か「緩やか」かを肉眼的に区別することとなった

02 胎児心拍逸脱の原因・機序

早発一過性徐脈

　子宮口全開大近くになると，胎児は産道の最も狭い部分を通過する。その際，胎児は狭い産道を通過するために頭蓋骨を重ね合わせる（骨重積）。早発一過性徐脈は児頭圧迫により頭蓋内圧が亢進すると，圧受容器が感知し，脳保護のため迷走神経反射が起こり，血流を低下させる生理的な変化である。

遅発一過性徐脈

　遅発一過性徐脈は，胎盤機能や子宮血流低下により，胎児の低酸素症が発生することで出現する。化学受容器が低酸素を感知することで，胎児の血圧を増加させ，その結果迷走神経反射が起こる。低酸素の感知までに時間がかかることから，子宮収縮に遅れて徐脈が出現する。

変動一過性徐脈

　変動一過性徐脈は，臍帯圧迫により出現す

る。臍帯圧迫により動脈血流が減少すると心臓より先の大動脈の血圧が急激に増加する。心臓や脳を圧変化から守るため，急速に迷走神経反射が起こることで急速な一過性徐脈を引き起こす。

遷延一過性徐脈

　圧変化や低酸素による一過性徐脈が進行し，心拍数の低下が延長した状態で，慎重な観察を要する。

基線細変動の減少・消失

　基線細変動の減少・消失や特殊な波形は，胎児の低酸素症の持続が原因で，胎児の自律神経機能の抑制や破綻の深刻なサインであり，最終形として徐脈が生じる。基線細変動の減少や消失は，CTGによる連続監視でなければ発見できない。

03 CTGのアセスメント（レベル分類）

　胎児のストレス徴候を見極め，あとどのくらい時間がかけられるか（胎児は大丈夫か）を評価するために，心拍数基線（正常・徐脈・頻脈），基線細変動（正常・減少・消失），一過性徐脈の種類（変動・遅発・遷延）の組み合わせから5つのレベルに分類し，レベル分類に基づいて対応や処置が推奨されている。

　CTGの評価において判断ができるのは，胎児が元気であること（レベル1）であり，胎児の異常を判断するものではない。レベル2は亜正常波形と判断し，CTGを引き続き連続監視し医師に報告することが求められる。

　レベル3から5（異常波形軽度，中等度，高度）の場合を胎児機能不全（NRFS：non reassuring fetal status）と診断する。

　一般的に「〇〇不全」という診断は，機能が不完全である状態であり，その多くは異常を指し示す。しかし，胎児機能不全では「妊娠中あるいは分娩中に，胎児の状態を評価する臨床検査において正常でない所見が存在し，胎児の健康に問題がある，あるいは将来問題が生じるかもしれない，と判断された場合」と定義されており，胎児機能不全という診断がすなわち胎児の異常をあらわすものではない。

監視を強化し，医師への報告または医師の立ち会いを要請することが求められ，その程度によっては急速遂娩が選択される可能性がある。

胎児への影響を鑑み，CTGを正確に判読し胎児が発するストレス徴候を早期発見し，児の健康を守るための適切な対応が求められる。

04 胎児への影響

胎児機能不全のとき，胎児は低酸素状態に陥っていることが予測され，この結果，最も重大な病態は，胎児の低酸素血症とそれにより生じるアシドーシスである。胎児は，低酸素状態になると，血流再分配という適応・代償機構が働く。

これは，体内の各臓器に酸素を十分に供給できないとき，生命維持に重要な臓器である脳や心臓，副腎に優先的に血流を送り，その代わり生命維持に直結しない四肢や肺，腸管，腎臓の血流を減少させて補うというものである。分娩時，ストレス下で胎児が自身の生命維持のために行う効果的な仕組みであるが，低酸素状態が遷延し，重症化するとこの仕組みは破綻し，脳や心臓へ酸素を運ぶことができず低酸素性虚血性脳病変（脳性麻痺）や胎児死亡に至る。

05 看護のポイント

分娩時，胎児心拍を連続監視し，胎児の評価を行う。CTG所見からレベル分類を行い，分娩にかかわる医師，助産師，看護師がケアに関して共通理解をもって対応することが求められる（メンタルモデルの共有）。

胎児機能不全であるレベル3以上の場合は，急速遂娩を選択する可能性が常にあることを念頭においてケアを行う。急速遂娩は緊急帝王切開術のほかに子宮口全開大の分娩第2期であれば，吸引分娩などの方法がある（表1）。

表1 急速遂娩の方法と看護のポイント

方法	緊急帝王切開術	吸引分娩	鉗子分娩
適応	・子宮口全開大前 ・胎児機能不全が深刻で超緊急な胎児娩出が求められる場合	・妊娠34週以降の頭位であること ・児頭骨盤不均衡（CPD）がない ・子宮口が全開大でかつ既破水 ・児頭が骨盤内に十分に下降している	
方法	p.158	・吸引カップを児頭に吸着させて，陣痛発作にあわせて，骨盤誘導線に沿って牽引し娩出させる ・児への影響を鑑み，吸引時間と回数が明示されている ・牽引力は鉗子分娩に比べると弱いが，母子の損傷が少なく，操作が容易なことから，施行頻度が高い	・産科鉗子を用いて，児頭を把持し，吸引分娩と同様に牽引し娩出させる ネーグレ鉗子 ・娩出の確実性は高いものの，母子への損傷のリスクが高いことから，熟達した医師が施行する
看護のポイント		・陣痛発作にあわせて牽引することから，産婦が効果的に共圧陣痛をかけられるように，陣痛の観察と努責の支援を行うとともに，陣痛間欠時はリラックスできるよう声かけを行う ・吸引分娩の場合は，吸引圧や牽引回数，時間を記録する ・新生児蘇生の準備と小児科医の立ち合いを要請する	

2 分娩期の看護

第3部

産褥期の看護

第1章

褥婦をまるごと捉えよう

褥婦をまるごと捉えよう

　褥婦とは，分娩が終了し，妊娠・分娩に伴う母体の生理的変化が非妊時の状態に回復するまでの期間にある女性を指す。ただし，ここでは産褥入院中の産後1週間程度のケアについて述べる。

　褥婦は出産を経て，ホルモンの変化に適応し，身体的には内外性器の解剖学的，機能的な退行性変化（復古）と乳汁分泌に伴う進行性変化がみられる。これらは育児に対する喜びや興奮をもたらす一方で，睡眠不足や痛み，授乳不安，ストレス，不安感などの課題も伴うことが多い[1]。上記は妊娠・出産に伴う正常な変化であるが，母体の状態や分娩後の経過で容易に異常に逸脱するおそれがある。同時に出産は家族が増え家族発達に変化が生じる時期であることから，家族関係への支援も必要である。

　看護職は褥婦を正常経過から逸脱させないために，今後を予測しながら，退院後に起こりうる状況を先回りして対象を支援する必要がある。それには母性特有の知識・技術が必要とされる。American College of Obstetricians and Gynecologist（ACOG：アメリカ産科婦人科学会）[2]は，産後ケアが継続的で個々のニーズに合わせた女性中心のサポートである必要があるとしている。一方で褥婦をまるごと捉えるためには，妊娠期からの継続的な看護の視点と褥婦個々に応じた看護ケアが重要になる。個別性を重視して，知識や手技の獲得のための看護を個別に実践する。

産褥期の知識を確かなものにする

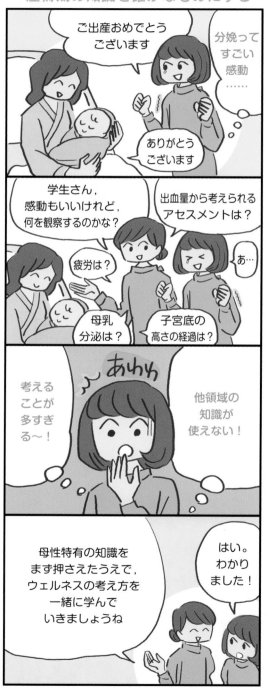

01 産褥期の身体的変化

産褥期には各種ホルモン量の変化に伴い，子宮の急速な縮小や子宮内膜の再生，血液凝固学的な変化に加え，母乳の分泌など大きな変化が生じることがある[3]。これらは生理的な変化であり，通常は問題なく移行する。しかし，何らかの健康問題がある場合やセルフケアに問題がある場合は容易に異常に逸脱する。看護師は根拠に基づいた看護ケアの実践を行う必要がある。

産褥期の身体的変化に対する看護の視点は以下の4点である。

①生殖器の復古が産褥経過に応じて順調に経過するよう支援する

②母乳育児が確立し，褥婦が自信をもって母乳育児ができるよう支援する

③褥婦が全身の回復を促すセルフケアをできるよう支援する

④産褥期に起こりやすい異常を予防するための支援を行う

そのうえで，産褥期の身体的変化を異常にさせないために，復古過程が順調であるか，復古の阻害要因はないか，進行性変化は褥婦の意思を尊重したものになっているか，疼痛や不快症状によって褥婦に影響がないか判断し，異常への逸脱の可能性を査定する。同時に退院後の生活をふまえ，自信をもって褥婦が育児を行えるよう，セルフケアの視点を取り入れた実践を行う。

身体の変化への不安をフォローする

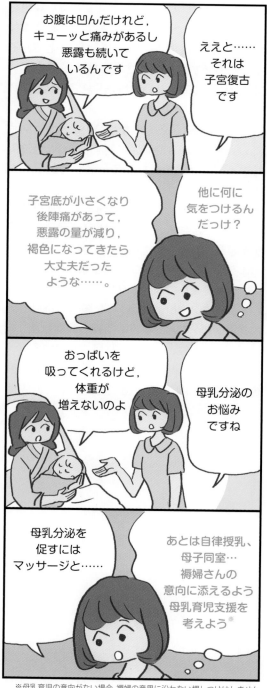

※母乳育児の意向がない場合，褥婦の意思に沿わない押しつけはしません

3 産褥期の看護

これまで別々の家庭で育ってきた男女が新しく家族を形成していく時期はさまざまな課題をもつ[4]。父親は出生後，子どもに対する強烈なのめりこみ感情（エングロスメント）が起き，子どもとのきずなを成立させる機能が働く。一方で父親としての社会的責任や経済的負担，育児への責任がのしかかる。

母親も同様，子どもをかわいいと思うと同時に，「母親らしさ」や育児に対する責任，発達に対する評価などの責任がのしかかる。現代女性はマタニティブルーズのみならず産後うつも増えつつ[5][6]あり，家族の発達段階の移行期に伴うさまざまなストレスに対して予防的に支援する必要がある。

エジンバラ産後うつ病自己評価票（EPDS，p.211）は産後うつ病のスクリーニングを目的としてコックス（John Cox）らが開発した自己記入式質問紙[7]で，日本では岡野らが翻訳版[8]を作成して信頼性と妥当性が検証されている。

9点以上を高得点と判断し，重症度や緊急度を面接等で判断する。産後だけでなく妊娠期から使用する。

変化する家族の役割を理解する

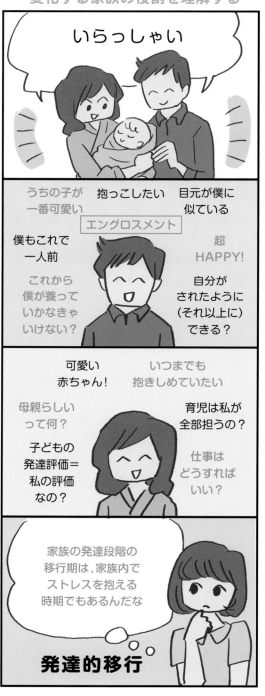

03 産褥期の社会的状況

従来，子育ての責任は母親のみが負うことが多く，子どもの発達成長が母親の評価となるとみなされる風潮があった。しかし，徐々にその風潮は弱まりつつあり，世界的にも日本においてもパートナーや家族，地域や会社も責務を担うように変化しつつある。

2021年4月には「母子保健法の一部を改正する法律」[9]が施行され，地域のさまざまな関係機関と情報を共有したネットワークを構築することになった。

褥婦を取り巻く状況は個々で大きく異なり，すべての褥婦に一律に推奨される支援があるわけではない。そのため，対象にとって最も有効な支援は何なのか，退院後の生活を見越して限りある資源を有効に使えるよう，知識と情報を提供していく必要がある。

対象が暮らす地域によっても提供される産後ケアは異なる。現代を生きる褥婦は多くの情報をインターネットから検索するがその情報は玉石混淆であるため，真贋を見抜くのは難しい。母親にのみ責任を負わせるような情報は，現代では否定されつつある[10]。また，過剰な情報は抑うつ症状を増加させることも明らかにされている[11]。正しい情報は専門知識がないとたどりつくことは難しく，正しい知識を正しく伝えることは，いまや看護職の大きな役割となっている。

育児期は妊娠・分娩・産褥期よりもずっと長く続く。産褥入院中には退院後数年も見越した情報提供を行う必要があり，数日の産褥入院でかかわる看護職の影響は大きい。

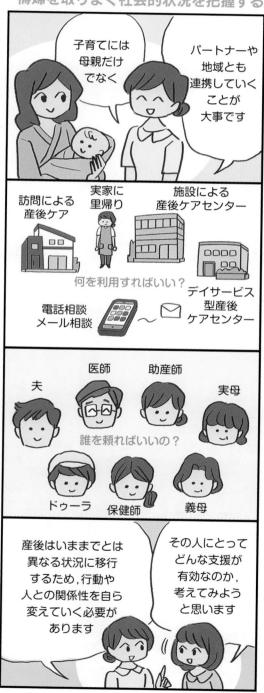

褥婦を取りまく社会的状況を把握する

引用・参考文献

1 ）Dennis CL, et al: Prevalence of antenatal and postnatal anxiety: systematic review and meta-analysis. Br J Psychiatry, 210(5): 315-323, 2017.

2 ）ACOG Committee Opinion No. 736: Optimizing postpartum care. Obstet Gynecol, 131(5): e140-e150, 2018.

3 ）岡本愛光監：ウィリアムス産科学. 原著25版, 南山堂, 2019.

4 ）山崎あけみほか：19の臨床場面と8つの実践例から考える. 家族看護学, 改訂第2版, 南江堂, 2015.

5 ）松長麻美ほか：産後女性における希死念慮の評価, 頻度, 関連要因；システマティックレビュー. 日本社会精神医学会雑誌, 29（4）：314-325, 2020.

6 ）Hahn-Holbrook J, et al: Economic and Health Predictors of National Postpartum Depression Prevalence: A Systematic Review, Meta-analysis, and Meta-Regression of 291 Studies from 56 Countries. Front Psychiatry, .8: 248, 2018.

7 ）Cox JL, et al: Detection of postnatal depression. Development of the 10-item Edinburgh Postnatal Depression Scale. Br J Psychiatry, 150: 782-786, 1987.

8 ）岡野禎ほか：日本版エジンバラ産後うつ病自己評価票（EPDS）の信頼性と妥当性. 精神科診断学, 7（4）：525-533, 1996.

9 ）厚生労働省：産前・産後サポート事業ガイドライン──産後ケアガイドライン. 2020.

https://www.mhlw.go.jp/content/000658063.pdf（2021年8月閲覧）

10）Yamaguchi S, et al: How does early childcare enrollment affect children, parents, and their interactions?. Labour Economics, 55: 56-71, 2018.

11）Matthes J, et al: "Too much to handle": Impact of mobile social networking sites on information overload, depressive symptoms, and well-being. Computers in Human Behavior, 105, 2020.

https://doi.org/10.1016/j.chb.2019.106217

第2章

産褥期の気づく力を
高める基礎知識

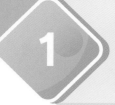

産褥理解に必要な理論と概念

01 母性性や母親役割移行過程理論

ルヴァ・ルービン（Reva Rubin）[*1]は，周産期にある6,000人以上の女性にインタビューや観察を行って母性性（マターナルアイデンティティ）[1)]を明らかにした。母性性は本来備わっているものではなく，妊娠・出産を通して母親としての自分が理想とするイメージを自分の中に組み込み，それまでの自己像とあわせて，その女性のパーソナリティの一部となることにより形成される。母性性の獲得は模倣→予行演習→空想→役割検討→悲嘆作業という段階を踏む（図1）。産褥期における看護職の役割は，個々に異なる対象の体験や状況に対して深く理解し，母親らしさを獲得するための内的作業を促すことである。

ラモナ・マーサー（Ramona Mercer）はルービンの母親役割達成を発展させて，母親役割移行過程理論を構築した。女性は妊娠した，もしくは妊娠を予期した時点から母親になる準備を始め，パートナーや胎児・新生児との関係性のなかで母親となるアイデンティティを獲得していく。第1段階として，妊娠期に母親になるための作業を開始する。第2段階として産後2〜6週には新生児について学習し，試行錯誤しながら育児を繰り返し学んでいく。第3段階として産後2〜4か月には子どもが出すサインを読み取り，子どもにとっての最善を探索しながら生活に適応していく。第4段階として産後4か月以降には母親として自信をもち，さらに自己を拡大させて新しいアイデンティティを組み入れる[2)]。さらに子どもへの責任を引き受けて母親役割移行過程へと変化する自己を経験する。母親役割移行過程に影響する主な要因としては，ソーシャルサポート（話をしたり，必要時に援助を求められる），母親自身の健康状態，うつ・不安等，高年齢，経産婦[3)]，母親役割，子どもへの愛着，出産体験の認知，自己肯定感，パートナーとの関係，子どもの特性，子どもの健康状態，実母との関係を含む家族等の要因などがあげられている。

母親役割は子どもの成長発達に応じて変化し，移行する。産褥時期に合わせて母親役割獲得に向けた支援を行うことで，母親役割移行を推進することができる。また，個々の状況に応じた要因を特定して支援することは個別性の高いケアにつながる。

02 愛着理論や母子相互作用モデル

小児精神科医のボウルビィ（John Bowlby）は，アタッチメント理論（愛着理論）を発展させた。愛着は子どもから母親への親密な結びつきであり，子どもは母親または母親に代わる特定の養育者に対して情緒的関心や愛情を抱き，後追いなどの愛着行動をとる愛着が形成・内在

---

*1 🖊 ルヴァ・ルービン　母性論や母性性などの説を唱えたが，研究の妥当性は検証されていないため，批判もある。

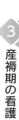

図1 母性性の獲得

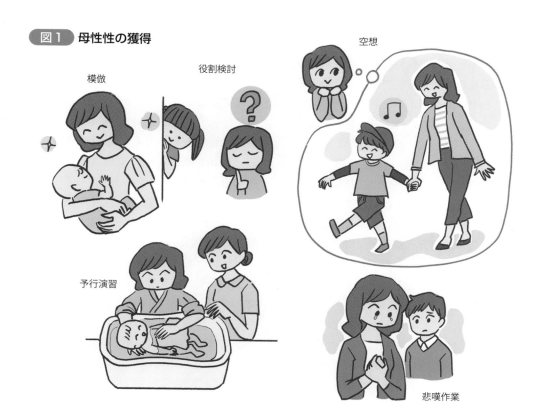

模倣

役割検討

空想

予行演習

悲嘆作業

図2 ボンディング形成のための支援

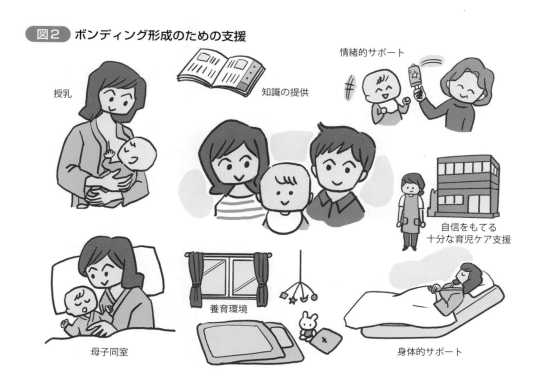

授乳

知識の提供

情緒的サポート

自信をもてる
十分な育児ケア支援

母子同室

養育環境

身体的サポート

化されることで他者への信頼と自己肯定等，対人関係での葛藤を調節する能力の生涯にわたる基礎となる〈内的ワーキングモデル〉と考えた。しかし，現代では養育者の情緒の安定・不安定にかかわらず，子どもはさまざまな形で愛着を形成する。「より多くの人数で育児を行ったほうが子どもの発達がよい」といった研究結果[4]など，母子密着が強すぎることの危険性も問われており，親のみならず，地域や保育園などの公的サービスによる育児・保育支援によっても子どもの安寧が得られることが明らかになりつつある。また，母乳育児と愛着の関連のシステマティックレビュー[5]では，母乳育児の期間と愛着が有意に関連していることが明らかになっているが，出産直後の母乳育児は関連がなく，またいくつかの研究結果には研究の限界が明らかになっていることから，今後の分析が必要である。

クラウス（Marshall Klaus）とケネル（John Kennell）は出産直後の感受期がヒトにもあり，感受期の母子の相互作用によって母親から子どもに対するきずな（ボンディング）が形成されるとした（ボンディング理論）[6][7]。このきずなは妊娠・出産・産褥数か月間に及んで形成する。

しかし現在では，科学的根拠の薄さや父親の存在軽視，早産等で母子分離をせざるをえない母親に対する罪の意識の助長などから修正が加えられた[8]。人間は順応性が高く，早期皮膚接触や母乳育児ができなくても母性意識は発達する。母親や家族を十分に身体的・情緒的に支援すること，十分にサポートされていると感じられる養育環境を提供すること，自信をもてるまでの十分な育児ケア支援によってきずなは形成される（図2）。

バーナード（Kathryn Barnard）は親子の母子相互作用モデルを提唱した[9][10]。このモデルでは，親，子ども，環境の3つが相互に影響し合うことを前提としている。親子の関係性を促す学習環境において，子どもは合図（Cue）を出して親に働きかけ，親は合図に気づいて育児行動を起こす。この相互作用が子どもにとっては合図の明確性や親に対する反応性となり，苦痛の軽減や子どもの発達を促す行動となり，より良好な相互作用へと適合していく。看護師は親子の相互作用をアセスメントし，ポジティブなフィードバックを返していくことで予防的な介入が可能となる。

引用・参考文献

1) 板倉敦夫ほか編：母性看護学概論/ウィメンズヘルスと看護. p.44, メジカルフレンド社, 2019.

2) 新道幸恵：ラモナ T. マーサー. 看護理論家の業績と理論評価（筒井真優美編），第2版，医学書院，2020.

3) RK Ertmann, et al: What factors are most important for the development of the maternal-fetal relationship? A prospective study among pregnant women in Danish general practice. BMC Psychol, 9(1): 2, 2021.

4) Heidi Keller: Attachment. A pancultural need but a cultural construct. Curr Opin Psychol, 8: 59-63, 2016.

5) K Linde, et al: The association between breastfeeding and attachment: A systematic review. Midwifery, 81: 102592, 2019.

6) M Klaus, et al: Parent to infant bonding: setting the record straight. J Pediatr, 102(4): 575-576, 1983.

7) Kennell JH, et al: Bonding: recent observations that alter perinatal care. Pediatr Rev, 19(1): 4-12, 1998.

8) Marshall H Klausほか（竹内徹訳）：親と子のきずなはどうつくられるか. 医学書院, 2001.

9) 片田範子：キャスリン E. バーナード. 看護理論家とその業績（都留信子監訳），第3版，2004.

10) 広瀬たい子：Barnardモデルと母子相互作用，そしてジョイント・アテンション. 乳幼児医学・心理学研究, 7(1): 27-39, 1998.

2 産褥期のウェルネスとは

　妊娠という状態は，疾患ではなく生理的現象である。ゆえに妊娠・分娩・産褥期に起こる変化は生理的なものであり，病気ではない。しかし，妊娠から産褥の過程では連続した身体機能の大きな変化や家族役割の変化などストレスフルであるため，いつでも異常に移行しやすい。

　分娩・産褥期の状態変化は著しく，1日，数時間で状態が変化することも少ないため，正確で迅速なアセスメントが必要となる。同時に褥婦自身のセルフケア能力は概して高い状態である。退院後は褥婦自身が自らの力でよりよい産褥・育児期を過ごしていく必要があり，看護師は産褥入院中に退院後の健康増進行動をとれるように支援を行う必要がある。そのため，この時期はセルフケア能力を維持する，あるいは高める方向の看護ケアが必要である。

01 ウェルネス志向型とは

　母性看護学での看護ケアでは，妊産褥婦が本来備わっている力を引き出し，生理的な変化が順調に経過するためのウェルネス志向型の看護過程で対象を捉える。また，異常への逸脱を予防するための環境を整え，よりよい健康状態への促進が重要である（図1）。

　問題志向（リスク）型の場合，子宮復古を例にすると「出生児が巨大児であり，子宮が産後日数に応じて収縮しないリスクがある」などとなるかもしれない。これがウェルネス志向型だと「新生児が巨大児であったため子宮の過伸展があるが，子宮復古は順調に経過している」とみなし，「今後もよい方向に進む」と捉える。対象にはもちろん正常でない部分もあるだろう。それでも少しでもよいところがあればそこに着目し，ポジティブな視点を大切にする。看護者側が対象褥婦自身も気がつかない強みに焦点化してかかわることは，対象や家族にとって健康増進と疾病予防の力になり，退院後の育児期を乗り切る力となりうる。

　ウェルネス志向型は図2に示されるように，現在の状態が良好であり，その状態が維持されるものとさらに改善・良好になるものがある。これらはウェルネスで考えやすい。

　一方，現状の状態が仮に良好でなかったとしても，その後に改善や良好である微候が表れつつある場合や，それ以上の悪化がみられない現状維持である場合であってもウェルネスで捉えることができると考えられる。

　ウェルネス志向型の特徴は，解決されるべき問題点だけでなく，対象の健康で良好な部分にも焦点を当ててありのままに示すことである。

図1 母性看護に適しているウェルネス志向型

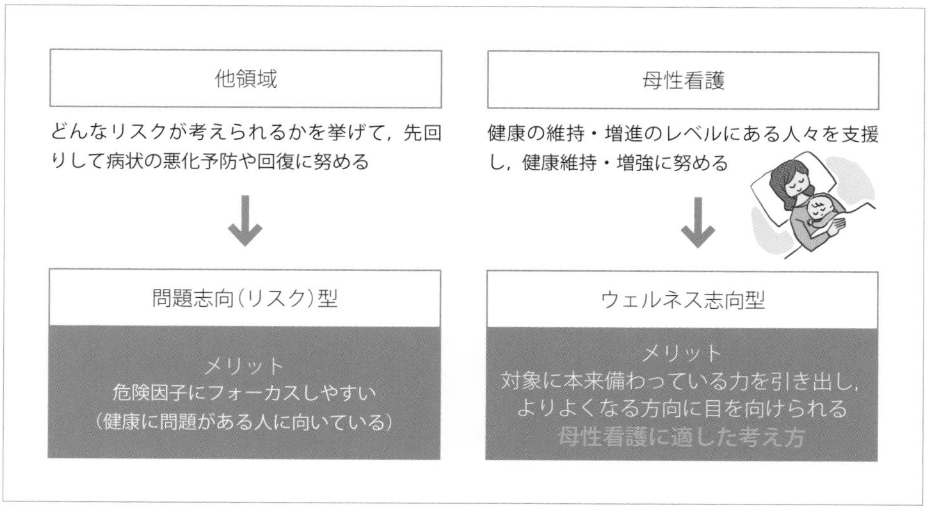

他領域	母性看護
どんなリスクが考えられるかを挙げて，先回りして病状の悪化予防や回復に努める	健康の維持・増進のレベルにある人々を支援し，健康維持・増強に努める
↓	↓
問題志向（リスク）型	ウェルネス志向型
メリット 危険因子にフォーカスしやすい （健康に問題がある人に向いている）	**メリット** 対象に本来備わっている力を引き出し，よりよくなる方向に目を向けられる 母性看護に適した考え方

図2 ウェルネス志向型

現在の状態
良好

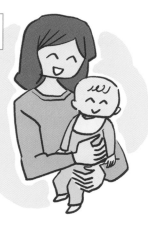 →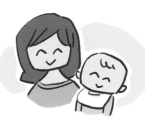

良好を維持 or さらに改善

現在の状態
良好でない

良好へ

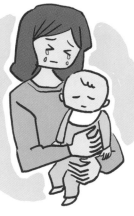 →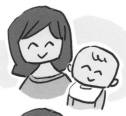

→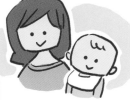

この状況であっても，ウェルネス志向型で考えることができる

現状維持

太田操編著：ウェルネス看護診断にもとづく母性看護過程. 第3版, p.21, 医歯薬出版, 2017. を参考に作成

194

情報収集

　対象の産褥期における生理的側面（子宮収縮などの退行性変化，母乳分泌などの進行性変化，産褥期に起こりやすい貧血，妊娠高血圧症候群等，帝王切開術を行った褥婦では術後合併症など）および新生児の子宮外生活適応を軸として必要な情報を収集する。このとき，妊娠期や分娩期の情報のなかで産褥・新生児期に影響を与える要因がある場合は併せて情報収集を行う。

　心理・社会的側面（母子・父子愛着形成，家族発達，ソーシャルサポート，就労と育児休業の有無，保育環境，使用できる各種社会資源等）も情報収集し，対象を多面的に捉える。

アセスメント

　収集したデータを解釈し，対象と子ども，家族の状態について総合的にアセスメントする。現状のアセスメントだけでなく，退院後を見越して育児期に影響を与える事柄についてアセスメントを行う。このとき，できていないことではなく，対象にとってできていること，正常（範囲）であること，よい方向に進んでいることなどをアセスメントする。

　具体的なアセスメント例として，「○○が順調である」「○○が正常である」「○○が始まっている」などがあげられる。

3 産後の母子支援

01 出生届（戸籍法第49条）

　分娩した日を1日目と起算して（通常，施設では分娩した日を0日目とするので注意が必要）14日以内に，申請時の出生地，届出人（褥婦・夫）の本籍地または所在地のいずれかの市区町村役場に届け出る。

02 母子保健サービス

経済的支援

　健康保険法による出産育児一時金（第101条・褥婦が被保険者の場合）・家族出産育児一時金（第114条・褥婦が被扶養者の場合），児童手当法による児童手当が付与される。ひとり親世帯等の場合は，児童扶養手当制度[1]が設けられている。その他，居住地によって対象年齢は異なるが，子どもの医療費助成制度がある。いずれも申請が必要なため，産後に申請する。

産後サービス

　生後28日以内（里帰りの場合は60日以内）に新生児の発育，栄養，生活環境，疾病予防などの育児上重要な事項の指導を目的とした「新生児訪問指導」（母子保健法第11条）がある。また，生後4か月を迎える日までの乳児のいるすべての家庭に，育児不安の相談，育児の情報得提供，乳児とその保護者の心身の様子および養育環境の把握，支援が必要な家庭に対する介入の検討および関係機関との連携を行う，「乳児家庭全戸訪問事業：こんにちは赤ちゃん事業」（児童福祉法第6条）がある。
　褥婦に対しては「妊産婦訪問指導」（母子保健法第17条）がある。妊産婦には出産後1年以内の褥婦も含まれるため，産後に訪問されることもある。

産後ケア事業

　2021（令和3）年4月より母子保健法の一部を改正する法律が施行された。改正の趣旨として出産後1年以内の母親とその子を対象とし，産後も安心して子育てができる支援体制を確保するために産後ケア事業の全国展開をはかる目的[2]が示された。
　産後ケア事業の実施主体は各市町村とし，短期入所事業，通所事業，訪問事業を努力義務とした。市町村は妊娠期から出産後に至る支援を切れ目なく行う観点から，母子健康包括支援センターその他の関係機関と必要な連絡調整，母子保健法・児童福祉法等に基づく母性および乳児の保健および福祉に関する事業との連携をはかることにより，支援の一体的な実施その他の措置を講ずることとなった。居住地によって家事代行，家事代行経費支援などのさまざまな事業が行われているため，対象褥婦の居住地に合わせた情報提供を行う必要がある。事前に登録が必要な場合が多い。

子育て世代包括支援センター

　妊産婦，乳幼児ならびにその保護者の生活の質の改善・向上や胎児・乳幼児にとって良好な生育環境の実現・維持をはかるために，2017（平成29）年から市区町村におけるセンターの設置が努力義務とされた。妊産婦・乳幼児等の実情の把握，妊産婦や保護者の相談に応じて必要な情報提供，助言・保健指導を行う，支援プランの策定，保健・福祉の関係機関と連絡調整することで，妊産婦や乳幼児等に対して切れ目のない支援を提供する（図1）。

図1 子育て世代包括支援センター

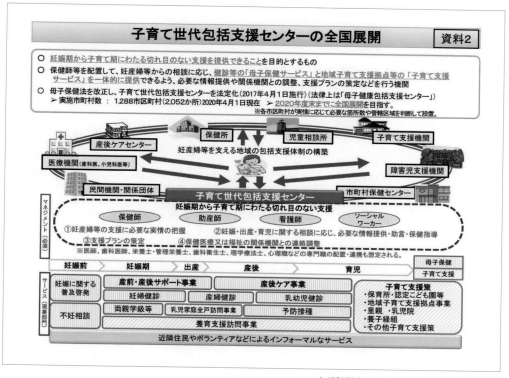

文部科学省：子育て世代包括支援センター.
https://www.mext.go.jp/sports/content/20210219-spt_kensport02-000012895_3.pdf

表1 **育児・介護休業法の概要（育児関係）**

育児休業※賃金の支払義務なし。※育児休業給付金（賃金の67％または50％）あり
□子が1歳（保育所に入所できないなど，一定の場合は，最長2歳）に達するまでの育児休業の権利を保障 □父母ともに育児休業を取得する場合は，子が1歳2か月に達するまでの間の1年間【パパ・ママ育休プラス】 □父親が出産後8週以内に育児休業を取得した場合，再度の育児休業の取得が可能 ※有期雇用労働者は，下記の要件を満たせば取得可能 ①同一の事業主に引き続き1年以上雇用 ②子が1歳6か月（2歳まで休業の場合は2歳）に達するまでに，労働契約（更新される場合には，更新後の契約）の期間が満了することが明らかでないこと
子の看護休暇※賃金の支払義務なし。
□小学校就学前の子を養育する場合に年5日（2人以上であれば年10日）を限度として取得できる（1日または時間単位）
所定外労働・時間外労働・深夜業の制限
□3歳に達するまでの子を養育する労働者が請求した場合，所定外労働を制限 □小学校就学前までの子を養育する労働者が請求した場合，月24時間，年150時間を超える時間外労働を制限 □小学校就学前までの子を養育する労働者が請求した場合，深夜業（午後10時から午前5時まで）を制限
短時間勤務の措置等
□3歳に達するまでの子を養育する労働者について，短時間勤務の措置（1日原則6時間）を義務づけ
不利益取扱いの禁止等
□事業主が，育児休業等を取得したこと等を理由として解雇その他の不利益取扱いをすることを禁止 □事業主に，上司・同僚等からの育児休業等に関するハラスメントの防止措置を講じることを義務付け
実効性の確保
□苦情処理・紛争解決援助，調停 □勧告に従わない事業所名の公表

※育児・介護休業法の規定は最低基準であり，事業主が法を上回る措置をとることは可能

厚生労働省：育児・介護休業法の改正について 2021年1月1日時点.
https://www.mhlw.go.jp/content/11900000/000851662.pdf

03 勤労女性に対する法的保護

　勤労女性が出産のために会社を休んだ場合には，健康保険法により出産手当金が支払われる。また子どもが1歳になるまでの間で希望する期間，さらに子どもが1歳になった後に保育所に入れないなどの場合，会社に申し出ることにより最長2歳まで育児休業の権利が保障され（育児休業，介護休業等育児又は家族介護を行う労働者の福祉に関する法律：育児・介護休業法，表1），育児

休業中には，育児・介護休業法と雇用保険法によって育児休業給付金が支払われる。また，被保険者が育児休業等を取得している場合，育児休業を開始した月から終了する日の翌日が属する月の前月までの期間の保険料負担の全額が免除（健康保険法），3歳未満の子を養育する場合，育児休業等終了後の社会保険料の特例および養育期間中の年金額計算の特例の経済的支援[3]がある。

引用・参考文献

1）厚生労働省：児童扶養制度.
　https://www.mhlw.go.jp/content/000805775.pdf
　（2021年10月閲覧）
2）厚生労働省子ども家庭局長：「母子保健法の一部を改正する法律」の施行について（通知）. 2020.

　https://www.mhlw.go.jp/content/000657398.pdf
　（2021年8月閲覧）
3）厚生労働省：育児・介護休業法の概要（育児関係）.
　2020.
　https://www.mhlw.go.jp/content/12401000/000688659.pdf（2021年8月閲覧）

現代の産褥女性が抱える課題

01 子育て中の母親が抱える課題

現代は子育てを母親だけでなく，父親やパートナー，家族や地域も含めて一緒に担っていく方向に進みつつある。しかし，男性の育児休暇取得率は2019（令和元）年度でも7.48％[1]と低く，女性の83.0％と比べて高いとはいえない。多くの産後1か月の褥婦は，「誰も大変さをわかってくれない」など，育児上のネガティブな出来事を高率に体験し，その3/4は「つらい」と捉えていた[2]。

また，出産後は子どもを中心に生活していかざるをえないために生活スタイルが急変する。夫婦で変化に対応できない場合は不安や不満が増強したり，子どもに関心が集中することで母親が疎外感や孤独感をもつこともある。「子どもの世話・家事について頼れる人が誰もいない」と回答した世帯の割合はおよそ25％[3]で推移しており，公的サポートが必要と考えられる。

一方で母親は乳幼児の育児において，しつけに対する他者評価を重んじ，理想の母親像や母親としての責任感から疲弊していく[4]といわれている。子育てには楽しみや喜びもある一方で，子育てに対する負担や親としての責任感[5]も伴う。育児はコミュニケーション能力が十分でない子どもとのかかわりの積み重ねであり，感情的に子どもに接することも当然ある。母親の感情的な育児行動が親のパワーとして押しつけられる可能性[4]は否定できない[6]。現代はリスクの高い，より専門的な支援が必要な対象者が存在するが，ごく一般の母親であってもいつでも手厚い支援を必要とする層になりえ，その境界はあいまいで流動的である（図1）。感情のコントロール法や子どもの属性に起因する知識の提供，母親への評価的サポート，母親自身のコミュニティ拡大への支援，有効な社会資源の提供等の支援が必要である。

図1 妊娠・出産・子育てにおけるリスクからみた子育て世代包括支援センターが支援する対象者の範囲

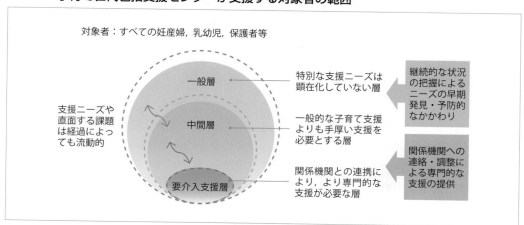

厚生労働省：子育て世代包括支援センター業務ガイドライン. p.8, 2017.
https://www.mhlw.go.jp/file/06-Seisakujouhou-11900000-Koyoukintoujidoukateikyoku/kosodatesedaigaidorain.pdf

02 出産年齢上昇に伴う課題

2019（令和元）年の第一子出生時の母の平均年齢は30.7歳であり[7]，全出生のうち35歳以上の出生に占める割合は29.1％と上昇傾向にある。このような高齢出産の割合の増加は，女性の社会進出や晩婚化，生殖補助医療の進化によるものであるとされており，希望した年齢で出産できることは喜ばしいことである。一方で，流早産，胎児の先天異常，奇形，合併症などの妊娠異常や帝王切開，分娩時出血などの分娩異常等に有意な差があり[8]，産後の退院時母乳率低下や育児不安，産後うつなどの産褥期のリスクがあり[9]，身体面・精神面両面での継続的な支援が必要とされている。

また，現代日本で高齢出産を行う女性の多くは，社会的地位や役割をもつ，生殖補助医療での妊娠経験がある，いままでに子どもの世話をした経験がない，両親が高齢でサポートを得にくい，周囲に同年齢の妊産褥婦が少ないなど，適切な子育て支援が得られにくいという背景を

もつことが多い。そのため母子を中心とした個別的ケアを行う必要がある[10]。産褥入院中は産後の身体疲労の改善に努めるため，母親の希望を確認したうえで，医療者が育児準備や後片付けを担当する，疲労の影響要因（睡眠，創部痛，貧血，不安感，負担感等）の除去，個々に応じた知識・情報提供，私的・公的なサポートの確立に向けた支援，産後うつ病のスクリーニング等を行い，入院中も退院後もさまざまなサポートがあることを周知していくことが必要である。公的なサービスは居住する市区町村によっても異なるため，個々に合わせた情報提供を行う必要がある。

一方で高齢出産女性には，情報収集能力とコミュニケーション能力の高さ[11]，経済的な余裕，考え方がはっきりしている[12]，幼児期の育児ストレスが低い[13]といった強みもある。個々の母親の強みを生かした支援を行う必要がある。

03 勤労

母親の就業率は上昇を続けており，2018年では母子世帯で89.6％，ふたり親世帯で73.1％である[3]。第1子出産後の仕事復帰も母子世帯では78.6％，ふたり親世帯では64.2％と高く[14]，多くの褥婦は職場復帰を見据えて育児を行う。6歳未満の子どものいる世帯でも有業率は上昇を続けている。子どもがいる30歳代の有配偶女性の労働力率（図2）は，両立できる制度や環境，同居の親の存在（3世代同居の割合）や保育所の利用可能性（20〜30歳代の女性1人当たりの保育所定員数），夫の家事・育児時間が長いことなどが就業継続にプラスに作用することが明らかになっている[15]。

育児による職業中断は，女性のキャリアにとって大きな雇用リスクと賃金の低下をもたらす。職業中断は妊娠・出産・育児を理由にされることが多く，男女役割分業の慣習や日本的な終身雇用制度に伴う年功賃金等がそれを誘引している。一方で，現代では女性の継続就業を男女とも支持している（図3）。今後，ジェンダーを包含した働き方がいっそう進むであろうことから，妊娠・出産・育児がそれを阻む要因であってはならない。職業中断があったとしてもなるべくそれが短期間でより最小の影響であるよう，状況に応じたフォーマル・インフォーマルなサポートを提供していく必要がある。

図2 子どもの有無別にみた30歳代の妻が有業の世帯の割合

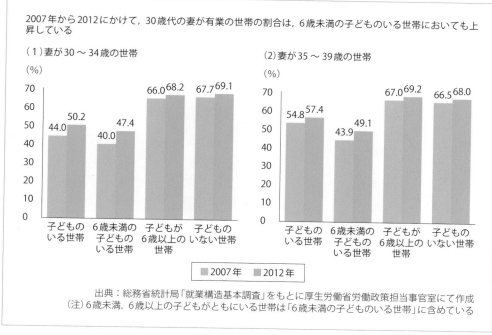

2007年から2012にかけて，30歳代の妻が有業の世帯の割合は，6歳未満の子どものいる世帯においても上昇している

（1）妻が30～34歳の世帯

（2）妻が35～39歳の世帯

■2007年　■2012年

出典：総務省統計局「就業構造基本調査」をもとに厚生労働省労働政策担当事官室にて作成
（注）6歳未満，6歳以上の子どもがともにいる世帯は「6歳未満の子どものいる世帯」に含めている

厚生労働省：平成26年版　労働経済の分析.
https://www.mhlw.go.jp/wp/hakusyo/roudou/14/dl/14-1-3_02.pdf（2021年12月閲覧）

図3 女性が職業をもつことに対する意識の変化

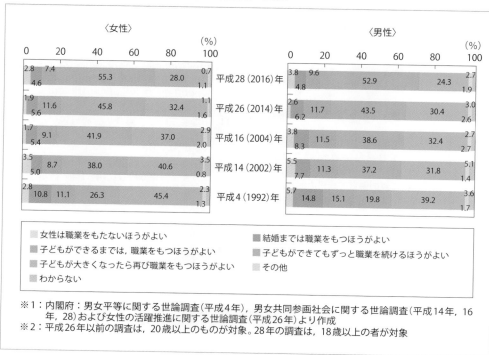

※1：内閣府：男女平等に関する世論調査（平成4年），男女共同参画社会に関する世論調査（平成14年，16年，28）および女性の活躍推進に関する世論調査（平成26年）より作成
※2：平成26年以前の調査は，20歳以上のものが対象。28年の調査は，18歳以上の者が対象

男女共同参画局：男女共同参画白書 平成29年版.
https://www.gender.go.jp/about_danjo/whitepaper/h29/zentai/html/zuhyo/zuhyo01-00-06.html（2021年12月閲覧）

引用・参考文献

1）厚生労働省：「令和元年度雇用均等基本調査」の結果の概要. 2020.
https://www.mhlw.go.jp/toukei/list/dl/71-r01/07.pdf（2021年8月閲覧）

2）久世恵美子ほか：産後1ヵ月の母親が「育児上のネガティブな出来事」の体験を「辛い」と捉える背景. 日本周産期メンタルヘルス学会会誌, 5（1）：49-56, 2019.

3）労働政策研究・研修機構：第5回子育て世帯全国調査. 2018.

4）細坂泰子ほか：乳幼児を養育する母親のしつけと虐待の境界の様相. 日本看護科学会誌, 37：1-9, 2017.

5）山城久弥：乳幼児を持つ親の子育て観尺度開発. 厚生の指標, 63（3）：8-13. 2016.

6）Hecker T, et al: Harsh discipline relates to internalizing problems and cognitive functioning: Findings from a cross-sectional study with school children in Tanzania. BMC Psychiatry, 16: 118, 2016.

7）厚生労働省：令和元年（2019）人口動態統計月報年計（概数）の概況.
https://www.mhlw.go.jp/toukei/saikin/hw/jinkou/geppo/nengai19/dl/kekka.pdf（2021年8月閲覧）

8）Xiaolei Zhang, et al: Changing trends of adverse pregnancy outcomes with maternal age in primipara with singleton birth: A join point analysis of a multicenter historical cohort study in China in 2011-2012. Acta Obstet Gynecol Scand, 98(8) :997-1003, 2019.

9）中野隆ほか：母乳育児における支援難易度. 周産期医学, 49（7）：1017-1021, 2019.

10）森恵美：高年初産婦に特化した産後1か月までの子育て支援ガイドライン. 2014.
https://minds.jcqhc.or.jp/docs/minds/childrearing_support_in_older_primiparas/childrearing_support_in_older_primiparas.pdf（2021年8月閲覧）

11）山本直子ほか：35歳以上の母親がどのようにして母乳栄養を継続できたのか. 母性衛生, 58（4）：625-632, 2018.

12）岩田裕子ほか：超高齢妊産婦への支援と多職種連携に関する保健医療専門職の認識. 千葉大学大学院看護学研究科紀要, 41：35-44, 2019.

13）藤原千恵子：3歳児をもつ母親の育児ストレスにおけるレジリエンスとライフイベント体験の影響. 日健医誌, 24（1）：2-7, 2015.

14）労働政策研究・研修機構：調査シリーズNo.192. 付属資料3 付属統計表. p.31.
https://www.jil.go.jp/institute/research/2019/documents/192_siryo03.pdf（2021年8月閲覧）

15）厚生労働省：生涯における出来事と職業キャリア. 平成26年版 労働経済の分析.
https://www.mhlw.go.jp/wp/hakusyo/roudou/14/dl/14-1-3_02.pdf（2021年8月閲覧）

第3章

産褥期の気づく力を高める
アセスメント

1 基礎的情報

産褥期に影響を与える基礎的情報の収集内容とアセスメントの視点を表1に示す。

01 褥婦の属性

年齢

初めて母親となる若年褥婦や高齢褥婦は，身体的・精神的・社会的リスクを抱えている場合が多い。

若年褥婦は，親になる準備や育児力，児への愛着形成が十分でないことが懸念され，早産や低出生体重児の割合も高く，社会資源の活用が必要となる。一方，身体的回復が早く，適応能力も良好で育児技術の習得も容易である場合も多い。

高齢褥婦は，加齢による生理的機能の低下から婦人科疾患や高血圧，糖尿病などの有病率が上昇したり，産後の疲労が蓄積する傾向にあり，母親役割獲得や産後の身体的回復への遅延が懸念される。また，うつ症状や不安といったメンタルヘルス不調のリスクが高まりやすい。一方，家族や社会的支援を積極的に受けられ，親になることへの準備性があること，経済的余裕などの強みもある。

体格

非妊時BMIが「やせ」や「肥満」であったり，妊娠期に体重増加が著しく少なかったり多かったりした場合は，周産期合併症のリスクが生じやすい。とくに産褥期においては，「やせ」の場合に母体疲労が，「肥満」の場合に妊娠高血圧症候群や糖代謝異常の発症に注意する必要がある。

生活環境

生活環境や家族からのサポートは，退院後の母親の退行性変化・進行性変化，育児に影響する。家族からの支援が得られない場合は，社会資源の活用を検討する必要がある。

文化的背景

とくに外国籍である場合，育児・生活に関する慣習や文化を考慮した支援が必要である。

婚姻状況

未婚や国籍，婚姻前の妊娠であるかについて確認する。未婚の場合，非正規雇用者である割合も高く経済的基盤が脆弱である場合もあり，ソーシャルワーカーとの連携が必要になる場合もある。婚姻している場合も，パートナーの父親役割獲得や育児参加，児への愛着について入院中から働きかけることが大切である。また，褥婦の生殖器の回復や夫婦の生活設計，次子の希望に適した避妊法，家族計画に関する知識を提供する。

表1 産褥期に影響を与える基礎的情報の収集内容とアセスメントの視点①

基礎的情報	情報収集内容	アセスメントの視点	産褥経過への影響
年齢	・若年褥婦：20歳未満（18歳未満とする場合もある） ・高齢褥婦：35歳以上	・身体的・心理的・社会的影響はどうか ・変化する生活や役割への適応はどうか ・親役割への適応はどうか ・親役割獲得過程はどうか	・身体的回復，育児への適応 ・愛着形成，育児能力，親役割獲得 ・虐待リスク
体格	・やせ（BMI＜18.5） ・肥満（BMI≧25）	・身体的影響はどうか	・身体的回復 ・妊娠高血圧症候群 ・糖代謝異常
就業状態	・職場復帰の予定，産後休業・育児休業の期間 ・就労状況，保育所入所 ・復帰後の母乳育児継続は可能か ・役職	・職場復帰を見据えた授乳方法の希望や選択はどうか ・育児と仕事の両立に向けた家族の役割調整はどうか	・身体的回復への影響，心理面への影響 ・職場の無理解・家族の役割調整不足によるストレス
生活環境	・高層階・過度の騒音 ・階段の昇降 ・出産・育児用品の準備・養育環境の準備調整状況 ・家族形態・家族構成員 ・ソーシャルサポート	・産褥経過・育児に影響するか ・新生児の健康に影響するか ・褥婦にとって安全かつ快適な生活が送れているか ・養育環境として適切か ・家族内の役割調整はどうか	・身体的回復への影響 ・家族の役割調整不足によるストレス ・サポート不足による育児不安
生活習慣	・食生活（喫煙・飲酒も含む） ・排泄習慣・清潔ケア・衣生活 ・休息・動静 ・家族の生活習慣	・産褥経過を阻害する生活習慣はあるか ・新生児への影響はどの程度か ・褥婦やパートナー，家族はどのように調整しようとしているのか	・身体的回復への影響 ・乳幼児突然死症候群 ・家族の再構築
文化的背景	・国籍，地域における独特の習慣 ・食生活，日常生活行動 ・誰から助言を受けているか ・身近に支援してくれるコミュニティの存在	・褥婦の健康への影響はどうか ・新生児への影響はどうか ・育児への影響はどうか	・身体的回復，心理的安寧 ・文化や価値観の対立によるストレス
パーソナリティー	・褥婦の性格特性・態度・こだわりの強さ ・受けとめ・自己の自信や他者への信頼感	・産褥経過や出産体験の捉え方はどうか ・育児への影響はどうか	・母親役割獲得，育児への適応 ・母親・育児への自信 ・育児不安
婚姻状況	・既婚・未婚，初婚・再婚の別，結婚年齢 ・夫婦関係あるいはパートナーとの関係 ・近親婚の有無	・経済的基盤はどうか ・父親役割獲得，育児参加はどうか ・家族計画はどうか	・身体的回復，心理面への影響 ・家族の再構築
家族歴	・褥婦の両親，兄弟姉妹の健康状態 ・遺伝性疾患（高血圧，糖尿病，精神疾患など） ・褥婦の母親・姉妹の妊娠・分娩に関する情報 ・父親の健康状態	・褥婦の健康への影響はどうか ・育児への影響はどうか ・新生児への影響はどうか	・サポート状況 ・妊娠高血圧症候群 ・産褥精神疾患

p.206へ続く

3 産褥期の看護

表1 産褥期に影響を与える基礎的情報の収集内容とアセスメントの視点②

基礎的情報	情報収集内容	アセスメントの視点	産褥経過への影響
既往歴・現病歴	・高血圧 ・心疾患 ・糖尿病 ・消化器疾患 ・甲状腺疾患 ・膠原病 ・血液疾患 ・婦人科疾患 ・精神疾患 ・悪性腫瘍など	・産褥期に増悪または軽快，進行する疾患か ・産褥経過への影響はどうか ・薬剤の母乳への移行性，新生児への影響はどうか	・産褥期の増悪・軽快，全身・子宮復古障害リスク ・内服薬や合併症による新生児への影響
感染症	・HIV，C型肝炎，B型肝炎，風疹，HTLV-1，GBS，クラミジア	・産後の母子に影響する感染症があるか ・新生児への影響はどうか ・母親の心情はどうか	・産道感染や経母乳感染による母子感染 ・新生児結膜炎
産科歴	・最終月経，流早産の既往 ・切迫流早産の既往 ・不妊治療 ・前回妊娠時の合併症・前回の分娩経過・前回の産褥・新生児経過（とくに母子分離を経験しているか否か） ・授乳経験	・産褥経過への影響はないか ・育児への影響はないか ・親役割獲得はスムーズか ・授乳への影響はどうか	・子宮復古不全 ・乳汁分泌不全

02 褥婦の疾患等に関する情報

既往歴

合併症として，高血圧，糖尿病，消化管疾患，甲状腺疾患，膠原病，血液疾患，婦人科疾患，精神疾患，悪性腫瘍などがある。

免疫反応が関与する疾患は，妊娠期・分娩期・産褥期に増悪または軽快，進行する場合がある。授乳中の薬剤使用については，母乳中への移行性，児への影響，母乳のメリットなどを考慮する必要がある。また，子宮筋腫合併妊娠では筋腫が産後の子宮収縮を妨げ，分娩後異常出血が生じる場合がある。

感染症

妊娠期の検査結果を確認し，産後の母子に影響する感染症の有無を把握する。妊娠を機に初めて陽性であることが判明したり，母乳を通じて母子感染が生じる感染症（主にHIV，HTLV-1）が陽性であったりした場合，母親は罪悪感や母親失格の感情，病気への恐怖などさまざまな感情を抱く。医療的ケアだけでなく，母親の心情に寄り添った支援も必要となる。

❶ヒト免疫不全ウイルス（HIV：human immunodeficiency virus）

経胎盤，産道感染，経母乳感染があり，3つの経路を遮断する必要がある。陽性の場合では完全人工栄養が原則とされている。

❷C型肝炎（HCV：Hepatitis C virus）

母乳育児によって母子感染率は上昇しないこ

とから，授乳を制限する必要はない。乳頭亀裂
が生じた場合は，出血からの感染リスクがある
ため母乳栄養を控える[1]。

❸B型肝炎（HBV：hepatitis B virus）

授乳方法によるキャリア化に差はないことか
ら，母乳栄養を禁止する必要はないとされてい
る[2]。

❹風疹

妊娠初期検査で風疹HI抗体価が16倍以下の
「低抗体価」であった場合は，産褥早期の風疹ワ
クチン接種を勧める。授乳中でも問題ない。
接種後は，母子手帳に記載し，約2か月は避妊
が必要であることを伝える。ただし，ワクチン
を接種しても「低抗体価」のことも多く，接種
歴が2回あれば，それ以上接種しなくてよい[3]。

❺ヒトT細胞白血病ウイルス
（HTLV-1：human t-cell leukemia virus type-1）

主に経母乳感染。陽性の場合，「HTLV-1母子
感染予防対策マニュアル」[4]では完全人工栄養

が原則とされている。母乳育児への強い希望
がある場合は，エビデンスが十分でない点を説
明したうえで短期母乳栄養や凍結母乳栄養とい
う選択肢もあることを伝える。

❻B群溶血性連鎖球菌
（GBS：group B streptococcus または
Streptococcus agalactiae）

分娩時の産道感染により，出生後0～6日の
新生児に発症する早発型GBS感染症が起こる
可能性がある。発症すると呼吸障害が生じ，敗
血症，髄膜炎，肺炎などが起こる。

❼クラミジア

母体が未治療の場合，破水に伴う上行感染や
分娩時の産道感染により，新生児結膜炎，咽頭
炎や肺炎が生じる場合があり，退院後の発症が
多い。膿性眼脂，結膜充血，眼瞼腫脹がある場
合は結膜炎を疑う。妊婦がクラミジア陽性の
場合，パートナーも検査・治療を受けることが
強く推奨される。

---

03 産科歴

❶不妊治療の有無

不妊治療による妊娠・出産の場合，不妊症で
ある身体への不毛感や妊娠期から継続する不安
など[5]から抑うつ感情が高まったり[6]，母親役
割獲得や育児への移行が難しかったりする場合
もある。女性個々の体験を理解し，継続的に支
援する必要がある[7]。

また，今回の妊娠が不妊治療による場合，次
子を希望する褥婦は再び不妊治療を開始するこ
とが多い[8]。高齢褥婦では，タイムリミットか
ら治療再開と授乳とが重なる場合もあるため，
次子の希望や治療再開の時期，母乳育児を継続
したい期間などを確認する。

❷妊娠・分娩回数

分娩経験が5回以上ある頻産婦では，生殖器
の復古が妨げられる可能性がある[9]。また，頻
産婦は低所得者，肥満，喫煙者であることも多
く，産褥期には乳汁分泌不全のリスクなどが生
じやすい[10]。

❸前回の産褥経過・授乳経験

経産婦の場合は，前回の産褥経過で生じた異
常や母乳分泌状況，母乳育児の期間，体験など
を確認し，今回の経過をみる際の参考にする。
また，授乳や育児についての考え方や希望，価
値観を確認する。

引用・参考文献

1）日本産婦人科学会，日本産婦人科医会編・監：産婦人科診療ガイドライン　産科編2020．p.311，日本産婦人科学会事務局，2020.

2）前掲1），p.310.

3）奥田美加，平原史樹：風疹の母子感染を防止するには．小児内科，2（1）：75-79，2020.

4）HTLV-1　母子感染予防対策マニュアル．平成28年度厚生労働行政推進調査事業費補助金・成育疾患克服等次世代育成基盤研究事業（研究代表者：板橋家頭夫），2017.

https://www.mhlw.go.jp/bunya/kodomo/boshi-hoken16/dl/06.pdf（2021年2月閲覧）

5）大槻優子：不妊治療後に妊娠・出産した女性の心理——8事例の面接調査の分析結果から．母性衛生，44（1）：110-120，2003.

6）原田なをみ：エジンバラ産後うつ病自己評価表によるスクリーニングにおける高得点者のリスク因子の分析．保健科学研究誌，5：1-12，2008.

7）藤井美穂子：生殖補助医療によって双胎妊娠した女性が母親となっていくプロセス——不妊治療期から出産後6ヵ月までに焦点を当てて．日本助産学会誌，28（2）：183-195，2014.

8）森田知子：不妊治療後妊娠・高年妊娠の母乳育児支援．ペリネイタルケア，36（11）：1086-1089，2017.

9）今津ひとみ，加藤尚美編著：母性看護学2——産褥・新生児．第2版，医歯薬出版，2006.

10）鈴木俊治ほか：頻産はハイリスクか？．周産期医学，42（2）：266-269，2012.

妊娠経過

　産褥・新生児の経過に影響を与える妊娠中の身体状態（貧血，腰背部痛，痔核，妊娠高血圧症候群，妊娠糖尿病など），心理的状態などについて把握する（表1）。

表1 産褥期に影響を与える妊娠期の情報収集内容とアセスメントの視点

妊娠期の情報	情報収集内容	アセスメントの視点	産褥経過への影響
妊娠期の異常	・妊娠高血圧症候群，妊娠糖尿病 ・妊娠性貧血	・褥婦の全身状態（血圧，たんぱく尿，尿量）はどうか ・貧血が憎悪するリスクがあるか ・育児への影響はどうか	・妊娠高血圧症候群の軽快，憎悪，発症 ・子癇発作，HELLP症候群 ・妊娠糖尿病の軽快 ・貧血憎悪
マイナートラブル	・尿もれ，腰痛などのマイナートラブル ・産後もマイナートラブルが持続するリスク因子の有無（多産経腟分娩，高齢出産，分娩第2期遷延，吸引・鉗子分娩，クリステレル圧出法，巨大児，肥満，便秘など）	・清潔保持，骨盤底筋群体操，体重コントロールなどのセルフケアが行えるか ・育児への影響はどうか	・尿もれの持続，腰痛 ・慢性的疼痛への移行リスク
血液型	・ABO式血液型，Rh式血液型	・新生児への影響はどうか	・ABO式血液型不適合による新生児高ビリルビン血症 ・Rh式血液型不適合妊娠の場合，分娩後抗D免疫グロブリン製剤の投与
エジンバラ産後うつ病質問票（EPDS）	・妊娠中に実施されたEPDSの点数	・育児への影響はどうか ・愛着形成はどうか ・父親のメンタルヘルスはどうか	・産後うつ病

01 妊娠期の異常

妊娠高血圧症候群（HDP：hypertensive disorders of pregnancy）

　妊娠終了により分娩後は病態が改善されることが多いものの，分娩後に増悪する場合もある。分娩後24〜72時間は，血圧，心拍数，SpO₂，尿量などの全身状態を管理する。また，血小板数，ヘモグロビン，ヘマトクリット，凝固系，腎機能，肝機能，電解質なども確認する。産褥7日までは，循環血液量の増加，一過性の血管緊張により血圧が上昇することがあり，脳卒中に伴う母体死亡も高まる時期である。とくに重症型では，肺水腫，子癇発作，HELLP症候

群の発症に十分気をつける[1]。子癇発作は産褥期にも起こるため，重症でなくとも前駆症状である頭痛，嘔気・嘔吐，眼華閃発，心窩部痛，上腹部痛に注意する。

入院中は血圧を定期的に測定し，退院後の生活について保健指導を行う。産褥12週以降も高血圧やたんぱく尿が持続する場合は，内科と連携し管理する。

妊娠糖尿病（GDM：gestational diabetes mellitus）

分娩によってインスリンに拮抗するホルモンを分泌したり，インスリンを壊す酵素をつくっていた胎盤が娩出されることにより，産後は血糖値が正常に戻ることが多い[2]。GDM既往の場合，将来，2型糖尿病発症のハイリスク群である。また，次回妊娠においてGDM発症率が高い。妊娠中にGDMと診断された場合，産後6〜12週時に糖負荷試験（75gOGTT検査）を行い，その後も定期的なフォローアップ，食事・運動療法など継続的な指導が必要である[3]。

妊娠性貧血

妊娠期は，血漿量の増加が血液量の増加を上まわること，胎盤・臍帯への鉄貯蔵，母体・胎児の鉄需要増加などにより主に鉄欠乏性の妊娠性貧血になりやすい。妊娠性貧血の場合，分娩時に微弱陣痛や分娩時出血量が増加するリスクがあり，貧血の増悪，産後の身体回復や疲労回復を阻害する因子になる。産褥期は母乳育児による鉄需要もあり，鉄は非妊時と比べ＋2.5mg/日を付加することが推奨されている[4]。

マイナートラブル

❶尿もれ

妊娠中の尿もれは産褥早期に頻度が減少するものの，長期にわたって症状が持続する可能性もある。とくに骨盤底筋群や尿路の神経，尿道に負担をかける経腟分娩，クリステレル圧出法，吸引鉗子分娩，巨大児は尿漏れの要因となる。産後も清潔保持，骨盤底筋群体操，体重コントロールなどのセルフケアが行えるよう保健指導が必要となる。

❷腰痛

妊娠中，増大した子宮による重心の後方移動や上体を反屈した姿勢，ホルモンによる骨盤諸関節の弛緩により発生した腰痛は，産後6か月くらいまでに軽快する。しかし，骨盤底筋群の機能低下を引き起こしやすい分娩第2期遷延や吸引・鉗子分娩，クリステレル圧出法による出産のダメージがある場合や，正しい授乳姿勢が取れていない場合などは，腰痛が発生しやすく慢性的な疼痛に移行することもある。

02 血液型

母子の血液型が異なる血液型不適合妊娠では，胎児新生児溶血性疾患（HDFN：hemolytic disease of the fetus and newborn）が問題となる。

❶ABO式血液型不適合

胎児溶血が重症化することはまれであるが，出生後の新生児に赤血球破壊による高ビリルビン血症のリスク因子となる。

❷Rh式血液型不適合妊娠

産後，新生児のRh（D）陽性で間接クームス試験が陰性（母体未感作）であれば，分娩後72時間以内に母体に抗D免疫グロブリン製剤を注射し，抗D抗体が産生されないように予防する。抗D免疫グロブリン製剤を妊娠28週前後と分

娩後の2回注射することにより，母体内に抗D抗体がつくられる確率は0.1％程度に抑えられる[5]。妊娠期の間接クームス試験で陽性であった場合は，すでに母体が感作され抗D抗体を保有しているため，抗D免疫グロブリン製剤の投与は不要である。

03 エジンバラ産後うつ病質問票（EPDS）

産後のうつは約10～15％にみられる[6]。EPDSは妊婦および出産後1年未満の女性を対象に使用される（表2）。EPDS9点以上は「うつの可能性が高い」とされ，1点以上がついた質問項目について丁寧に聞き取りを行い，母親が抱えている問題を明らかにする。妊娠中や産後のうつは，自殺，産科合併症，子どもへの愛着，父親のメンタルヘルス，母子関係に影響を与える。

表2 EPDSの質問用紙

項目は10項目で，0，1，2，3点の4件法の母親による自己記入式質問票で，うつ病によく見られる症状をわかりやすい質問にしたものであり，簡便で国内外で最も広く使用されている質問票である。母親が記入後，その場でEPDSの合計点数を出し，合計30満点中，9点以上をうつ病としてスクリーニングする。

実際使用する質問票の（　）内は空欄になる。

＊＊＊＊＊＊＊＊＊＊＊＊＊＊＊＊＊＊＊＊＊＊＊＊＊＊＊＊＊＊＊＊＊＊＊＊＊＊

産後の気分についておたずねします。あなたも赤ちゃんもお元気ですか。最近のあなたの気分をチェックしてみましょう。今日だけでなく，過去7日間にあなたが感じたことに最も近い答えに〇をつけてください。必ず10項目全部に答えてください。

1．笑うことができたし、物事のおもしろい面もわかった
　（0）いつもと同様にできた（1）あまりできなかった（2）明らかにできなかった（3）全くできなかった

2．物事を楽しみにして待った
　（0）いつもと同様にできた（1）あまりできなかった（2）明らかにできなかった（3）ほとんどできなかった

3．物事がうまくいかないとき、自分を不必要に責めた
　（3）はい、たいていそうだった（2）はい、ときどきそうだった（1）いいえ、あまりたびたびではなかった
　（0）いいえ、全くなかった

4．はっきりした理由もないのに不安になったり、心配したりした
　（0）いいえ、そうではなかった（1）ほとんどそうではなかった（2）はい、時々あった（3）はい、しょっちゅうあった

5．はっきりした理由もないのに恐怖に襲われた
　（3）はい、しょっちゅうあった（2）はい、時々あった（1）いいえ、めったになかった（0）いいえ、全くなかった

6．することがたくさんあって大変だった
　（3）はい、たいてい対処できなかった（2）はい、いつものように対処できなかった（1）いいえ、たいていうまく対処した（0）いいえ、普段通りに対処した

7．不幸せな気分なので、眠りにくかった
　（3）はい、ほとんどいつもそうだった（2）はい、時々そうだった（1）いいえ、あまり度々ではなかった
　（0）いいえ、全くなかった

8．悲しくなったり、惨めになったりした
　（3）はい、たいていそうだった（2）はい、かなりしばしばそうだった（1）いいえ、あまり度々ではなかった
　（0）いいえ、全くそうではなかった

9．不幸せな気分だったので、泣いていた
　（3）はい、たいていそうだった（2）はい、かなりしばしばそうだった（1）ほんの時々あった（0）いいえ、全くそうではなかった

10．自分自身を傷つけるという考えが浮かんできた
　（3）はい、かなりしばしばそうだった（2）時々そうだった（1）めったになかった（0）全くなかった

引用・参考文献

1）日本妊娠高血圧学会編：妊娠高血圧症候群の診療指針2021──Best Practice Guide. p.88-90, メジカルビュー社, 2021.

2）田中亜実：GDM・HDP妊婦への指導. ペリネイタルケア, 39（1）：47-54, 2020.

3）日本糖尿病学会：糖尿病診療ガイドライン2019.
http://www.fa.kyorin.co.jp/jds/uploads/gl/GL2019-17.pdf（2021年2月閲覧）

4）厚生労働省：日本人の食事摂取基準（2020年版）.
https://www.mhlw.go.jp/stf/seisakunitsuite/bunya/kenkou_iryou/kenkou_eiyou/syokuji_kijyun.html（2021年2月閲覧）

5）日本血液製剤機構：Rh式血液型不適合妊娠と抗D人免疫グロブリン製剤──いつ抗D人免疫グロブリンを注射する？.
https://www.jbpo.or.jp/rh/timing/（2021年2月閲覧）

6）日本産婦人科医会：妊産婦メンタルヘルスケアマニュアル──産後ケアへの切れ目のない支援に向けて.
http://www.jaog.or.jp/wp/wp-content/uploads/2017/11/jaogmental_L.pdf（2021年2月閲覧）

分娩経過

　分娩経過は産後の母子に身体的・心理的な影響を与えるため，経過を把握し，産褥・新生児期のリスクを査定する（表1）。

　また，出産体験がポジティブであれば，自己概念の再構築がスムーズであり，育児にもよい影響を与える。褥婦が出産体験を自身の経験として肯定的に受け止める援助として，産褥2〜3日にバースレビューが行われる。

表1 産褥期に影響を与える分娩期の情報収集内容とアセスメントの視点

妊娠期の情報	情報収集内容	アセスメントの視点	産褥経過への影響
分娩様式・産科処置の有無	・自然分娩・帝王切開 ・会陰切開 ・陣痛誘発・促進剤の使用，無痛分娩 ・急速遂娩術（吸引・鉗子分娩，クリステレル圧出法）	・出産体験はどうか ・親役割獲得への影響はどうか ・育児，ADLへの影響はどうか ・産褥経過への影響はどうか ・新生児への影響はどうか（新生児一過性多呼吸，呼吸窮迫症候群）	・尿失禁，腰痛 ・自責の念 ・創部痛 ・術後合併症（静脈血栓塞栓症），子宮内感染，創部感染
破水の時期	・前期破水，早期破水	・産褥経過への影響はどうか ・新生児への影響はどうか	・子宮内感染（産褥熱）
分娩所要時間	・遷延分娩	・産褥経過への影響はどうか（疲労，子宮復古） ・愛着形成はどうか ・育児への影響はどうか	・子宮復古不全 ・排尿障害 ・外陰部血腫形成 ・痔核悪化・脱肛
分娩時出血量	・分娩時異常出血	・産褥経過への影響はどうか ・育児への影響はどうか	・貧血，疲労，回復遅延
分娩時損傷	・頸管裂傷，会陰裂傷，腟壁血腫・外陰血腫・後腹膜血腫	・産褥経過への影響はどうか ・出産体験はどうか ・育児，ADLへの影響はどうか	・創部痛，創部感染 ・出血性ショック
新生児の健康状態	・在胎週数，性別，出生体重，分娩損傷（産瘤・頭血腫・帽状腱膜下血腫・顔面神経麻痺・腕神経叢麻痺・鎖骨骨折），出生後の処置，全身状態，成熟度	・愛着形成はどうか ・産褥経過への影響はどうか ・新生児への影響はどうか	・愛着形成 ・母子分離 ・胎外生活への適応
胎児付属物の状態	・胎盤遺残，羊水混濁	・産褥経過への影響はどうか ・新生児への影響はどうか	・子宮収縮不良 ・出血 ・子宮内感染 ・胎盤ポリープ ・新生児の胎便吸引症候群，敗血症など
早期母子接触・早期授乳	・実施の有無	・愛着形成はどうか ・授乳への影響はどうか	・愛着形成の促進 ・母乳育児確立・促進

01 分娩の状況

分娩様式・産科処置の有無

　吸引・鉗子分娩，帝王切開などの異常分娩では，出産後の抑うつ状態が高くなる可能性がある。また，帝王切開では出産体験や母親役割に否定的な影響を及ぼし，自責の念を抱く場合もある。分娩様式や会陰切開など産科処置の有無は，心身両面に影響を及ぼす可能性があり，褥婦の認識や育児への影響を把握する。

破水の時期

　前期破水・早期破水の場合，分娩中の母体の発熱・感染徴候，胎児頻脈，羊水混濁などを確認し，子宮内感染の有無を把握する。また，破水から分娩に至るまでの時間が長いほど産褥期の子宮内感染（産褥熱）のリスクが高まる。

分娩所要時間

　遷延分娩は，母体や子宮筋に疲労が生じ，子宮収縮不良による分娩後の出血リスクが高まる。逆に，分娩時間が短い場合も子宮収縮が十分でなく，出血が多くなるリスクがある。

分娩時出血量

　経腟分娩では500mL，帝王切開分娩では1,000mLを超える出血は異常である。産科出血が原因である場合には，初発症状から心停止までの時間は少なくとも30分以上あり，最も多かったのは2〜3時間である[1]。異常出血の原因は前置胎盤，胎盤早期剝離など胎盤疾患が大半である。異常出血が生じた場合，出血性ショック，播種性血管内血液凝固（DIC：disseminated intravascular coagulation），貧血の有無を確認する。

02 胎児付属物の状態

胎盤・卵膜遺残の有無

　子宮内に胎盤・卵膜が遺残すると，子宮収縮不良により分娩後24時間以内の産褥早期出血だけでなく，分娩後24時間から12週以内の産褥晩期出血の原因になる。また，胎盤片や卵膜片の遺残は子宮内感染（産褥熱）のリスク因子である。胎盤の一部が子宮腔内に残存し続けることにより胎盤ポリープが形成され，子宮収縮不良を伴わない異常出血が持続する場合もある。

羊水混濁の有無

　羊水混濁を伴う分娩で出生した児は，胎児仮死・胎便吸引症候群（MAS：meconium aspiration syndrome）などの呼吸障害の発生に注意する。また，胎児頻脈や母体発熱・白血球増加などの感染徴候，羊水の悪臭，子宮の圧痛を認める場合には，子宮内感染が疑われる。子宮内感染の原因が絨毛膜羊膜炎（CAM：chorioamnionitis）で胎児感染が生じている場合は，出生後の新生児に敗血症，髄膜炎，肺炎，多臓器不全が発症するリスクがある[2]。

早期母子接触のメリットは，母乳育児が確立しやすく母乳育児期間の長期化が望まれること，新生児の胎外生活への適応をスムーズにする効果が見込まれることである[3]。また，WHOにより推奨されている分娩後30分〜1時間以内に母乳育児を開始することにより，母乳育児の確立がスムーズに行えるといわれている。

引用・参考文献

1）鈴木翔子：産科出血に対する備え(2)——産科危機的出血時に戦う準備と武器. ペリネイタルケア, 38 (6)：576-582, 2019.

2）加治恵, 川村裕士：子宮内感染症を説明しよう！. ペリネイタルケア, 33 (8)：772-775, 2014.

3）Moore ER, et al: Early skin-to-skin contact for mothers and their healthy newborn infants. Cochrane Database Sys Rev, 2016.
https://www.cochrane.org/CD003519/PREG_early-skin-skin-contact-mothers-and-their-healthy-newborn-infants（2021年3月閲覧）

4 子宮復古

　妊娠中に増大した子宮は分娩直後から4〜6週間かけて非妊時の大きさへと戻っていく。この過程を「子宮復古」という（表1）。

　分娩直後，手拳大である胎盤剝離面は縮小し，分娩後およそ1週間で胎盤剝離面以外の子宮内面は上皮に覆われる[1]。産褥2週末で胎盤剝離面は直径3〜4cm大となり，産褥3週ほどで胎盤剝離面も含む子宮内全面が内膜で覆われる。

表1 子宮復古の情報収集内容とアセスメントの視点

産褥期の情報	情報収集内容	アセスメントの視点	産褥経過への影響
子宮底の高さ・硬度	・子宮底高，子宮底の硬度（収縮状況）と変化 ・子宮の圧痛	・子宮収縮は良好か ・子宮復古不全を疑う所見はないか ・子宮内感染（産褥熱）を疑う所見はないか	・子宮収縮不良 ・分娩後異常出血 ・悪露の貯留，血性悪露の長期化 ・子宮内感染（産褥熱）
悪露の量・性状・臭い	・悪露の量・性状・臭いとそれらの変化 ・凝血塊や胎盤・卵膜片の有無	・悪露の排出はスムーズか ・子宮復古不全を疑う所見はないか ・子宮内感染（産褥熱）を疑う所見はないか	・胎盤・卵膜遺残 ・子宮復古不全 ・子宮内感染（産褥熱） ・胎盤ポリープ，子宮動静脈奇形
後陣痛	・下腹部痛の性質と持続日数 ・後陣痛憎悪因子（経産婦・多胎妊娠・羊水過多症）	・後陣痛以外の異常なサインはないか ・育児・授乳への支障はないか	・育児や授乳の意欲・行動の減退
子宮復古に影響する因子	【促進因子】 ・授乳，早期離床，3〜4時間ごとの排尿，排便，産褥体操，外陰部の保清 【阻害因子】 ・授乳しない，過剰な安静による悪露の停滞，膀胱・直腸充満，全身状態の不良（感染，貧血，疲労），子宮内感染，子宮過伸展（多胎児，羊水過多，巨大児，子宮筋腫合併），子宮筋疲労（遷延分娩，クリステレル圧出法），子宮収縮不良（短時間での分娩），子宮形態異常	・子宮復古を阻害するか ・子宮復古は促進されるか ・子宮内感染（産褥熱）のリスクはあるか	・子宮収縮不良，悪露の停滞 ・子宮復古不全，子宮内感染（産褥熱）
セルフケア	・子宮復古を促進させるセルフケア（異常時の対応，排泄，栄養，休息・活動，清潔，産後1か月までの生活）への理解	・入院中および退院後の子宮復古は順調に経過しそうか	・子宮復古不全，尿路感染症

子宮底の高さ・硬度

　分娩直後，子宮底は臍下3横指ほどの高さにまで下がる。その後，膀胱の充満や骨盤底筋群の回復により子宮底高はやや上昇し，分娩後12時間では臍高となり，やや右側へ傾く（表2）。子宮の硬度は硬式テニスボール様の硬さが収縮良好の目安である。子宮底が軟らかかったり，境界が不明瞭であったりする場合，子宮収縮は不良である。子宮収縮不良の場合は，輪状マッサージ，冷罨法，排尿や授乳を促す。

悪露の量・性状・臭い

　悪露とは，胎盤剥離面の子宮内創面からの分泌物，上皮細胞，脱落膜断片や血液などが腟を通じて流出してくるものである。産褥2～3日までは血液成分が多く赤色（血性）悪露という。
　産褥3～7日ごろには血液成分が減少し，ヘモグロビンが破壊され変色し褐色悪露となる。産褥1～2週間ごろには創傷治癒が進行して白血球の割合が増え黄色悪露となる。その後，子宮腺分泌物が主体となった白色悪露となり，産褥4～6週間で悪露が消失する（表2）。
　悪露の性状・臭気や凝血塊，混入物（胎盤・卵膜片）の有無を観察する。

後陣痛

　子宮収縮に伴い，産後2～4日続く下腹部痛である。疼痛の特徴は規則的に反覆される痛みで，間欠的で陣痛と似ており，下腹部に絞扼的な痛みとして感じる。子宮収縮が促進する授乳で増強する。また，経産婦，多胎妊娠，羊水過多症など子宮の増大や疲労により子宮収縮が強力に生じる場合，後陣痛を生じやすい。疼痛緩和のため，子宮収縮薬の投与中止や温罨法を検討する。

表2　子宮復古のプロセス

時期	子宮底高	子宮底高の変化	悪露色	悪露臭気	量	後陣痛
分娩直後	臍下1～3横指		赤色（産褥4日までに総量の3/4を排出）	血液特有のにおい	多	あり
分娩12時間後	臍高～臍上2横指			甘臭		
産褥1～2日	臍下1～2横指					
3日	臍下3横指				中	
4日	臍恥中央					
5日	恥骨結合上3横指		褐色	酵素による分解で軽い臭気あり	少	
6日	恥骨結合上2横指					
7日	恥骨結合上縁					
7～9日	恥骨結合上にわずかに触れる			―		
10日～	腹壁上より触知不能		黄色	―		

02　子宮復古に影響する因子

　子宮復古の正常な経過を維持・促進するために，復古を促進または阻害する因子を理解し看護にあたる必要がある。たとえば，促進因子である授乳は，乳頭への吸綴刺激により下垂体後葉からオキシトシンが分泌され，子宮収縮を促進する（図1）。

　一方，阻害因子である膀胱充満がある場合，尿貯留約100mLにつき子宮底高が約1cm上昇し，子宮底が柔軟に触れたり触れにくくなったりする[2]。

図1　乳頭への刺激と子宮復古

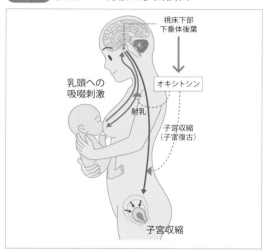

林優：産後の母体の生理学的変化. ペリネイタルケア,
38（10）：939, 2019. を参考に作成

引用・参考文献

1）綾部琢哉：悪露がなかなかなくならないのですが.
周産期医学, 45（11）：1581-1582, 2015.
2）東平理恵ほか：子宮復古の確認と悪露交換. ペリネ
イタルケ, 33（4）：362-365, 2014.

5 全身状態

全身状態の情報収集内容とアセスメントの視点を**表1**に示す。

表1 全身状態の情報収集内容とアセスメントの視点

妊娠期の情報	情報収集内容	アセスメントの視点	産褥経過への影響
バイタルサイン	・体温，脈拍，血圧	・感染や妊娠高血圧症候群などは生じていないか	・感染，妊娠高血圧症候群
血液像	・赤血球，白血球	・貧血や感染は生じていないか	・貧血，感染
静脈血栓塞栓症のリスク	・リスク因子（肥満，高齢妊娠，帝王切開，長期臥床，産褥熱などの感染症）はないか	・子宮収縮（子宮復古），静脈血栓塞栓症のリスクはどうか	・深部静脈血栓症，肺血栓塞栓症
体重	・分娩後平均4〜6kgの減少	・産褥経過への影響はどうか	
浮腫	・浮腫の有無，憎悪	・生理的な浮腫か	・妊娠高血圧症候群
排尿	・尿意減弱，排尿困難，尿閉の有無 ・3〜4時間ごとの排尿 ・尿たんぱく，尿糖	・産褥経過への影響はどうか	・排尿障害，子宮復古への影響 ・尿路感染症 ・妊娠高血圧症候群
排便	・便秘 ・排便を阻害する要因（外陰部痛，痔核・脱肛，創部離開への恐怖，運動不足，水分摂取不足など）	・産褥経過への影響はどうか	・子宮復古への影響 ・痔核・脱肛の悪化
栄養	・食事摂取量，産後の食事への知識，退院後の食事	・産褥経過への影響はどうか ・退院後の栄養はどうか	・貧血
活動・休息	・早期離床 ・睡眠時間・熟睡感，日中の休息状況 ・退院後の環境・サポート体制	・産褥経過への影響はどうか ・産後の生活に適応してきているか ・疲労はどうか ・退院後の回復への影響はどうか	・静脈血栓塞栓症 ・悪露の停滞 ・身体の回復遅延
骨盤底筋群	・産褥体操の実施，骨盤底筋の回復を阻害する因子の有無	・骨盤底筋の回復はどうか ・将来の子宮脱や腹圧性尿失禁のリスク予防はどうか	・尿意鈍麻，尿失禁

01 バイタルサインなど

体温

分娩後，胎盤剝離面や産道損傷部からの分泌

物の分解・吸収による吸収熱が生じ，37.0〜37.5℃の一時的な発熱が認められることがあるが，24時間以内に正常に戻る。また，分娩中の

熱量損失や筋肉労作により生じた新陳代謝産物が血液中にうっ滞することで，分娩直後に一過性の悪寒が生じる場合がある。

脈拍

非妊時と変わらず，60〜80回/分である。100回/分以上の頻脈が続く場合は，出血・貧血・感染・心疾患などを疑う。

血圧

分娩中に上昇するが，徐々に下降し産褥2〜3週間で非妊時の値に戻る。収縮期140mmHg以上もしくは拡張期90mmHg以上は妊娠高血圧症候群の発症を疑う。産褥3〜6日目ごろ，妊娠時の末梢血管の拡張状態からの回復過程や細胞外液の血管内への移動により一過性の血管緊張が起こり，収縮期・拡張期ともに一過性に10〜15mmHg上昇することがある。

血液像

赤血球やヘモグロビンは産褥3〜4日目に最低値となり，産褥1か月ほどで非妊時のレベルに回復する。妊娠期から分娩にかけて白血球は増加するが，産褥6週目でおおむね非妊時のレベルに戻る。急な増加は感染を疑う。

貧血

分娩時出血量が多量であったり，妊娠性貧血であったりすることにより産褥期に貧血が発症・持続する。分娩時出血量500mLごとにヘモグロビンは約1g/dL下がるといわれている。ヘモグロビン11g/dL未満またはヘマトクリッ

図1 VTEリスク評価のフロー

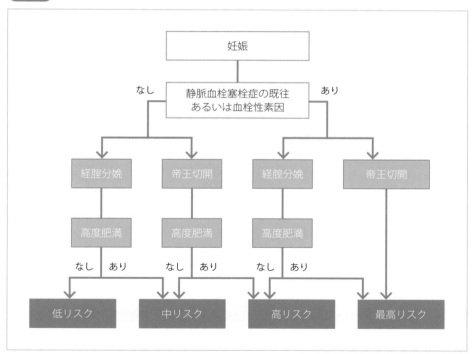

※重症感染症，下肢麻痺の合併はリスク評価を1段階上げる
※中等度までの肥満・骨盤内感染，下半身の静脈瘤，長期臥床，高齢妊婦（35歳以上）が2つ以上合併する場合はリスク評価を1段階上げる
田中宏和，秦利之：妊娠〜産褥期における静脈血栓塞栓症リスクとその予防. 産科と婦人科, 81（8）：p.915, 2014.

ト33％未満は貧血である。産褥期の貧血（ヘモグロビン濃度の低下）は，産後うつの発症頻度を高めるともいわれている[1]。

静脈血栓塞栓症のリスク

妊娠期は分娩時の出血に備え血液凝固能が亢進しており，妊娠期から産褥期は静脈血栓塞栓症（VTE：venous thromboembolism）の発症リスクが高い。とくに肥満，高齢妊娠，帝王切開ではさらにリスクが高まる（図1）。また，妊娠期に生じた下肢静脈瘤や切迫早産などの治療に伴う長期臥床，産褥熱などの感染症は，VTEのリスク因子となる。

VTE予防は，早期離床と運動である。早期離床が難しい場合は弾性ストッキング着用や間欠的空気圧迫法，ベッド上での運動，下肢の挙上などを行う。間欠的空気圧迫法は，使用開始時に深部静脈血栓症が否定できない場合は肺血栓塞栓症の発生リスクがあるため，注意する。

体重の変化

妊娠期に増加した体重は，分娩後に平均4〜6kg減少する。この減少は，主に胎児・胎盤の娩出と羊水の流出，出血，発汗によるものである。産褥5日目前後で，減少が3kgより少ない場合は，乳房緊満や浮腫が影響している可能性があり[2]，併せて観察する。

分娩後3〜6か月で非妊時体重に戻る。しかし，体重の変動は個人差が大きく，乳汁分泌や食事摂取量などが影響する。

浮腫

産褥1週間程度は，分娩による発汗や出血，乳汁産生に向けて血管内に急激に水分が蓄えられるため水分出納バランスが不均衡となり，一過性の浮腫が生じやすい。また，授乳や育児などによる臥床時間が短いことや疲労も浮腫を引き起こす要因となる。血圧上昇や尿量減少，たんぱく尿の有無を確認し，妊娠高血圧症候群の発症が関係していないか鑑別する。腎機能に異常がない場合は，しだいに治まっていく。下肢の循環を促す産褥体操や足浴，フットマッサージ，足を高くして休む，弾性ストッキングの着用を勧めるとよい。

02 排泄・栄養・活動など

排尿

分娩直後は，妊娠により拡張した膀胱の筋緊張低下，分娩時の児頭による末梢神経や排尿括約筋の圧迫による機能低下のため，尿意減弱や排尿困難から尿閉を起こすことがあるが，多くは一過性であり自然に改善する[3]。排尿障害（尿閉，尿意鈍麻，排尿困難，尿失禁）の有無を確認する。

産褥早期は，心房性ナトリウム利尿ペプチドが上昇し，妊娠期に身体に貯め込まれた水分が排出するため，一時的に尿量が増加する。子宮復古，尿路感染予防のため，3〜4時間ごとの排尿を促す。退院前の検査として尿検査（たんぱく・糖）を行う。産後は悪露が混入し陽性になりやすい。糸球体濾過量は分娩後8週までに非妊時に戻る。

排便

産後は腹圧の低下，腸蠕動運動の減少，外陰部痛，痔核，創部離開への恐怖，運動不足などにより便秘が生じやすい。子宮復古を促すためにも予防的ケア（食事・水分摂取，腹部マッサージなど）が大切である。

栄養

授乳婦のエネルギー付加量は非妊時と比べ350kcal余分に摂取することが推奨されている。授乳期に付加する必要のある栄養素は，主にたんぱく質，ビタミン，ミネラル（鉄，亜鉛，ヨウ素など）である。授乳している場合，母乳中にたんぱく質や鉄，ビタミンDが排出されるため，摂取不足による母体の低栄養が懸念される。また，ビタミンDは日照により皮膚でも生成されるため，母子ともに産後の日光浴を勧める。

過剰摂取や食品の偏りを避け，バランスのよい食事が必要である（表2）。しかし，産後は育児や授乳により調理を行うことは難しい。授乳婦の場合は，母乳育児で失われる栄養素を中心に，調理しなくてもすむ食品を勧めるとよい。菓子類の摂取はビタミンB群の消費を高め，疲労増大の一因となる。

活動・休息

分娩後は悪露の停滞や静脈血栓塞栓症を防ぐため，母体の体調に合わせて早期離床をはかる。一方，産後早期の活発な活動は身体の回復を遅延させるため，体調をみながら徐々に活動範囲を広げる（表3）。

清潔

子宮内感染（産褥熱）や尿路感染を予防するため，トイレごとにナプキンを交換したり外陰部を洗浄したりすることにより清潔を保つ。基本的に，入浴は産後1か月健診で復古が良好と判断されるまでは控え，それまではシャワー浴を行う。

骨盤底筋群

妊娠により子宮や腟周囲の組織は軟化し，増大する子宮や胎児は骨盤底筋（図2）を長期間圧することになる。経腟分娩では，娩出力により骨盤底は伸展し，その結果，筋肉や線維組織の損傷，神経機能の低下が起こる。

経腟分娩した女性は，子宮脱や腹圧性尿失禁（図3）のリスクが高まるため，骨盤底ケアが重要になる。骨盤底筋は産後6〜8週間で回復するため，それ以前に腹筋を鍛えたり締め付ける衣服の着用は避ける。

表2 授乳婦の食事摂取基準

	付加量	目安量
エネルギー（kcal/日）	＋350	
たんぱく質（g/日）	＋20	
ビタミンA（μgRAE/日）	＋450	
ビタミンD（μg/日）		8.5
葉酸（μg/日）	＋100	
ビタミンC（mg/日）	＋45	
カルシウム（mg/日）	＋0	
鉄（mg/日）	＋2.5	

「日本人の食事摂取基準」策定検討会：日本人の食事摂取基準（2020年版）．p.385. を参考に作成
https://www.mhlw.go.jp/content/10904750/000586553.pdf（2021年12月閲覧）

表3 産後の活動の目安

産後0〜1週目	分娩による疲労などが残っている時期。児に合わせて休息する（入院中）
産後1〜2週目	入院中と同様に，育児や授乳以外はなるべく横になって休息する
産後2〜3週目	体調が良ければ3週目を目安に簡単な家事から始める
産後3〜4週目	散歩や近所への買い物など活動範囲を少しずつ広げていく 身体や腰に負担のかかる動作や重たいものを持ったりするのは避ける
産後4〜5週目	産後1か月健診の結果，回復が順調であれば元の生活に戻していく 入浴，性生活が開始できる
産後6週目〜	仕事，自転車や自動車などの運転，スポーツなどが徐々に開始できる

図2 骨盤底筋群と働き

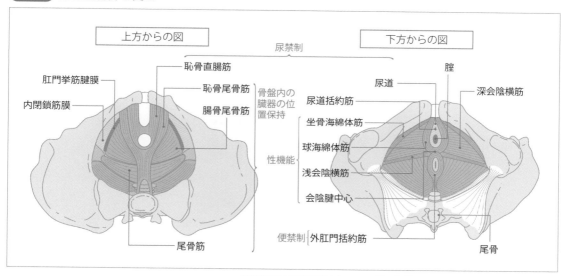

平川倫恵：骨盤底筋トレーニングの指導. 泌尿器ケア, 19 (9)：892, 2014.
田舎中真由実：まゆみんが教える!! 骨盤底機能〜腰痛・骨盤底疼痛や尿失禁に対する評価とアプローチ【web動画付き】. p.11, ヒューマン・プレス, 2019. を参考に作成

3

産褥期の看護

図3 妊娠・出産により腹圧性尿失禁が発症する仕組み

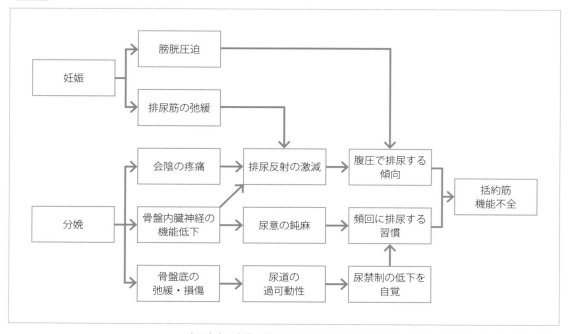

中田真木：産婦人科における排尿診療とそのあり方. 産婦人科治療, 91 (4)：370, 2005.

引用・参考文献

1) 小川浩平ほか：産後うつに貧血が関係？――国立成育医療研究センターが新知見を報告. ペリネイタルケア, 40 (9)：906-910, 2021.

2) 福島恭子, 石川紀子：褥婦の健康診査ができる！. ペリネイタルケア, 30 (5)：394-399, 2011.

3) 宮内彰人：産褥期――産褥3日目だが尿意がない. 周産期医学, 47 (11)：1431-1432, 2017.

6 母乳育児

母乳育児の情報収集内容とアセスメントの視点を**表1**に示す。

表1 母乳育児の情報収集内容とアセスメントの視点

産褥期の情報	情報収集内容	アセスメントの視点	産褥経過への影響
母乳産生	・母乳産生を促進・阻害する要因（頻回授乳，授乳間隔）	・乳汁分泌は日数相当に変化しているか ・乳汁分泌は促進または阻害されているか	・乳汁分泌不良 ・乳汁分泌過多
乳房	・乳房タイプ（乳型），乳頭の形状・硬さ・伸展），乳管開口数，乳汁分泌，乳汁の変化，乳房緊満，副乳	・進行性変化は日数相当か ・母乳育児確立への影響はどうか	・授乳困難
乳房・乳頭トラブル	・乳房トラブル（乳汁うっ滞，発赤，腫脹，硬結） ・乳頭トラブル（乳頭発赤，亀裂，出血，血疱など） ・乳房・乳頭トラブルのリスク因子（浅飲み，授乳間隔，疲労，ストレス，ポジショニング）	・母乳育児確立への影響はどうか ・愛着形成への影響はどうか	・授乳困難
授乳状況	・母乳育児への意思 ・授乳間隔，授乳回数 ・授乳手技（抱き方，支え方，搾乳手技），深いラッチオン，ポジショニング，授乳のタイミング ・授乳前後の乳房の変化 ・吸啜，哺乳に必要な新生児の反射（探索反射，捕捉反射，吸啜反射，嚥下反射） ・新生児が十分に母乳を飲んでいるサイン	・母乳育児確立はどうか ・乳房・乳頭トラブルのリスクはどうか ・退院後の母乳育児への不安はどうか	・乳汁分泌不全 ・授乳困難 ・乳房・乳頭トラブル ・母乳育児確立
母乳育児確立に影響を与える因子	・早期母子接触，早期授乳の有無 ・母子同室 ・疲労	・母乳育児への影響はどうか	・母乳育児確立・促進 ・母乳育児への意欲向上または減退

乳房の構造

　乳頭に開く乳管の数は，左右それぞれ4〜18本程度となる。乳頭周囲の乳輪にはモントゴメリー腺が開口し，皮脂を分泌することで乳頭や乳輪を保護している（図1）。

母乳産生

　妊娠中は胎盤からエストロゲンとプロゲステロン，ヒト胎盤性ラクトゲンが分泌され，乳管や乳腺組織が増殖・発育する。同時に，下垂体前葉から分泌されるプロラクチンの作用を抑制し，本格的な乳汁産生は抑えられている。分娩により胎盤が娩出すると，血中のプロゲステロン，エストロゲンの急激な減少が引き金となり，抑制されていたプロラクチンが作用し，本格的な乳汁産生が開始する。およそ9割の褥婦は産褥3日目までに乳汁分泌が始まる。

乳汁生成の3段階

❶乳汁生成1期

　妊娠12〜16週ころから乳腺組織内に乳汁産生の原料物質が集まり始め，感染防御作用と抗酸化作用のある初乳が分泌されるようになる。

❷乳汁生成2期

　乳汁分泌が増加し確立される時期であり，産褥2，3日目〜10日くらいまでの時期にあたる。胎盤娩出によりプロゲステロン濃度が急低下し，プロラクチン濃度が高い状態となることなどにより生じる。プロラクチン濃度は，分娩直前に最も高く，分娩後ゆるやかに下がる。児の欲求に合わせた頻回授乳（自律授乳）をしている場合は，産後1週間のプロラクチン濃度は分娩時の約半分を維持する。しかし，産後に一度も児の吸啜がない場合は，産後14日目には非妊時のレベルに戻る。

❸乳汁産生3期

　産褥10日頃を過ぎ，乳汁生成が維持される時期である。この時期は，乳汁産生量は1度の授乳や搾乳により乳房内から排出される母乳量に関連し，飲み取られる母乳量が多いほどより多くの母乳を産生する。授乳間隔が長くなったり乳房内から乳汁が排出されなかったりした場合は，乳汁産生を抑制する物質が増え，乳汁産生を低下させていく。授乳を止めると乳腺組織は退縮し，非妊時の状態に戻る。

図1　乳房の構造

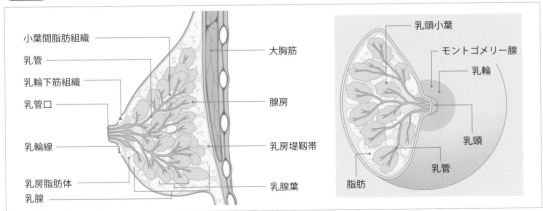

小葉間脂肪組織
乳管
乳輪下筋組織
乳管口
乳輪線
乳房脂肪体
乳腺
大胸筋
腺房
乳房堤靱帯
乳腺葉

乳頭小葉
モントゴメリー腺
乳輪
乳頭
乳管
脂肪

乳汁産生機構

❶エンドクリン・コントロール

児の吸啜刺激により下垂体前葉から分泌されるプロラクチンは，乳汁を産生する。乳汁は吸啜刺激あるいは感覚刺激により，下垂体後葉から分泌するオキシトシンが腺房細胞の外層にある筋上皮細胞に作用し収縮することで，結果として射乳が起こる（図2）。授乳ができない場合は3時間ごとに搾乳を行う。

乳汁分泌の維持のためには，定期的な授乳とプロラクチン，オキシトシンの継続的な分泌が必要である（図3）。オキシトシンは乳頭刺激以外にも，視覚，聴覚，嗅覚にも反応する。ただし，疲労やストレス，疼痛により分泌が抑制されるため，安楽な環境を整えることも必要である。

❷オートクリン・コントロール

授乳や搾乳後に乳房内に残っている母乳の量により，乳汁産生量が調節される。

図2 エンドクリン・コントロール

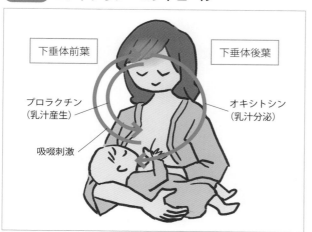

下垂体前葉

下垂体後葉

プロラクチン
（乳汁産生）

オキシトシン
（乳汁分泌）

吸啜刺激

図3 乳汁分泌維持に関係するホルモンの変化

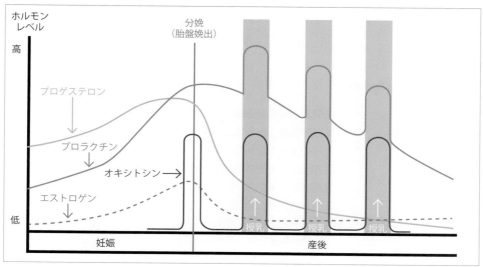

ホルモン
レベル

分娩
（胎盤娩出）

高

プロゲステロン

プロラクチン

オキシトシン →

エストロゲン

低

授乳　授乳　授乳

妊娠　　　　　産後

Love SM: Dr. Susun Love's Breast Book. Da Capo Press, p.34, 1991.を参考に作成

乳房タイプ（乳型）

乳房のタイプには，Ｉ型，Ⅱa型，Ⅱb型，Ⅲ型がある。乳頭を境に上部と下部の比率で分類する。乳房の大きさや形に合ったポジショニングを援助する（図4）。

乳頭の形状・硬さ・伸展

新生児の口の大きさに対し乳頭が大きすぎる場合や乳頭・乳輪部が硬く伸展性が不十分な場合は，深い吸着（ラッチオン）ができず，吸啜が続かなかったり，浅い吸着になりやすかったりする。短乳頭や小乳頭であっても乳輪部の伸展性がよい場合は，ラッチオンができる（表2・表3）。

乳管開口数

授乳が進むにつれ，4〜18本（平均9本）が乳頭に開口する[1]。

図4 乳房タイプ

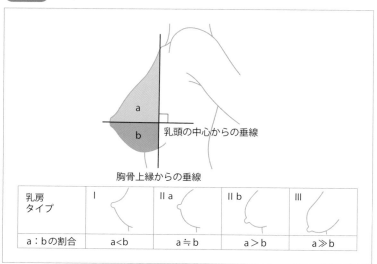

乳房タイプ	Ｉ	Ⅱa	Ⅱb	Ⅲ
a：bの割合	a＜b	a≒b	a＞b	a≫b

乳頭の中心からの垂線
胸骨上縁からの垂線

表2 乳頭の形状

正常乳頭	乳頸部から乳頭先端までの長さ約1.5cm
巨大乳頭	乳頭の直径2.0cm以上のもの
小乳頭	乳頭の直径1.0cm以下
扁平乳頭	乳頸部から乳頭先端までの長さ0.5cm以下
短乳頭	乳頸部から乳頭先端までの長さ0.5cm以上1.5cm以下
陥没乳頭 ・仮性陥没乳頭 ・真性陥没乳頭	乳頭が乳輪内に埋没している状態 ・刺激により乳頭が突出する ・刺激しても乳頭が突出しない

堤尚子：堤式乳房マッサージ法 理論と実践．p.60，たにぐち書店，2002．を参考に作成

乳汁分泌

　頻回授乳（自律授乳）や搾乳により進行性変化が進むと乳汁分泌が徐々に増加，産褥3〜4日目に急増する（表4，表5）。

乳汁の変化

　進行性変化が進むにつれ，乳汁分泌量とともに性状も初乳（黄色）から移行乳（クリーム色），成乳（白色）へと変化し，成分も変化する（表6）。

表3　乳頭の硬さ・伸展性

乳頭の硬さ			乳頭の伸展性		
柔らかい	中	硬い	良	中	不良
口唇様，厚めの耳たぶ	小指球様	鼻翼様，大豆	1〜2cm つきたての餅のように柔らかく，弾力がある	1〜0.5cm つきたての餅のようだが伸びが悪い	0.5〜0.1cm 伸びない

表4　乳汁分泌の変化

産褥1〜2日目	じわっと分泌されるか，ポツポツと小さな玉として観察される
産褥3〜4日目	ポタポタと垂れる
産褥5日目以降	射乳がみられる

表5　正常新生児における1日乳汁分泌量の推移（平均±標準偏差）

産褥1日目	7.8 ± 1.3mL
産褥2日目	40.9 ± 2.3mL
産褥3日目	142.3 ± 6.3mL
産褥4日目	254.5 ± 9.7mL
産褥5日目	336.1 ± 10.5mL

関場香ほか：C新生児因子と母乳分泌の関連に関する研究. 産科管理における環境因子に関する研究 研究報告書, 1987.
https://www.niph.go.jp/wadai/mhlw/1987/s6204014.pdf（2021年3月閲覧）

表6　乳汁の変化

	産褥1〜2日目	産褥3〜5日目	産褥7〜10日以降
色	・水様性半透明または濃い黄色 初乳 →	・黄色〜白色 移行乳 →	・白色 成乳
特徴	・免疫グロブリン(IgA) ・Na, Kなどミネラル類が多い ↓ 感染予防, 胎便排泄促進		・乳糖 ・脂肪が多い ↓ 成長・発育

乳房緊満

　乳汁産生のために血液が乳房内に急激に流入し，乳房内圧が上昇し乳房組織に浮腫が生じる。これを乳房緊満といい，産褥3〜4日目くらいにみられる両側性の乳房緊満を生理的乳房緊満という。前兆として，腋窩付近の乳房が温かくなり，徐々に乳房全体が緊満する。出産直後から新生児の母乳をほしがるサインに応じた授乳回数や，授乳にかかる時間を制限しない十分な授乳（頻回授乳，自律授乳）が行えていれば乳房緊満は軽度である。そうでない場合は，乳房に発赤・疼痛を伴う過度な緊満（病的緊満）が生じる可能性がある。

　乳房緊満により乳輪部が硬く伸展性も乏しくなると吸着時にすべり，浅飲みとなり乳頭・乳房トラブルの原因になる可能性が高まる。授乳前に乳輪部が軟らかくなる程度に軽く搾乳してから授乳すると深い吸着が得られやすくなる。

副乳

　通常の乳房以外に1〜数個の乳腺が，腋窩から乳頭を通って鼠径部に至る胎生期乳発生線上にみられるものを副乳という（図5）。多くの場合は対側性で，通常の乳房の下や腋窩などに小さくみられる。乳頭のみのものから痕跡程度のものまである。乳房緊満が生じる時期に腫脹しやすい。多くの場合，腋窩に生じる。腫脹により疼痛がある場合は，保冷剤などで患部を直接冷却する。

図5　副乳の位置

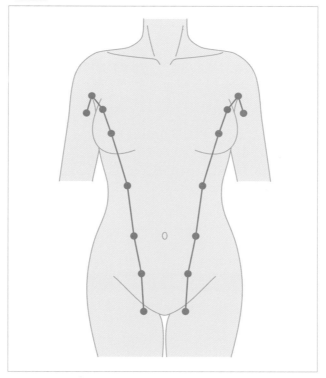

前原澄子編：母性Ⅱ．新看護観察のキーポイントシリーズ，p.39，中央法規出版，2011.

　乳房・乳頭トラブル予防のためには，児の欲求に合わせた授乳，適切な抱き方（ポジショニング），深い吸着（ラッチオン），乳房を締め付けない下着の選択，疲労やストレスの緩和などに留意する。

乳房トラブル

　乳管開口が十分でない，あるいは乳管が詰まることで乳汁が乳房の一部に貯留し，乳汁うっ滞（しこり）が生じる。局所の発赤，腫脹，硬結が生じ，悪化すると疼痛が生じる。乳汁うっ滞は乳房外側の上縁に生じやすい（図6）。授乳前に乳房を温めることでつまりが取り除かれやすくしたり，しこりのあるほうに児の下顎がくる

ような抱き方で授乳し，乳汁を飲み取ってもらうとよい。授乳で乳汁が十分に排出できない場合は，しこり部分を軽く圧迫したり，優しくマッサージしたりしながら授乳や搾乳を行う。

乳頭トラブル

　授乳による物理的刺激によって，乳頭に肉眼的に観察可能である創傷が生じた状態[2]である。主に，不適切な抱き方やラッチオンにより，乳頭に発赤や亀裂，皮膚欠損，出血，水疱，血疱ができ，乳頭痛が生じやすい。深い吸着が困難となる新生児側の要因である，新生児の舌が下の歯茎を超えない場合や舌小帯短縮の場合も，深い吸着ができるポジショニングを提案する[3]。

図6 乳汁うっ滞の好発部位

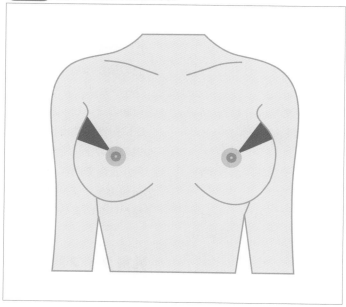

04 授乳状況

授乳は出産直後から始まる。つまり，出産後の疲労回復や睡眠・休息が十分でないなか，授乳や育児に取り組むことも少なくない。授乳支援では，授乳の様子だけに着目するのではなく，母親の心身の状態，価値観，退院後の環境などに寄り添った看護が必要となる。

母乳育児の意義

WHOとUNICEFは，出産後1時間以内の母乳育児開始と，生後6か月までは母乳のみ（完全母乳育児）で育てること，生後6か月からは安全な補完食を導入し，母乳育児は2歳あるいはそれ以上続けることを推奨している。母乳育児には次のようなメリットがあるといわれている[4]。

①生後6か月までの完全母乳育児は子どもを胃腸炎から守る
②出産後1時間以内の母乳育児開始は，下痢による新生児死亡や感染症予防に効果がある
③将来，子どもが肥満になることを減らし，知能も高める
④子どもが病院にかかる費用も削減されるため家庭にとっても経済的に優しいなどのメリットがある
⑤母乳育児は乳がん減少，完全母乳による避妊など母親の健康にも寄与する

こうした勧告を受け，日本においても『授乳・離乳の支援ガイド』[5]が作成され，妊娠期からの母乳育児支援が推進されている。

母乳育児への意思

授乳方法に対する母親の意思は，単に情報や知識，技術の提供だけで決定されるわけではなく，友人や家族，社会的サポート，社会規範などさまざまな要因から影響を受けている。社会復帰や上の子との育児の両立，無理をして育

児ノイローゼになりたくないといった理由で，母乳と人工乳を用いた混合栄養を希望する母親も少なくない。心身がダイナミックに変化する産後は，母親の意思を尊重しながら乳房の状態，背景を考慮した個別的な授乳支援が求められる。

適切な授乳姿勢と吸着
（抱き方・支え方）

乳房・乳頭トラブルを予防し，母乳育児確立に向けた支援として授乳姿勢・抱き方（ポジショニング）は重要である。どのような抱き方であっても，以下の点を満たすことが必要である。

①母親がリラックスして快適であること
②必要時，枕やバスタオルなどを使用して母親の腕や児の背中を支える
③児の身体全体が母親のほうを向いていて，お互いの身体が密着している
④児の頭が母親と向き合い，児の耳，肩，腰のラインがまっすぐになる
⑤母親の身体が前屈しておらず，児が乳房の高さに引き寄せられ抱かれている
⑥児の舌の上にそって乳頭を入れ，児の口と乳房が正面で向き合う
⑦母親の手で乳房を支えるとき，指が乳輪部にかからないようにおく

乳房タイプ別の抱き方

乳房のタイプや母子の状態から安楽に授乳できる抱き方を支援する（図7）。

乳房の支え方

乳房を支える指が乳頭や乳輪から十分後ろに離れ，掌で乳房を支えた方が授乳しやすい（図

8)。

することができ，乳汁分泌が確立しやすい。

授乳回数

昼夜を問わず24時間に8〜12回程度の授乳により，産後低下するプロラクチン濃度を維持

適切なラッチオン（深い吸着）

新生児が乳頭・乳輪を口のなかに十分に含めるよう，母親は児を引き付ける動きを習得する

図7 乳房タイプ・母子の特徴別にみた授乳時の抱き方

抱き方	横抱き	交差抱き	縦抱き	フットボール抱き	添い乳
方法	基本的な抱き方。授乳する乳房と同じ側の腕で新生児の身体全体を支え，反対の手で乳房を支える方法	授乳する乳房と反対の手で新生児の身体全体を支え，もう1方の手で乳房を支える方法	授乳する側の母親の大腿に新生児をまたがらせ，一方の手で新生児の頭部・頸部を支え，もう一方の手で乳房を支える方法	授乳する乳房と反対の手で乳房を支え，授乳する側の手で新生児の身体全体を母親の脇に抱え込むように抱く方法	母親が側臥位になった姿勢で新生児と母親が向き合って腹部を密着させ，新生児の頭部を支える方法
	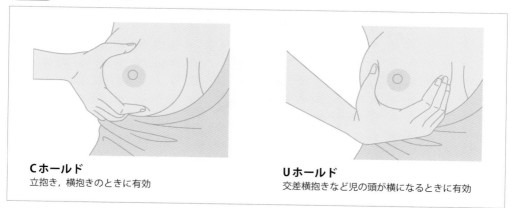				
乳房タイプ	Ⅱa, b	Ⅱa, b	Ⅰ・Ⅱa	Ⅲ 大きな乳房	
母親				・帝王切開後（創部痛回避）	・帝王切開後 ・疲労緩和
新生児		・低出生体重児 ・吸着困難		・低出生体重児 ・深い吸着が困難	

図8 乳房の支え方

Cホールド
立抱き，横抱きのときに有効

Uホールド
交差横抱きなど児の頭が横になるときに有効

3
産褥期の看護

必要がある（図9）。深い吸着は，授乳姿勢が整っていることが前提となる。不適切なラッチオン（浅い吸着）は，乳房・乳頭トラブル，乳汁分泌量の低下，新生児の体重増加不良の原因になる。また，不適切なラッチオンは，人工乳首の使用による児の乳頭混乱，過度の乳房緊満，授乳開始の遅れ，援助者の支援スキル不足，低出生体重児などが影響し，生じやすい。

授乳のタイミング

新生児が啼泣してからの授乳はタイミングが遅く，児が母乳をほしがるサイン（表7）の「早い授乳サイン」を出しているときや，ステートが「静かな覚醒」「活動的な覚醒」状態が授乳に最適のタイミングであるといわれている（表8）。

吸啜運動・リズム

乳頭を口腔内の硬口蓋と軟口蓋の境界まで吸い寄せるほど乳房に深く吸着し，児の軟口蓋が刺激されると舌を先端から奥へ蠕動様に動かす吸啜が始まる（図10）。

授乳開始後，児は1秒間に約2回の早い吸啜をし，射乳反射を誘引する。これを非栄養的吸啜という。射乳反射が生じ乳汁が出始めると1秒間に約1回のゆっくりしたリズムで吸啜するようになる。これを栄養的吸啜という。

哺乳に必要な反射

哺乳は以下①〜④の反射と呼吸が調和することで成立する。生後48時間は呼吸と哺乳パターンが不安定で，呼吸を犠牲にして嚥下を行っており，また新生児の胃内容量（表9）も小さい。そのため，この時期に大量の液体を与えることは生理学的に不適切である。

①探索反射：頬や唇に乳頭が触れると，それを捉えようと顔を向けたり，口を尖らせたりする
②捕捉（口唇）反射：唇を刺激すると口を開く
③吸啜反射：口の中に入った乳頭を吸う
④嚥下反射：口腔内に入った乳汁を咽頭から食道に送る

在胎32〜34週ころに確立する。以下の反射は授乳を中断させるため，気をつけたい[6]。

①モロー反射：突然の頭の位置の変化や大きな音に誘発され，手を開いたまま腕を開排伸展し，その後，抱きつくように腕を内転させる。

図9 適切なラッチオンを促す母親の動作

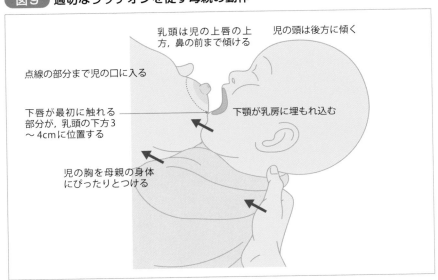

乳頭は児の上唇の上方，鼻の前まで傾ける

児の頭は後方に傾く

点線の部分まで児の口に入る

下唇が最初に触れる部分が，乳頭の下方3〜4cmに位置する

下顎が乳房に埋もれ込む

児の胸を母親の身体にぴったりとつける

Glover R: The key to successful breastfeeding.
www.rebeccaglover.com.au

表7 母乳をほしがる早いサインと遅いサイン

早い授乳サイン	遅い授乳サイン
・身体がもぞもぞ動く ・手や足を握り締める ・口や顔に手をもっていく ・軽く吸啜する動きがあり，その後より激しい吸啜が続く ・探索行動 ・舌を突き出す ・軽い声を出す，またはぐずり泣き ・身体を屈曲する ・頭を方向転換する	・啼泣 ・疲れ切っている ・眠り込む

Koehen M, et al: Newborn assessment. Breastfeeding and human lactation, 6th ed (Wamback K, et al eds), p.241, Jones and Bartlett Learning, 2021.を筆者訳

表8 母乳育児と関係する新生児の睡眠─覚醒状態(ステート)

睡眠─覚醒状態 （ステート）	新生児の状態	母乳育児との関係
深い／静かな睡眠	・眼球の動きはなく閉眼している ・規則的に呼吸をしている ・リラックスしている ・時折，モロー反射はあるが，体動はない	・強い刺激でのみ目覚める ・哺乳しようとしない
浅い／活動的な睡眠	・早い眼球の動きはあるが閉眼している ・不規則に呼吸している ・吸啜，微笑，顔をしかめる，あくびをする ・身体の筋肉が多少ピクピク動く ・新生児の睡眠は，たいていこの状態である	・刺激によって，より簡単に目覚める ・哺乳するには不十分な覚醒状態
うとうと	・目は開いているかもしれない ・不規則に呼吸している ・軽度のモロー反射を伴うさまざまな体動がある ・リラックスしている	・新生児は刺激によって起きるかもしれないが再び眠ってしまうかもしれない ・非栄養的吸啜をするかもしれない
静かな覚醒	・目をぱっちり開けている ・刺激に対する反応が早い ・最小限の身体的活動がある	・他者と相互に作用する ・新生児がぐずったりむずかったりする前であれば，母乳を与える絶好の機会
活動的な覚醒	・開眼している ・早く不規則な呼吸 ・刺激や不快に対し,より敏感になっている ・活動的	・なだめる（おむつ交換，抱っこ，静かに話しかける） ・啼泣に進行する前であれば母乳を与える
啼泣	・開眼または目をぎゅっと閉じている ・不規則に呼吸している ・泣いている，とても活発に動く ・四肢をバラバラにバタバタ動かす	・母乳を与える前になだめる（抱っこ，くるむ，静かに話す，揺らす）

Koehen M, et al: Newborn assessment. Breastfeeding and human lactation, 6th ed (Wamback K, et al eds), p.239, Jones and Bartlett Learning, 2021.を筆者訳

授乳中は児を驚かすことがないよう，優しい穏やかな対応が必要である

②反り返り反射：新生児の後頭部から強い力で乳房に顔を押しつけるようにすると，反射により児は後ろに反り返り，深い吸着ができない

③自動歩行：新生児の足底に圧が加わると，歩くような足の動きをし，後頭部を後方に伸展させるため，授乳中は児の足底が何かに触れてしまわないようにする

図10 新生児の吸啜

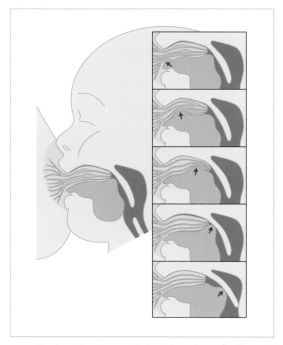

Rordan J: Anatomy and physiology. Breastfeeding and human lactation, 2nd ed (Riordan J, et al eds), p.112, Jones and Barthlett Publishers, 1998.

表9 新生児の胃内容量

生後1日目	5 ～ 7mL (サクランボ大)
生後3日目	22 ～ 27mL (クルミ大)
生後1週間	45 ～ 60mL (あんず大)
生後1か月	80 ～ 150mL (鶏卵大)

引用・参考文献

1）林真希：乳房の観察. ペリネイタルケア, 31（5）：477-480, 2012.

2）中村真弥, 安積陽子：授乳に関連した乳頭トラブルの定義や評価方法に関する文献検討. 日本母乳哺育学会雑誌, 11（1）：3-18, 2017.

3）水井雅子：乳房トラブルへの対応(2)——「乳頭・乳房の痛み」編. ペリネイタル家ケア, 37（3）：218-223, 2018.

4）WHO: Infant and young child feeding.
https://www.who.int/news-room/fact-sheets/detail/infant-and-young-child-feeding（2021年3月閲覧）

5）厚生労働省：授乳・離乳の支援ガイド 2019年改訂版. 2019.
https://www.mhlw.go.jp/content/11908000/000496257.pdf（2021年3月閲覧）

6）中村和恵：トラブルはなぜ起こる？——赤ちゃん編. ペリネイタルケア, 25（1）：22-27, 2006.

7 心理・社会的状況

心理・社会的状況の情報収集内容とアセスメントの視点を表1に示す。

表1 心理・社会的状況の情報収集内容とアセスメントの視点①

妊娠期の情報	情報収集内容	アセスメントの視点	産褥経過への影響
児への愛着	・母子のポジティブな相互作用の有無 ・新生児の表情や反応への対応 ・新生児への表情，言動 ・母子分離の有無 ・育児ストレス，新生児の易刺激性の有無 ・母子同室，母乳育児	・愛着形成はどうか ・母親としての自信はどうか ・育児不安はどうか	・愛着形成 ・育児へ自信，育児不安 ・親役割獲得
育児行動	・乳幼児の世話経験の有無 ・妊娠中の育児学級参加の有無 ・児への声かけ，アイコンタクト，言動 ・育児技術獲得状況（抱っこ，授乳，おむつ交換，沐浴，更衣，臍の処置，環境調整，啼泣への対応） ・家族のサポート	・愛着形成はどうか ・育児不安はどうか ・退院後の育児はスムーズにできそうか	・親役割獲得 ・愛着形成 ・育児への自信，育児不安
親役割獲得	・母親役割獲得 ・父親役割獲得 ・親役割獲得に影響する因子（疲労，出産体験，養育体験，母子分離，新生児の異常，サポート不足など）	・育児への影響はどうか	・親役割獲得 ・愛着形成 ・育児への自信，育児不安
心理的変化	・イメージと実際とのギャップ ・出産体験 ・家族サポート ・ストレス，疲労，睡眠状況，活動意欲 ・児への愛着，育児負担感，育児不安 ・涙もろさ，精神状況	・産褥経過への影響はどうか ・育児への影響はどうか	・マタニティブルーズ ・産後うつ病
家族の役割獲得	・両親，きょうだい，祖父母の役割調整 ・祖父母との関係，上の子への対応，育児観	・産褥経過への影響はどうか ・育児への影響はどうか	・育児不安，育児負担感
家族計画	・家族計画の予定 ・産後性生活開始時期や避妊への知識	・産褥経過への影響はどうか ・育児への影響はどうか	・身体的回復 ・家族の再構築

p.238へ続く

3 産褥期の看護

表1 心理・社会的状況の情報収集内容とアセスメントの視点②

妊娠期の情報	情報収集内容	アセスメントの視点	産褥経過への影響
法的手続き・社会資源	・出生届の提出，公的サービスの活用予定 ・職場復帰の時期，育児と仕事との両立 ・保育園入園時期 ・地域の社会資源情報に関する入手状況	・育児・授乳への影響はどうか ・産褥経過への影響はどうか ・育児負担への影響はどうか	・円滑な育児 ・身体的回復，家族の役割調整

01 児への愛着

　愛着（アタッチメント）は，児と重要他者（母親，父親，きょうだい，世話をする人など）との相互作用の過程を示す概念であり，特定の人物との強い愛情のきずなのことをいう。愛着は，親と子の間で起こるポジティブな相互作用によって促進される。

　母親は乳児の情動や行動を読み取り，母親自身の主観や育児経験，周囲の環境から子どもとの相互作用を行っている。子どもの状態を読み取り，親として適切に応答するポジティブな相互作用は，母親の自信となり，さらにポジティブな相互作用へと発展する。しかし，母子分離や育児ストレス，子どもの易刺激性などにより，相互作用がうまくいかなければ，母親は自信喪失や育児不安を抱きやすく，相互作用も悪循環に陥る可能性がある。

　母子の愛着形成を促進するケアとして，分娩後の早期母子接触や母子同室，母乳育児が行われている。また，授乳支援や育児指導の際，看護者が新生児に代わってポジティブフィードバックを母親や父親に返したり，児の反応の意味を伝えたりすることで，児とのかかわりを通して愛着が増すよう支援を行っていく。

02 育児行動

　産後正常に経過している場合，経腟分娩で産褥4～6日，帝王切開で産褥6～8日に退院することになる。退院後の育児が円滑に進むよう，妊娠期や産褥期入院中から育児技術（抱っこ，授乳，おむつ交換，沐浴など）が習得できるよう両親を支援していく。

　初産婦では退院後のイメージが具体化していなかったりするため，退院後の生活について具体的な指導が必要になることもある。また，家族からのサポートが少ない場合は，育児不安が高い場合もあり，退院後に活用できる社会資源について情報提供する必要がある。

03 親役割獲得

母親役割

　ルービン（Reva Rubin）は，妊娠・出産・産後に行われる模倣，空想，解放，脱分化を通じて，母親は子どもとのきずなを形成し特定の役割が生じ，自己のなかに母親らしさ（maternal identity：母性性）が生じ発展していくと述べている[1]。また，産後の女性が母親としての自己を確立していく心理的過程を，以下の2つの段階から述べている[2]。

①取り込み（taking-in）：分娩による身体や疲労を回復する段階であり，産後2～3日続く。この時期の母親は受け身的で依存的であり，自身のニーズが満たされることによって次の段階へ進むことができる。また，分娩期の出来事を振り返り，理解しようとする時期でもある。

②取り入れ（taking-hold）：依存から自立し自律的な状態へと向かう段階である。自身の身体機能を再び確立するとともに自身の身体から新生児へと意識を拡張し，育児技術を習得し始め，生活を創り出す。この時期は不安が強く，不安や課題が解消することにより次の課題に取り組むことができる。この段階は10日間程度続き，産後2週間ころに終わる。母親が取り組む母性課題（maternal tasks）

は，家族や重要他者からの支援，新生児からのポジティブフィードバックにより処理され，母親らしさが発展していく[3]。

父親役割

一般的に父親は妊婦のように身体的変化を経験しないため，母親と比べて親役割の獲得は遅れるといわれている。父親役割の獲得は，母親と同様に自身の養育体験や教育といった準備段階が前提となる。父親は児の誕生や育児経験を通して愛着を高めていくため，出生後早期から児との接触を促す支援が必要である[4]。

また，父親であるという認識には，カップルの親密度や育児への関心や共有，教育，育児しやすい環境が関係しているといわれている[5]。夫の父親としての役割獲得は，根底に妻への気遣いが存在し，妻の妊娠・分娩・育児期の順に進んでいく[6]。

04 心理的変化

妊娠・出産により，女性はこれまでの役割を一時中断・放棄したり，新生児の世話という新たな能力を獲得し，母親としての新しい自己を確立していく。一方で，想像していたイメージと実際とが異なる場合は，ギャップや心身の不快な症状に悩む場合もある。家族との役割調整や社会資源の活用など，生活も調整する必要がある。産後は喜びとともに疲労，ストレスの

蓄積，ホルモンの変動もあり，心理的に不安定になりやすい時期でもある。

とくに，出産直後の3～5日目には不安や涙もろさなど気分の変動が起こりやすい（マタニティブルーズ）。また，産後に妻の心身の負担が重くなり，カップルの親密さが低下すると産後クライシスが生じる場合もあり[7]，出産前から知識や予防法を伝えていく必要がある。

05 家族の役割獲得・役割分担

新たな生命の誕生は，家族形成の再構築となり，両親だけでなく祖父母やきょうだいにもその影響は波及する。妊娠期から産後に向けた役割調整を具体的に話し合えるとよい。

家族機能や役割が大きく変化し，新たなきょ

うだいができた上の子の反応は，その子の年齢や発達段階，気質によって異なるため，対応も変える必要がある。可能であれば育児へ参加できるよう誘ったり，遊びや気晴らしを祖父母に依頼したりする。

　母体の健康維持・促進，人生・生活設計に合わせて，子どもの数や出産間隔をカップルで相談し決定できるよう支援する必要がある。

　産後，母体の生殖器回復にはおよそ6〜8週間必要であり，産後1か月健診で順調な回復であることが確認された後，性生活を開始する。産後，月経が始まる時期には個人差があり，月経周期も妊娠前と変わる場合がある。また，排卵は月経の前にあるため，月経がなくても妊娠の可能性があることから，産後の性交渉では，初回から避妊が必要になる。避妊方法は，産後の身体に適したコンドームを使用するとよい（表2）。

表2 産後の避妊方法

※1か月健診で問題がなければ，性生活を再開できる
※産後の月経再開は，非授乳婦では分娩後平均60日。産後3か月末では授乳婦の33％，非授乳婦の91％に月経が再開するとの報告がある

【産後の避妊の必要性】
・産後に月経が始まる時期は個人差がある（予測は困難）
・産後の月経周期は妊娠前と変わることがあり，最初は不規則
・排卵は月経の前にあるため，産後まだ月経がなくとも妊娠の可能性はある
・産後初めての性生活から避妊は必要

【産後の避妊の種類】
・コンドーム：産後の性交開始から使える。産後のデリケートな腟内に適し，感染予防も期待できる
・ペッサリー：産後の性交開始から使える。サイズが適切か産婦人科医の診察を受ける
・ピル：ホルモン剤のため，母乳授乳中の使用は避ける
・IUD：産後6週間を過ぎてから使用できる
・基礎体温法：規則的な月経再開後，測定条件が整うまで選択できない

引用・参考文献

1）Rubin R（新道幸恵，後藤桂子訳）：ルヴァ・ルービン母性論——母性の主観的体験. 医学書院, p.45-46, 1997.
2）Rubin R: Puerperal change. Nursing Outlook, 12(9): 753-755, 1961.
3）前掲1), p.64.
4）河本恵理ほか：父親になるプロセス. 母性衛生, 58(4)：673-681, 2018.
5）デッガー清美, 丸山昭子：父親認識に関する文献研究. 日本農村医学会雑誌, 64(4)：718-724, 2015.
6）木越郁恵, 泊祐子：周産期における夫の父親役割獲得プロセス. 家族看護学研究, 12(1)：32-38, 2006.
7）塩野悦子：産後クライシス. ペリネイタルケア, 39(10)：1058-1059, 2020.

第3部

第4章

褥婦のウェルネスに基づく
看護計画

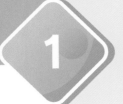

産褥早期の看護

分娩後24時間以内の産褥早期の看護目標と看護支援のポイントを表1に示す。

01 生殖器が順調に復古する

子宮復古状態は子宮底長，硬度，後陣痛，悪露の性状などから総合的に観察を行う（図1）。分娩後2時間までの出血量が正常範囲であれば，24時間以内は2〜6時間ごと，それ以降は1日1回一定の時間に観察する。子宮復古不全の可能性がある場合は，より頻繁にみる必要がある。子宮復古不全や分娩後異常出血の可能性があるため，バイタルサインから子宮内感染等も確認する。後陣痛については正常復古過程で起こりうるものであるが，日常生活に支障をきたしていないか確認する。授乳や子宮収縮薬の内服後は後陣痛が増強するが，過度に強い場合は子宮内遺残物の可能性がある。

分娩による会陰への圧迫や会陰部の損傷がある場合は，浮腫が24時間程度続く。会陰部の痛みが激しい場合は視診や触診を行って，必要時冷罨法や清潔ケアを行う。

早期授乳開始と頻回授乳による乳頭刺激が脳下垂体後葉からオキシトシンを分泌して子宮収縮を促すことを説明し，褥婦自身が子宮復古を助長できるよう支援する。

図1 産褥日数に応じた子宮復古

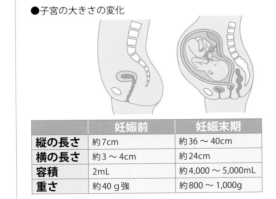

●子宮の大きさの変化

	妊娠前	妊娠末期
縦の長さ	約7cm	約36〜40cm
横の長さ	約3〜4cm	約24cm
容積	2mL	約4,000〜5,000mL
重さ	約40g強	約800〜1,000g

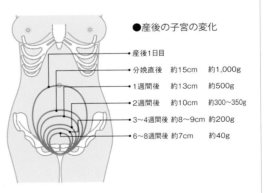

●産後の子宮の変化

- 産後1日目
- 分娩直後　約15cm　約1,000g
- 1週間後　約13cm　約500g
- 2週間後　約10cm　約300〜350g
- 3〜4週間後　約8〜9cm　約200g
- 6〜8週間後　約7cm　約40g

表 1 産褥早期の看護目標と看護支援のポイント

看護目標	生殖器が順調に復古する
看護計画	**観察プラン** ・子宮底長，硬度，後陣痛，悪露の性状（色調，量，凝血塊・卵膜・胎盤片混入） ・バイタルサイン ・排尿・排便状態 ・分娩室からの帰室時の状態，早期離床状態 ・会陰部裂傷，切開縫合部の癒合状態・発赤・腫脹・浮腫・浸出液，血腫，疼痛 ・肛門部の脱肛や痔核の有無，腫脹の程度 **ケアプラン** ・（子宮復古の状態により必要時）輪状マッサージ，腹部の冷罨法 ・（会陰部痛の状態により必要時）会陰部の冷罨法，清潔ケア ・会陰裂傷や縫合部の痛み，痔核などの緩和には産褥椅子や円座を使用 **教育プラン** ・褥婦自身が子宮復古を助長できるよう，知識の提供 ・悪露の性状のセルフチェックができるよう，知識の提供 ・産褥ナプキンの定期的な交換の促し
看護目標	全身状態が正常に回復する
看護計画	**観察プラン** ・バイタルサイン ・顔色・表情・動作 ・尿たんぱく ・静脈血栓症の下肢痛（Hamans徴候），下肢浮腫 ・尿意，残尿感，排尿時痛の有無，尿量や回数，水分摂取量 ・便秘，痔核と疼痛，食事摂取量 ・貧血症状，血中ヘモグロビン **ケアプラン** ・バイタルサインを定期的に確認し，異常の早期発見 ・定期的な排泄の促進へのケア ・シャワー浴の開始など，全身の清潔保持 ・（必要時）貧血症状に対するケア **教育プラン** ・全身の回復を促すバランスのよい食事の摂取 ・休息と活動のバランス
看護目標	早期母子接触と母乳育児が開始できる
看護計画	**観察プラン** ・乳房や乳頭の形・伸展性，乳管開口数，乳汁の性状（色・量等） ・育児技術の習得具合 ・コミュニケーションパターン ・新生児の出生直後のアプガースコア，胎外生活適応状態 ・母乳育児への意欲 **ケアプラン** ・早期母子接触実施 ・母子同室 ・母子に適した環境整備 **教育プラン** ・母乳栄養の利点の説明 ・褥婦の母乳育児への意欲に沿った母乳指導

3

産褥期の看護

02 全身状態が正常に回復する

　分娩後の疲労を，顔色，表情，動作でみる。体温37.5℃以上は，異常出血，生殖器感染を疑う。血圧，尿たんぱくから，妊娠高血圧症候群の有無をみる。尿量や水分摂取量から水分出納をみる。

　分娩時出血が多い場合は，産褥期の貧血に注意する。産褥1日目から子宮復古や全身回復状態が順調であればシャワー浴を開始し，全身の清潔を保つ。

03 早期母子接触と母乳育児が開始できる

　母親と新生児の状態に注意しながら（図2），出生直後からの早期母子接触や母子同室を開始する。また，新生児の欲求に基づいた自律授乳

ができるよう環境を整える。母乳栄養の利点を説明する。

図2　出産後の母子の経過概要

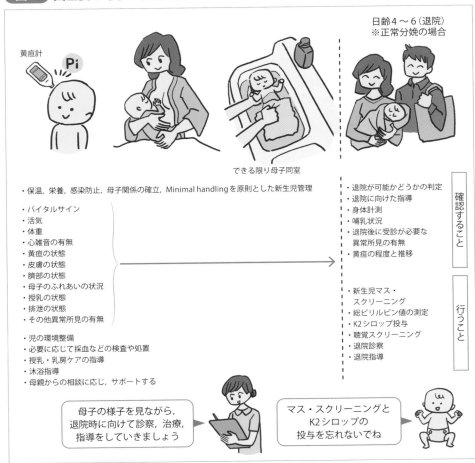

医療情報科学研究所：病気がみえる vol.10 産科．第4版，p.433，メディックメディア，2018.

入院中の看護

入院中の看護目標と看護支援のポイントを表1に示す。

表1 入院中の看護目標と看護支援のポイント①

看護目標	産褥経過に応じて生殖器および全身状態が順調に復古する
看護計画	**観察プラン** ・子宮底長，硬度，後陣痛，悪露の性状(色調，量，凝血塊・卵膜・胎盤片混入) ・バイタルサイン ・排尿・排便状態(排尿・排便回数，排尿困難の有無) ・母乳育児の実施，授乳回数 ・離床の程度(外陰部痛・後陣痛，疲労による活動制限の有無) ・会陰部裂傷，切開縫合部の癒合状態・発赤・腫脹・浮腫・浸出液，血腫，疼痛等の日常生活への影響度合い ・肛門部の脱肛や痔核の有無，腫脹の程度と日常生活への影響度合い ・マタニティーブルーズの徴候(褥婦の表情や姿勢，発言内容など) ・清潔行動(産後ナプキン交換・外陰部の拭き方，シャワー浴の状況) ・睡眠時間や熟睡感などの休息状況 **ケアプラン** ・(子宮復古の状態により必要時)輪状マッサージ ・(会陰部痛の状態により必要時)会陰部への冷罨法，清潔ケア ・会陰裂傷や縫合部の痛み，痔核などの緩和には産褥椅子や円座を使用 ・授乳の間に足浴や肩のホットパック，マッサージ(乳房緊満が強い場合は中止) **教育プラン** ・褥婦自身が子宮復古を助長できるよう，知識の提供(順調な子宮復古の知識，3～4時間ごとの排尿の必要性など) ・産褥体操の指導 ・授乳による子宮復古の促進 ・会陰部痛・肛門部痛などの痛みによる活動制限を避けるための知識の提供 ・痛みに対するセルフケアへの支援
看護目標	母乳が順調に分泌し，自律授乳を開始できる
看護計画	**観察プラン** ・乳頭の形・伸展性，乳管開口数，射乳，乳汁の性状(色・量等) ・乳頭トラブルの有無(発赤，腫脹，亀裂，水疱・白斑，疼痛など) ・乳房トラブルの有無(乳房の張り，硬結・発赤・熱感の有無など) ・褥婦の授乳姿勢 ・褥婦の身体的リスクの有無(貧血，帝王切開など) ・食事摂取量 ・ストレス・疲労の有無 ・新生児の乳房へのラッチオン，吸啜，嚥下状態

p.246へ続く

表1　入院中の看護目標と看護支援のポイント②

看護目標	母乳が順調に分泌し，自律授乳を開始できる
看護計画	**ケアプラン** ・個々の褥婦のニードに対する支援 ・母乳分泌が不十分な場合：頻回授乳や搾乳指導 ・吸啜力が緩慢な新生児の場合：体重増加，初期嘔吐，高ビリルビン血症等から総合的に判断して支援 ・乳頭トラブルがある場合：ラッチオンの再支援，授乳角度ポジショニングの工夫，新生児の口の外し方の工夫 ・乳房緊満が強い場合：緊満をとるための搾乳，冷罨法 ・乳房型や新生児に適したポジショニングの指導 ・新生児の吸着と吸啜に対する支援 ・褥婦が安心して授乳できる環境の提供 ・疲労やストレス解消への支援 ・適切な栄養・水分摂取への支援 ・母乳育児を肯定的に見守る姿勢，言動 **教育プラン** ・自律授乳の促進 ・母乳量の不足に対する知識の提供
看護目標	育児行動を通して母親役割を獲得できる
看護計画	**観察プラン** ・育児学級参加の有無 ・乳幼児の世話の経験の有無 ・新生児とのアイコンタクト，表情や行動への反応性の有無 ・新生児に触れているか，話しかけているか，名前を呼んでいるか ・新生児の性別に対する思い ・褥婦の言動や行動 ・マタニティーブルーズの症状の有無 **ケアプラン** ・バースレビューの実施 ・充分な身体的ケアの提供 ・（必要時）育児技術の提供・支援 ・褥婦が自信をもてるよう，共感と支援 ・（褥婦にマタニティブルーズや抑うつ傾向が見られる場合）新生児を預かり，ゆっくり休息を取るように勧める **教育プラン** ・育児技術の支援 ・沐浴（p.314） ・おむつ交換 ・更衣 ・環境整備 ・新生児の日々の変化に対する知識の提供 ・黄疸の出現と消失 ・体重増加の目安 ・便の性状の変化 ・発達（原始反射，五感の発達） ・育児ストレスに対する情報提供

01　産褥経過に応じて生殖器および全身状態が順調に復古する

子宮復古は産褥早期と同様の観察項目に加　　　え，母乳の授乳状態，離床の程度，バイタルサ

イン等で総合的にみる。会陰部・肛門部の変化は痛みとして自覚されることが多いため，日常生活や授乳への影響，痛みの程度をみる。

産褥数日後からマタニティーブルーズの徴候が現れることがあるため，褥婦全体から醸し出される様子をみる。産褥は分娩後の高揚から交感神経優位になることや慣れない育児，夜間の授乳など睡眠が十分に取れなくなることが多い。睡眠時間や熟睡感といった睡眠状態も同時に観察する。

早期離床や母乳育児の回数，産褥体操が骨盤底筋や外陰部の血液循環を促進することを説明し，過度な安静をしないこと，授乳による乳頭刺激の促進，産褥体操（図1）の提示などを行う。

産褥期は後陣痛，会陰部・肛門部痛など痛みを褥婦が感じることが多く，これらによって活動が制限されることから，全身の復古が阻害される可能性がある。治療過程の説明や観察結果を伝え，褥婦自身が痛みを増強させない工夫と痛みに対するセルフケアが行えるよう支援する。縫合部牽引痛は，癒合状態が良好であれば早めに抜糸することで軽快する。

02 母乳が順調に分泌し，自律授乳を開始できる

母乳育児について不安を感じる褥婦は少なくなく，授乳中の母子を肯定的に見守る姿勢，言動でかかわる。個々の母子の母乳育児に対するニードは異なる。それぞれに応じた母乳育児支援を行うことや，母親が納得し育児に自信をもてる支援を心がける。授乳姿勢（ポジショニング），ラッチオン（吸着）と吸啜は，第3章を参考に指導する。乳汁分泌増加に向け，睡眠不足の解消を行う。

授乳のタイミングは，児が母乳をほしがるサイン（p.235）を目安に空腹の徴候があれば授乳（自律授乳）するように説明する。自律授乳の場合，出生0～5日目までの授乳回数は10～12回/日程度とされている。授乳量が足りているかどうかは褥婦が気にすることが多い。乳汁分泌量，児の吸啜状態や体重増加，尿便の回数から総合的に判断するよう説明する。

図1　産褥体操の例

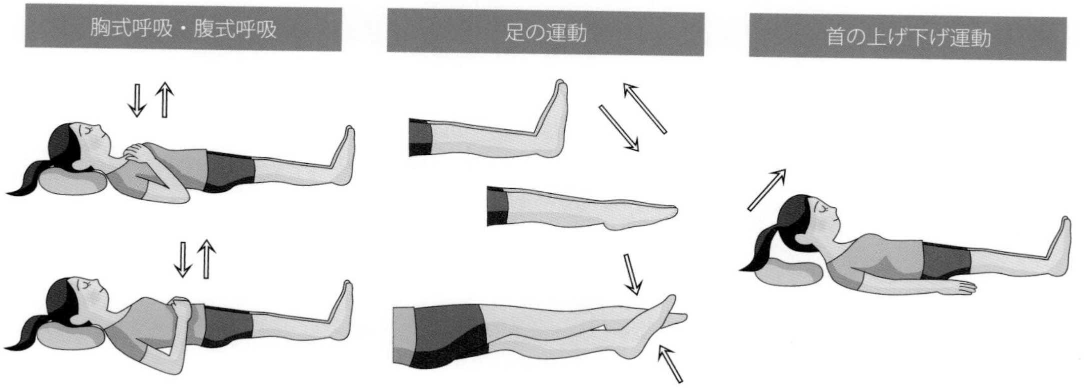

胸式呼吸・腹式呼吸

仰向けに寝て胸に手を当ててゆっくり呼吸をする（胸式呼吸）。次にお腹に手を当てて，ゆっくり呼吸をする（腹式呼吸）

足の運動

左右の足首を交互に曲げたり伸ばしたり，交差させたりする。また，左右交互に足首の関節をくるくる回転させる。足の指も同様に曲げ伸ばしする

首の上げ下げ運動

息を吸いながら頭を起こす。数秒息を止め，吐きながらゆっくり頭を下げる

育児知識・技術習得状況として，乳幼児の世話や,妊娠中の育児学級参加の有無を聞く。褥婦の母親役割獲得の段階がルービンのどの段階にあるかを把握したうえで，褥婦の新生児への受容の程度をみる。

産褥2〜3日目に出産体験を振り返り他者に話すこと（バースレビュー）で，褥婦自身が体験を肯定的に捉える機会となる。児との愛着形成も促進するため，看護者は話を傾聴する。新生児や褥婦自身の健康状態は褥婦の心理に影響する。心理面をサポートする前に十分な身体的ケアを提供する。

育児行動として，褥婦が児を適切に抱き授乳ができるか，おむつ交換や沐浴ができるか，臍の手当てができるか，保育環境の調整ができるか，児の健康状態を観察できるか，児の泣き声に対して適切な対応がとれるか等を観察し，困っている点は援助する。

入院中は医療者が褥婦の母親モデルとなれるようにかかわる。褥婦が昨日に比べ上手に育児できている点はほめて，自信をもてるようにかかわる。

新生児の生活に必要な育児技術に加え，新生児の日々の変化や発達を説明する。児への声かけが，情緒安定や言語修得のために重要であることを伝える。

育児が思うようにいかずに落ち込んでいる際は，多くの人が体験していることで，1つ1つ慣れていけばよいことを伝える。

退院に向けた看護

退院に向けた看護目標と看護支援のポイントを表1に示す。

表1 退院に向けた看護目標と看護支援のポイント①

看護目標	子宮復古や全身状態を回復させるためのセルフケアが実践できる
看護計画	**観察プラン** ・退院後のサポートの有無 **ケアプラン** ・産褥期に無理をすると，子宮下垂や子宮脱など身体の回復に遅れが生じうることを家族や周りの人にも伝え，理解を得る ・産褥1か月健診の予約 **教育プラン** ・子宮復古不全，貧血，高血圧，膀胱炎，乳腺炎（第5章参照）などの異常徴候を見分けるための知識の提供 ・退院指導の実施 ・嗜好品のアルコール，たばこは，乳児の発育に影響するため控えることを説明 ・便秘予防のセルフケア方法を指導 ・授乳状況に適した食事の指導 ・異常徴候が見られた場合には受診するよう伝える
看護目標	育児行動が身につき，退院までに母親役割を確立できる
看護計画	**観察プラン** ・褥婦は児の反応を捉えて育児行動ができているか ・退院後の生活環境 **ケアプラン** ・退院後に新生児の健康状況に合わせた環境が取れるよう調整 ・褥婦の疲労度を考慮しながら，褥婦と新生児がゆったりとかかわり合う時間を充分に確保できるよう支援 ・新生児1か月健診の予約 **教育プラン** ・新生児の異常徴候（第4部第5章参照，p316〜）を説明し，異常時は早めに受診するよう伝える

p.250へ続く

表1 退院に向けた看護目標と看護支援のポイント②

看護目標	家族がそれぞれの役割を獲得して家族を再構成できる
看護計画	**観察プラン** ・面会時の夫（パートナー）や家族の役割遂行度，褥婦と夫や家族の会話（肯定的かどうか） ・退院後のキーパーソン，里帰りの有無 ・サポート状況（産後ケアの利用等） **ケアプラン** ・夫（パートナー）が新生児との関係性を構築するための支援として，おむつ交換や更衣，沐浴手技の指導 ・家族に褥婦の身体回復のために休息の必要性を伝え，育児や家事の支援を説明する ・祖母が育児に参加する場合は，時代によって育児方法が変化してきたことを説明する ・祖父母の育児参加は体調に応じて，無理せずに孫育てに参加するよう説明する **教育プラン** ・夫の育児休暇の取得方法の説明 ・居住地域での育児サポートの情報提供〈夫（パートナー）に対する活動も含む〉 ・家族計画に対する知識提供
看護目標	産後の日常生活への円滑な開始に向けて知識を獲得できる
看護計画	**教育プラン** ・出生届の提出 ・産後に申請できる公的サービス（表3）の他，新生児訪問指導と妊産婦訪問指導，乳児家庭全戸訪問事業が公的に支援されることを説明する ・（勤労褥婦の場合）復職計画を立て，職場へ出産前後休暇願や育児休暇願を提出し，仕事と育児の両立を視野に入れ，保育園の入園申請も検討することを伝える ・（外国人妊産褥婦の場合）母子健康手帳の多言語版（10か国語に翻訳）を提供する ・退院後に2週間健診や母乳外来がある病院では，その時に身体や生殖器の復古状態の観察や，授乳の心配などを相談するよう伝える ・心身が疲れた際には，最寄りの産後ケアセンターなどを利用するように説明する

01 子宮復古や全身状態を回復させるためのセルフケアが実践できる

退院後は褥婦の状況に合わせて家事や子育ての支援体制を整える必要がある。褥婦の状況に応じて産褥2週間位はいつでも休める環境で，授乳やおむつ交換等の児の世話に専念できるような環境を調整する。

産褥期は腸蠕動の低下や会陰部の痛み，痔核などによって便秘になりやすいため，便秘予防のセルフケア方法（表2）を提供する。

授乳期の食事摂取量は非妊時女性の基準値＋350kcalとし，たんぱく質，鉄分，カルシウム，ビタミン等の付加量を増加することを説明する（図1）。

表2 便秘予防のためのセルフケア方法

・適度な水分を摂る
・食物繊維（穀物，いも類，豆類，寒天，果物）等を意識して摂る
・食事時間を規則的にする（朝食は抜かない）
・ヨーグルト，納豆などの発酵食品を積極的に摂る
・腹筋運動やウォーキングなどの全身運動を行う
・「の」の字マッサージなど，お腹のマッサージをする
・決まった時間にトイレに行く習慣をつける
・便意を我慢しない
・消化管は自律神経にコントロールされているため，ストレスを溜めない

図1 鉄分を多く含む食品（1回使用量あたりの含有量）

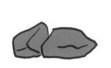
豚レバー（50g）　6.5mg

ホウレンソウ（70g）　1.4mg

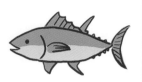
マグロ（70g）　1.6mg

鶏レバー（50g）　4.5mg

和牛もも肉（2.7g）　2.2mg

がんもどき（80g）　2.9mg

アサリ水煮（20g）　7.4mg

納豆（50g）　1.7mg

卵黄（1個）　1.2mg

02　育児行動が身につき，退院までに母親役割を確立できる

　褥婦が自信をもって新生児とかかわり合うことができるよう，適宜声をかけ，不安の軽減に努める。

　新生児の異常徴候を説明し，退院後に異常がある場合は抵抗力が弱いため早めに受診することを伝える。児の1か月健診予約と受診方法を説明する。

03　家族がそれぞれの役割を獲得して家族を再構成できる

　夫（パートナー）は新生児と接する機会が乏しく，関係性を築きにくい。医療者が積極的にかかわり，新しい家族での育児体制を構築する（図2）。同時に家族に褥婦の身体回復のための休息の必要性を伝えていくことで，退院後の褥婦の生活環境を整える支援とする。

3
産褥期の看護

図2　夫の積極的な育児参加

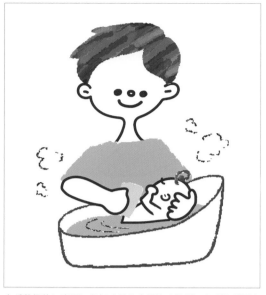

夫が積極的に育児に参加すると夫婦や家族間のきずなが深まり，子どもにも良い影響を与える

04 産後の日常生活への円滑な開始に向けて知識を獲得できる

　産褥期には利用できる公的サービスがある。住居のある市区町村によって異なるため，個々の状況に合わせたサービスの情報提供を行う。また，産後は疲労も蓄積して思った以上に疲れやすい。支援者がいない場合は有償・無償の各種サービスを利用できることや，心身が疲れた際には最寄りの産後ケアセンターなどを利用するように説明する（表3）。

表3　産後に申請できる公的サービス

育児休業給付金	育児休業給付は，雇用保険の被保険者が原則1歳未満の子どもを養育するために育児休業を取得した場合に支給される。「パパ・ママ育休プラス」制度を利用する場合は，父と母2人分合わせて原則1歳2か月になるまで支給される。なお，保育所などに入所できないなど一定の場合には最長2歳になるまで支給される
厚生年金の保険料免除など産休・育休等を取得した際の特例	産休中および育休等の期間中は健康保険や厚生年金保険の保険料が免除され，免除期間中の保険料は納めたものとして取り扱われる
国民年金保険料の免除	産前産後期間（出産予定日または出産日の前月から4か月間，双子以上の場合は出産予定日または出産日の3か月前から6か月間）について，国民年金保険料が免除され，免除期間は保険料を納付したものとして老齢基礎年金の受給額に反映される
児童手当	0歳から中学3年生までの子どもを養育している人に支給される手当てで，3歳未満は月額15,000円，3歳〜小学校修了前の第1子・第2子は月額10,000円，第3子以降は月額15,000円，中学生は月額10,000円が支給される。所得制限が設定されている
児童扶養手当	父母の離婚などで「ひとり親家庭」になった場合に支給される手当。対象となるのは18歳に到達後，最初の3月31日までの子ども

第5章

産褥期の異常を早期発見する
ためのアセスメント

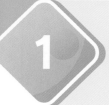

産褥期の異常出血・血栓症

産褥期の異常出血・血栓症の症状や治療法などを**表1**に示す。

表1 産褥期の異常出血・血栓症

疾患名	機序	診断基準	発症時期・予後	主な症状	主な治療法
子宮復古不全	・子宮復古が正常の経過よりも遅れ，子宮収縮不良や悪露の増加，赤色悪露の持続，悪露の滞留がみられる状態	・超音波検査 ・CT, MRI ・腟鏡診（子宮復古以外からの出血との鑑別）	・分娩当日（弛緩出血，胎盤遺残）～産褥数日 ・産褥合併症のうち比較的頻度は高い ・悪露の子宮内滞留は子宮内感染症（産褥熱）のリスクを高める	・柔らかい子宮 ・悪露の増加 ・赤色（血性）悪露の持続	・器質的子宮復古不全の場合は，原因の除去を行う ・子宮収縮薬の投与 ・感染徴候がある場合は抗菌薬の投与
深部静脈血栓症（DVT）	・深部静脈血栓症は，深筋膜より深部を走行する静脈である深部静脈に血栓が生じ静脈還流に障害が生じたものをいう	・下肢の疼痛などの症状 ・下肢静脈エコー，造影CT ・Dダイマー	・妊娠中や合併症等による長期臥床の場合，帝王切開後に生じやすいやすい ・膝窩静脈，大腿静脈まで血栓が伸展すると肺動脈塞栓症を発症する危険があり，DVTが疑われた場合は7日以内に再検査を行う ・少なくとも3か月は治療を要する	・患肢（片側）の浮腫性腫脹，緊満感，色調の変化，皮膚温上昇 ・Homans徴候（膝を伸展した状態で足首を背屈することにより誘発されるふくらはぎの不快感） ・多くは無症状 ・Dダイマー値上昇（妊娠中期から凝固系が亢進するため，DVTやPTEがない場合も高値を示す場合が多い）	・抗凝固療法（主にヘパリン）
肺血栓塞栓症（PTE）	・下肢の深部静脈に形成された血栓が心臓を通過し肺動脈に詰まる	・呼吸困難，胸痛，頻呼吸などの症状 ・造影CT, MRI, 肺血流スキャン，肺動脈造影	・産褥1日目，安静解除後の最初の歩行時，排便・排尿時，体位変換時に発症しやすい ・発症・再発により死亡率上昇 ・3～6か月あるいは更なる長期の治療を要する	・突然の呼吸困難（最も多い） ・胸痛（胸膜痛，胸骨後部痛を呈する場合がある） ・頻呼吸，頻脈 ・失神 ・咳嗽，血痰，動悸，冷汗，不安感	・抗凝固療法・血栓溶解療法 ・カテーテル・インターベンション（閉塞血栓を少量とり除く方法） ・下大静脈フィルター

01 診断と褥婦への影響

分娩による胎盤娩出後，胎盤剝離面からの出血は，子宮筋が収縮し胎盤剝離面の血管断裂部を生物学的結紮することで止血される。しかし，子宮復古を阻害する原因が存在する場合，子宮収縮が不良となり，止血が不十分となって子宮内膜の再構築が遅れ，悪露の増加や赤色（血性）悪露の延長がみられる。

こうした止血不良による出血の増加は出血性ショックへ，悪露の停滞は子宮内感染のリスクとなり，早期発見が重要となる。また，分娩時の出血に備え妊娠期から母体の血液凝固能は亢進しており，すべての妊産褥婦に深部静脈血栓症（DVT：deep vein thrombosis）が生じるリスクがあることを念頭に看護にあたる必要がある。なかでも肺血栓塞栓症（PTE：pulmonary thromboembolism）は致死性が高いため，リスクを査定し，予防と早期発見を行うことが重要である。

02 発現時期・症状，主な治療法

子宮復古不全

子宮復古不全は，何らかの原因により子宮収縮が妨げられ，子宮内に凝血塊や悪露が貯留している状態を指す。子宮収縮不良は，異常出血による貧血やショックにつながり，悪露の滞留は子宮内感染を引き起こす可能性がある。

産後の異常出血の原因として，子宮収縮不良が最も多いことを考慮して看護にあたり，異常が疑われる場合は速やかな医師への報告が必要である。子宮収縮が良好であるにもかかわらず出血が多い場合は，頸管裂傷や裂傷縫合部不全による出血が疑われ，医師の診察による鑑別を要する。

深部静脈血栓症（DVT）

妊娠によるホルモンや凝固系の変化により，すべての妊産褥婦は血栓症を発症するリスクが増大していることを念頭におく。

分娩様式を問わず，脱水は血栓症のリスク因子となるため，飲水や輸液による脱水の回避に努める。また，術中・術後に臥床安静を要する帝王切開を受ける場合はリスクが高まる。

肺血栓塞栓症（PTE）

通常，産褥1日目や帝王切開後の初回歩行時に発症しやすいが，急性PTEの場合は特有の症状（突然の呼吸困難，胸痛など）や特徴的発症状況（安静解除直後など）を伴わない場合もあるため，注意が必要である。SpO_2が90％未満を示す場合はPTEによる低酸素血症が疑われる。

子宮復古不全

子宮復古が正常の経過よりも遅れている状態である。比較的頻度が高い異常である。

❶子宮収縮を阻害する因子

原因は，子宮収縮を妨げる原因が明らかな器質性と明らかでない機能性に分類される（表2）。胎盤・卵膜遺残や子宮筋腫，膀胱・直腸充満，子宮内感染は，収縮しようとする子宮を阻害する。過度の安静は，子宮内に悪露が停滞することで子宮収縮を阻害する。多胎妊娠，羊水過多，巨大児は子宮筋に過度の伸展をもたら

し，微弱陣痛は子宮が収縮する力が弱く，子宮収縮が不良になりやすい。母乳育児の中止は，乳頭刺激によるオキシトシン分泌がないため子宮収縮を促進する因子が除去される。

❷子宮収縮不良を疑う症状

子宮や悪露の状態が正常な経過から逸脱している場合は，子宮復古不全が疑われる。子宮底高の変化は個人差もあることから，とくに子宮底の硬度（子宮収縮）が軟らかく，赤色（血性）悪露の排出が多かったり，期間が延長したりしている場合は子宮収縮不良を強く疑う。また，悪露に凝血が混入していたり，悪露の量が増加し

表2 子宮復古不全の原因

器質性子宮復古不全 （子宮収縮を妨げる明らかな原因を認める）	機能性子宮復古不全 （子宮収縮を妨げる明らかな原因を認めない）
①胎盤・卵膜片の子宮内残存 ②子宮筋腫 ③膀胱・直腸の充満 ④子宮内感染	①多胎妊娠 ②羊水過多 ③巨大児 ④微弱陣痛 ⑤授乳中止 ⑥過度の安静による悪露の停滞 ⑦母体の疲労

古川亮子, 市江和子編：母性・小児実習ぜんぶガイド. p.42, 照林社, 2018. を参考に作成

図1 Homansテスト

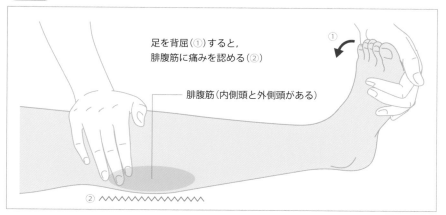

足を背屈（①）すると，腓腹筋に痛みを認める（②）

腓腹筋（内側頭と外側頭がある）

①

②

Homans徴候とは，膝関節伸展位で他動的に足関節を背屈させたときに，腓腹部に疼痛を感じる徴候

たりした場合も子宮収縮が不良となり出血が増えたことを示すサインである。

こうした症状がみられた場合は看護者へすぐに伝えてもらい，子宮収縮状態を確認する。必要であれば，子宮内に悪露や胎盤・卵膜片が停留していないか医師による診察を行う。

深部静脈血栓症（DVT）

妊娠・産褥期は凝固能が亢進しており，静脈血栓塞栓症が好発する時期である。とくに安静による血流の停滞や出血による血液の凝固が起こりやすい帝王切開後は，深部静脈血栓症とそれによる肺血栓塞栓症に注意する。

DVTは左下肢に発症することが多いといわれており，左右差の有無も観察する。Homansテスト（図1）やLoewenbergテストを行い，陽性であればDVTを疑う。一般的にDVT・PTEスク

リーニングとしてDダイマー値の測定が行われるが，凝固系が亢進している妊産褥婦ではDダイマー値は参考値に留め，画像検査が行われる。

肺血栓塞栓症（PTE）

肺血栓塞栓症とは，下肢の深部静脈に形成された血栓が心臓を通過し肺動脈に詰まる疾患である。深部静脈血栓症の5％が肺血栓塞栓症を発症するといわれており[1]，死亡率が高く生命にかかわる（図2）。

経腟分娩や帝王切開後の，安静が解除された産褥1日目に最も発症しやすい。離床や初回歩行時に，突然の呼吸困難（最も多い），胸痛（胸膜痛，胸骨後部痛を呈する場合がある），頻呼吸，頻脈，咳嗽，血痰，動悸，冷汗，不安感といった症状がないか注意深く観察する。

図2　DVTからPTEへ

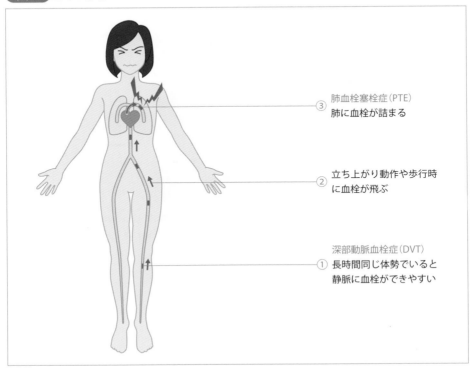

③ 肺血栓塞栓症（PTE）
肺に血栓が詰まる

② 立ち上がり動作や歩行時に血栓が飛ぶ

① 深部動脈血栓症（DVT）
長時間同じ体勢でいると静脈に血栓ができやすい

山室裕紀：THAで深部静脈血栓症（DVT）が起こりやすいのはどうして？予防法は？. 整形外科看護, 25 (8)：p.749, 2020.

子宮復古不全

❶発症リスクを予測する

妊娠期・分娩時の情報，既往歴，分娩室からの帰室状態，排泄状態，早期離床状態，授乳方法から子宮復古不全の原因となりうる因子の有無を把握し，予測的にかかわることが重要である。

❷発症を予防する

分娩後の早期離床や母乳育児，排尿・排便の促進を行い，発症予防に努める。

深部静脈血栓症（DVT）

❶原因やリスク因子の評価

妊娠による血液凝固能の亢進やホルモンによる静脈平滑筋弛緩，増大した子宮による腸骨静脈・下大静脈の圧迫，帝王切開など手術操作による血管壁障害，術後の安静臥床がDVTの原因

となる。また，妊娠以外に血液凝固能亢進（抗リン脂質抗体症候群など），高齢妊娠，肥満，長期ベッド上安静，帝王切開後，出血・脱水による血液濃縮，著明な下肢静脈瘤がある場合など，DVT発症が高まるためリスクを査定する。

❷発症を予防する

下肢の血流のうっ滞を予防することが重要である。離床できない場合はベッド上での足関節底の運動（図3）を行い，弾性ストッキングの着用，間欠的空気圧迫法を行う。早期離床に努め，脱水を予防することが重要である。

肺血栓塞栓症（PTE）

❶静脈血栓塞栓症（VTE）の発症リスクを査定する

VTE既往がある場合は高リスクであり，心疾患，肺疾患などを合併している場合は中間リスクとなる。

図3 DVT予防の足関節底背屈運動

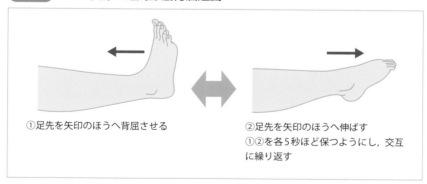

①足先を矢印のほうへ背屈させる

②足先を矢印のほうへ伸ばす
①②を各5秒ほど保つようにし，交互に繰り返す

❷DVTを疑う症状の有無を把握する

DVT後にPTEを発症する場合があるため，DVTを疑わせる症状があった場合はとくに注意を要する。

❸好発時期の症状出現に注意する

PTEは，産褥1日目，安静解除後の最初の歩行時，排便・排尿時，体位変換時に発症しやすい。発症時の症状は典型的でない場合もあり，褥婦の表情，顔色，息づかい，SpO$_2$，血圧の変動を注視してかかわる。

引用・参考文献

1）岩根枝里子，正岡直樹：05息切れ・咳・呼吸困難. ペリネイタルケア, 35（8）：745-750, 2016.
2）中村真潮：深部静脈血栓／肺塞栓症の診断と治療. 産科と婦人科, 81（8）：981-987, 2014.
3）岡野聡子ほか：経腟分娩──帝王切開術における静脈血栓塞栓症とその予防. 産科と婦人科, 81（8）：972-975, 2014.

3
産褥期の看護

2 産褥期の感染症

産褥期の感染症の症状や治療法などを表1に示す。

表1 産褥期の感染症

疾患名	機序	診断基準	発症時期・予後	主な症状	主な治療法
産褥熱	・腟や子宮頸部からの上行感染が中心であり，胎盤剝離面を初発感染部位とし，脱落膜や子宮筋層，付属器，骨盤・腹膜へと感染が広がる ・帝王切開では子宮切開創に感染が生じ，周囲へ炎症が広がる	・培養検査，血液検査 ・CTなどの画像検査 ・縫合部の感染所見	・分娩後24時間以降，産褥10日目まで ・子宮内感染から子宮付属器炎，骨盤腹膜炎まで伸展したり，血行性に全身へ伝播し敗血症にまで発展したりする場合もある ・9割は治療開始後24〜48時間以内に治療効果が出現する	・発熱 ・下腹部痛，子宮の圧痛 ・悪臭を伴う悪露 ・子宮復古不全	・腟分泌物や子宮内容物の細菌培養同定，抗菌薬投与 ・子宮収縮薬により滞留している悪露の排出促進 ・蜂窩織炎やダグラス窩膿瘍では切開排膿しドレーン留置 ・効果がみられない場合は子宮内吸引により起炎菌を再確認し薬剤を変更する
尿路感染症	・排尿障害や導尿操作，悪露による汚染などにより上行性に感染が生じ，膀胱炎や腎盂腎炎が発生する	・尿検査，培養	・産褥早期の排尿がスムーズでない時期 ・治療開始後，数日で軽快する	〈膀胱炎〉 ・排尿時違和感，排尿時痛 ・頻尿，残尿感 〈腎盂腎炎〉 ・発熱，悪寒戦慄 ・腰背部痛，患側の叩打痛	・抗菌薬投与
創傷感染	・皮膚や腟，腸管内の常在菌などによる上行性感染	・縫合部の感染所見 ・培養検査，血液検査 ・CTなどの画像検査	・分娩後数日 ・帝王切開における，術後創部感染では縫合不全や瘢痕，子宮筋層の菲薄化・欠損が生じると次回妊娠時に子宮破裂や続発性不妊の原因になる	・発熱，創部の発赤，腫脹，疼痛，浸出液，排膿，創部離開 ・帝王切開術後の子宮筋層縫合部の感染では，悪臭を伴う悪露の持続，腹痛，腹水貯留など	・抗菌薬投与

01 診断と褥婦への影響

産褥期は，分娩期の内診や導尿，縫合，帝王切開，外陰部への悪露の付着により，子宮内や創部，膀胱に感染が生じやすく，周囲の組織へと炎症が広がる。感染症は母体死亡原因の上位であり，日々の観察では褥婦の訴えに耳を十分に傾け，注意深く身体を観察することが重要である。また，分娩・産褥期における医療者の手指衛生，無菌操作など感染予防策の徹底が産褥期の感染症を予防するために重要である。

02 発現時期・症状，主な治療法

産褥熱

産褥熱とは，分娩後24時間以降，産褥10日目までに2日間以上にわたり38℃以上の発熱が続く状態を指す（図1）。産褥熱には，うっ滞性乳腺炎による発熱がみられる場合のような非感染性と身体に感染が生じている感染性産褥熱とに大別される[1)]。一般に産褥熱とは子宮内膜炎のことをさし，感染性産褥熱の原因として最も重要なのが子宮内感染である。全身性炎症反応症候群（SIRS：systemic inflammatory response syndrome）が引き起こされると，敗血症性ショックとなり致死率は高い。

子宮内感染は，帝王切開術により発症率が高まるため注意を要する。起炎菌は複数の菌による混合感染であることが多く，大腸菌や緑膿

図1 産褥熱

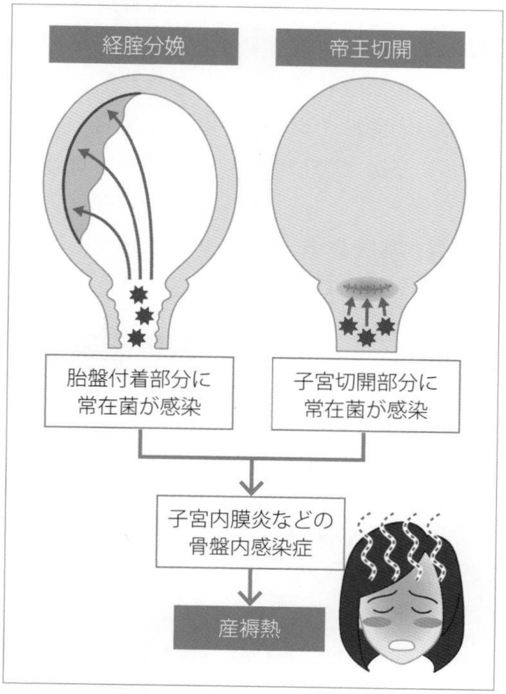

医療情報科学研究所編：病気がみえるvol.10 産科．第4版．p.375，メディックメディア，2018.

菌などのグラム陰性菌，嫌気性菌，薬剤耐性菌などがある。

く，ほとんどは大腸菌などのグラム陰性菌で皮膚や腸管の常在菌である。

尿路感染症

　産後は経腟分娩による膀胱圧迫，尿道や膀胱の過伸展，膀胱粘膜の浮腫や充血，妊娠子宮による膀胱圧迫解除による膀胱容量の増大などによる排尿障害や導尿操作，悪露による汚染などにより，膀胱炎や腎盂腎炎の発生のリスクが高まる。腟や大腸などの常在菌からの感染が多

創傷感染

　起炎菌は，子宮内感染と同様に多菌性である場合が多い。会陰切開は，そのほとんどは第1度，第2度であるが，ときに第3度，第4度と肛門括約筋の損傷を伴うと，創部離開や創部感染のリスクが高まる。

03 異常と判断できる観察ポイント

産褥熱

❶子宮内感染

　子宮内感染により子宮筋層に炎症が起こると，発熱，悪臭を伴う悪露，子宮体部の圧痛，子宮復古不全が生じる。子宮筋層から周囲の組織へ広がると，帝王切開の場合は子宮切開創が離開する場合もある。感染が付属器に広がると，分娩後1～2週間で卵巣に膿瘍が形成され，側腹部痛が症状に加わる。腹膜炎が経腟分娩で生じることはまれとされるが，麻痺性イレウスが初発症状として現れる場合も多いといわれている[2]。

　敗血症に至った場合，悪寒戦慄，呼吸窮迫，意識低下，血圧低下，低酸素症，代謝性アシドーシス，末梢血管拡張，乏尿をきたし，ショック状態に陥る[3]。

❷創部感染

　感染性産褥熱の原因として，創部からの感染を見逃してはいけない。帝王切開創部，会陰裂傷，頸管裂傷などの縫合部に感染が生じていないか，創部の発赤，腫脹，排膿，疼痛の増強を観察することが重要である。

尿路感染症

❶膀胱炎

　発熱はないが，排尿時違和感，排尿時痛，頻尿，残尿感などの訴えがある場合は膀胱炎を疑う。尿は必ずしも血尿や膿尿がみられない。

❷腎盂腎炎

　膀胱炎からさらに上行し腎盂腎炎になると，急激な発熱と悪寒戦慄，腰背部痛，脊柱の左右肋骨下を軽く叩くと患側に痛みを訴える（叩打痛が認められる）のが特徴的な症状である。治療開始が遅れると，腎機能障害や敗血症へ移行することがある。

創傷感染

　会陰裂傷・切開や帝王切開による創がある場合は，感染リスクが高まるため，感染徴候（創部の発赤，腫脹，疼痛，創部の離開，滲出液，排膿）の有無を観察する。

　創部の感染徴候のほか，疼痛が持続・憎悪する場合，血腫や感染を疑い，疼痛部位の観察や痛みの強さ，性質について訴えを聞くことが重要である。

外陰部を清潔に保つことは，子宮内や膀胱への上行感染，外陰部の創感染を予防するために重要である。トイレごとのナプキン交換や外陰部の洗浄，排便時の拭き方（肛門部から尿道・腟に向かって拭き上げない）といった外陰部の清潔を保つセルフケア行動について保健指導を行う。

産褥熱

妊娠期の細菌性腟炎や絨毛膜羊膜炎，分娩期の破水から分娩に至るまでの時間が長い，胎盤用手剝離など子宮内への器械的操作，分娩様式，栄養状態，肥満や糖尿病の有無などの産褥熱を引き起こすリスク因子を査定し，毎日の子宮復古の観察を丁寧に行う（表2）。褥婦から気になる症状がないか十分に聞き取ることが重要である。

子宮内の悪露の停滞は感染の温床となる。早期離床や産褥体操，直腸や膀胱の充満を避けること，母乳育児を促し，悪露のスムーズな排出を確認する。

後陣痛と，感染や血腫などで生じている下腹部痛なのかを区別することは重要である。後陣痛は多くは産褥3日程度で軽快する。その後も持続する疼痛や増強する痛み，後陣痛とは性質が異なる持続的な痛みがみられる場合は，経腟分娩による腟壁から後腹膜に広がる血腫，帝王切開術による切開部の血腫や悪露の貯留，胎盤・卵膜の子宮内遺残，子宮内感染が考えられるため，医師の診察を仰ぐ。

尿路感染症

妊娠による腎杯・腎盂・尿管などの拡張は産褥6～8週ごろまで続き，産褥期は分娩による膀胱利尿筋の麻痺傾向，膀胱トーヌス低下から尿流速度の低下が起こり，尿が逆流しやすい状態である。さらに，外陰部は悪露により汚染を受けやすく，尿路感染症が生じやすい状態である。これらのことを念頭におき，褥婦の訴えを聞くことが重要である。

膀胱炎予防のためにも，飲水を促し，尿量の確保と排尿を促す。

創傷感染

肛門括約筋損傷がある会陰裂傷の場合は創感染が，破水や頻回な内診が伴いやすい遷延分娩，糖尿病，肥満，貧血がある場合は帝王切開後の手術部位感染（SSI：surgical site infection）発症リスクとなる。

とくに肥満や糖尿病が背景にある場合は，帝王切開術の創部感染リスクが高まる可能性があ

表2 産褥感染症のリスク因子

分娩前	前期破水，頻回の内診，産道の器械的操作，細菌性腟炎，絨毛膜羊膜炎，切迫早産など
分娩中	帝王切開術，頻回の内診，子宮内モニタリング（子宮内圧測定など），胎盤用手剝離術，遷延分娩，胎便による羊水混濁，早産，死産など
産褥期	裂傷などの縫合時の産道に対する器械的操作，子宮内遺残（卵膜，胎盤，ガーゼなど），子宮筋腫などによる悪露停滞など
母体合併症（社会的背景）	若年妊娠，低栄養状態，初産，肥満，妊娠高血圧症候群，糖尿病，自己免疫疾患，免疫力低下（ステロイド内服，HIV感染など）など

小林康祐：産褥期・分娩翌日に強度の子宮圧痛と高熱を認めた．周産期医学，47 (11)：1428, 2017.

3

産褥期の看護

るため，血糖コントロールを行い注意深く観察する。

　疼痛は感染を疑わせる徴候でもあることから，鎮痛薬を投与する前に，時間経過とともに疼痛は軽減しているか，創部の腫脹・発赤・硬結の有無，疼痛の程度や部位などを丁寧に聴取する必要がある。

引用・参考文献

1）真川祥一：発熱——下腹部痛→産褥熱. ペリネイタルケア, 39（12）：1241-1245, 2020.
2）南佐和子, 八木重孝, 井箟一彦：産褥子宮内膜炎. 産科と婦人科, 79（9）：1093-1096, 2012.
3）山田秀人：産褥感染症. 日本医事新報, 4990：52-52, 2019.

母乳に関するトラブル

乳房・乳頭トラブルの主な症状や治療法などを**表1**に示す。

表1 乳房・乳頭トラブル①

疾患名	機序	診断基準	発症時期・予後	主な症状	主な治療法
乳腺炎	・乳汁うっ滞から始まり，乳汁うっ滞により細菌数が増加したり，免疫力の低下などにより細菌感染による乳腺炎へ進行する	・感染性乳腺炎が疑われる場合は，乳汁培養検査と感受性検査	・授乳期はいつでも発生するが，産後2～3週目に最もよく起こり，多くは産後6週以内に生じる	・片側の乳房に生じる局所的な乳汁のうっ滞（しこり），乳房の発赤，疼痛 ・発熱(38.5度以上) ・感冒様の全身症状	〈うっ滞性乳腺炎〉 ・乳管開通マッサージ，乳房マッサージ ・授乳姿勢や抱き方，吸着が適切か確認する ・授乳間隔や回数の制限・減少，人工乳の補足を見直す ・必要時，搾乳 〈感染性乳腺炎〉 ・薬物療法(抗菌薬，鎮痛薬など) ・外科的処置(排膿)
乳頭損傷	・不適切なラッチオン，ポジショニング，不適切な搾乳器の使用などによる物理的・機械的刺激により乳頭先端の皮膚に発赤など損傷が生じる		・多くの場合，母乳育児が確立するまでの産後3～6日に疼痛や不快感のピークを迎え，その後，消失していく	・乳頭の発赤，亀裂，水疱，血疱，皮膚剝離，疼痛	・搾母乳の塗布 ・ハイドロジェル・ドレッシング材 ・ぬるま湯のみで洗い，清潔にする ・ドーナツガーゼなどによる乳頭保護 ・感染や皮膚疾患の場合は，治療を受ける

p.266へ続く

3

産褥期の看護

表1　乳房・乳頭トラブル②

疾患名	機序	診断基準	発症時期・予後	主な症状	主な治療法
乳汁分泌不全	・多くの場合は,乳汁分泌を促進する乳頭刺激や頻回授乳などの不足により,乳汁産生が低下している。真性分泌不全の場合は,乳腺の欠損・発育不全,ホルモン異常などにより生じる			・分娩後,乳汁分泌が開始しなかったり,低下している状態	・頻回授乳・搾乳 ・真性乳汁分泌不全の場合は,プロラクチン分泌量を増加させる薬剤の内服(保険適用外)

01 診断と褥婦への影響

　乳房・乳頭トラブルは,授乳中であればいつでも起こりうる。適切な授乳姿勢とラッチオン,出産後からの制限のない頻回授乳により予防することができるといわれている。また,ストレスや疲労もトラブルの原因としてあげられる。乳房・乳頭トラブルが生じると,母親は苦痛や不安から不必要に母乳育児を断念する場合

もある。安楽な授乳が行なえるよう産褥期および退院後に向けた支援が重要である。

　乳腺炎を疑わせる症状は,子宮内感染など乳房以外に生じている感染症,乳がんなど悪性の乳房疾患も考えられるため,鑑別を要し(図1),医師との連携が必要になる。

図1 発熱,乳房の腫れ,しこり,痛みを伴う母乳育児上の問題の鑑別フロー

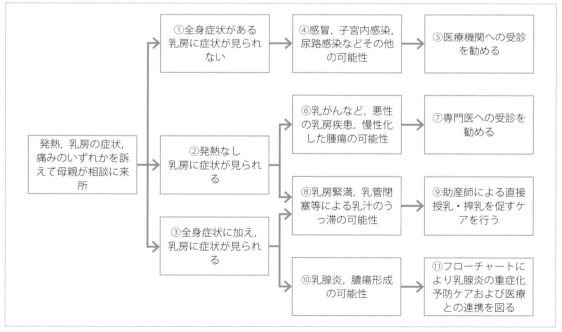

日本助産師会,日本助産学会:乳腺炎ケアガイドライン2020.日本助産師出版.p.40, 2021.

乳腺炎

何らかの原因で乳管に閉塞が生じたり，授乳回数が制限されたり，適切なラッチオンが行えていない場合，乳管から乳汁が排出されず乳房内に留まる「乳汁うっ滞（うつ乳）」が起こる。これにより，乳房の両側または片側に限局した

発赤や硬結，腫脹が触れるようになる。発熱や全身状態は良好で，腫脹した部位の疼痛が軽度であれば，うっ滞性乳腺炎が考えられる。

乳汁うっ滞部位に感染が生じると感染性乳腺炎が発症する。治療が遅れると，化膿部位に膿瘍を形成し外科的処置が必要になる場合もある。

03 異常と判断できる観察ポイント

乳腺炎

限局した圧痛・熱感・腫脹があり，38.5℃以上の発熱・悪寒・インフルエンザ様の身体の痛みおよび全身症状を伴う[1]。うっ滞した乳汁部位に感染が生じている場合は，感染性乳腺炎に分類される。

乳頭損傷

産褥早期に，授乳により乳頭に不快感や疼痛が生じることがある。乳頭先端の皮膚に発赤，亀裂，水疱，血疱，皮膚剥離などが生じている

ことが多い。

乳汁分泌不全

乳汁分泌不全とは，乳汁分泌が開始しない，または低下している状態をいい，真性分泌不全と仮性分泌不全がある（表2）。

真性分泌不全は，乳腺の欠損や発育不全，ホルモンの異常などによる分泌不全で約5％の頻度でみられ，治療が困難・不能な場合をいう。多くは仮性分泌不全であり，乳汁分泌を促進する乳頭刺激，頻回授乳などを行う。

表2　乳汁分泌不全

1.　真性分泌不全（乳汁分泌不全症）：5～6％ 　　1）乳腺組織の欠損 　　　a. 器質的因子 　　　　①先天的欠損 　　　　②後天的欠損（外傷，腫瘍による切除） 　　2）乳腺発育不全 　　　b. 機能的因子 　　　　①乳腺支配ホルモン系の異常 　　　　②その他
2.　仮性分泌不全：94～95％ 　　本来は乳汁分泌が十分なされるはずの乳房が管理不備なるがゆえに，乳汁分泌不全となったもの

根津八紘：乳汁分泌不全の対策. 産婦人科治療, 68（5）：656, 1994.

3
産褥期の看護

いずれも出産後早期からの頻回授乳，適切なポジショニングとラッチオンへの支援が基本である。

乳腺炎

❶乳腺炎を予防するケア

乳腺炎を回避または軽度にするためには，乳汁うっ滞（うつ乳）とならないよう，その原因を除去するケアを行うことが重要である（図2）。

乳汁うっ滞が生じる原因として，授乳回数が少なかったり，間隔が空き過ぎる場合があること，適切なラッチオンができていないこと，下着による過度の乳房圧迫，母子分離中に早期から3時間ごとの搾乳ができていないこと，疲労やストレスなどがあげられる。これらの原因をつくり出さないようにする看護が必要である。また，退院後は，下着やシートベルトなどによる乳房への圧迫を避けること，休息を十分にとりバランスのよい食事を心がけることも伝えておく。

❷乳腺炎を防ぐセルフケア

退院後に乳腺炎が発症することは珍しくない。症状が出ても母親は病院に来院したり電話したりすることをためらう場合も多く，来院したときには乳腺炎が悪化していることもある。

退院後に乳房にしこり，発赤，疼痛など乳汁うっ滞の症状がみられた場合は，患側乳房の授乳回数を増やしたり，授乳直前に硬結部位を温めたり，軽くマッサージしながら授乳すること，乳汁うっ滞部（しこり）側の排乳（頻回授乳や搾乳，うっ滞部のほうに児の下顎がくるような抱き方による授乳）で乳汁の排出を促すこと，授乳と授乳の間に疼痛部位への冷罨法を伝え，セルフケアできるように退院前に保健指導しておく必要がある。

また，育児で忙しく，ゆっくり入浴する時間もない場合に乳汁うっ滞が生じることもあるた

図2 乳腺炎のリスク因子

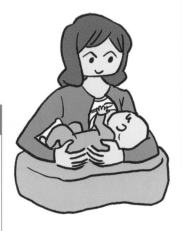

児
・哺乳欲低下
・傾眠傾向
・哺乳量低下

母親
・母乳分泌過多
・乳頭亀裂
・きつい下着，シートベルトなどによる乳房圧迫
・乳房打撲
・乳腺炎既往
・ストレス
・低栄養
・産褥期合併症

授乳行為
・不適切なポジショニング
・浅いラッチオン
・時間授乳
・授乳の中断
・左右不均衡な授乳
・授乳回数の減少

め，産後1か月健診後であれば入浴による全身の循環の改善，リラックスなどをし，心身の安息を保つことも重要であることを伝えておく。

乳頭損傷

❶乳頭損傷を防ぐケア

母親のアレルギーや乳頭への感染以外で生じる一般的な乳頭損傷は，ポジショニングや吸着により防ぐことが重要である。授乳回数の制限に，予防する効果はないといわれている。また，授乳前後の乳頭乳輪部の清拭は，モントゴメリー腺から分泌される皮脂や皮膚損傷を修復する母乳の成分を取り除き，乳頭損傷を引き起こしやすくするため，不要である。

❷乳頭損傷による疼痛を和らげるケア

授乳開始早期には，乳頭発赤や亀裂による疼痛が生じやすい。疼痛は不快な症状のみならず，母乳育児への断念につながる。

乳頭痛を軽減するために，ポジショニングや吸着の改善，児が啼泣し始める前の「早い授乳サイン」による授乳，授乳前に搾乳し乳頭・乳輪部を軟らかくする，深い吸着が苦手な乳房か

ら授乳する，疼痛のない乳房から授乳する，乳頭損傷部が児の口角にくるような抱き方で授乳する，搾乳器の吸引圧を下げる，一時的な授乳中止の検討（中止時は3時間ごとに搾乳）を提案する。精製ラノリンの塗布がよく勧められるが，羊毛アレルギーの場合は，発赤や掻痒感が生じることもあるため，その場合は母乳を塗布するとよい。

乳汁分泌不全

仮性乳汁分泌不全の場合，授乳間隔の延長，非効果的な乳汁排出によって乳腺腔内に乳汁が長時間溜まることで乳汁産生が低下する。そのため出産後早期からの頻回授乳と児がほしがるときにほしがるだけ授乳することが重要である。

とくに退院後は，一時的に児の欲求が高まる時期があり，母親は母乳が足りていないのではないかと不安になりやすい。退院前にそのような時期があること，児が十分に母乳を飲んでいるサインを伝え，母親が不用意に不安にならなくてすむよう保健指導を行うことも重要である。

引用・参考文献

1）Amir L, The Academy of Breastfeeding Medicine: ABM Clinical Protocol #4 Mastitis, Revised March 2014.

涌谷桐子訳：ABM臨床プロトコル第4号 乳腺炎（2014年改訂版）.

https://abm.memberclicks.net/assets/DOCUMENTS/PROTOCOLS/4-mastitis-protocol-japanese.pdf（2021年12月閲覧）

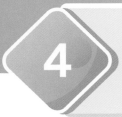

産褥精神疾患

産後精神疾患の主な症状や治療法などを表1に示す。

表1 産後精神疾患

疾患名	機序	診断基準	発症時期・予後	主な症状	主な治療法
マタニティ ブルーズ （疾患では ない）	・分娩や産褥期に生じるホルモンの変動，育児不安などが関連し合っている		・3〜5日頃（10日以内）・数時間から1〜2日で自然に軽快	・疲労感，涙もろさ，不安感，当惑，不眠，頭痛，食欲不振，怒りっぽさ，忘れっぽさなど	
産後うつ	・多くの要因が相互に関連している（ライフイベントによるストレス，サポート状況，コーピングや認知パターン，児童期における育てられ方，虐待体験など）・プロゲステロンの代謝物質の関連も指摘されている	・米国の精神医学会の診断基準DSM-5の大うつ病性エピソードの症状・日本版エジンバラ産後うつ病質問票（スクリーニング）	・産後4週間〜3か月以内	・主に気分の落ち込みと興味の減退・関連症状として，育児や授乳への過剰な不安，母親としての罪責感，睡眠の変化，食欲不振，易疲労性，気力減退，集中困難，希死念慮，自殺企図	・精神科専門医による抗うつ薬などの薬物療法と精神療法・医療行政を含めた継続的支援体制の構築
産褥期精神病（非定型精神病）	・胎盤娩出に伴う生物学的要因，双極性障害，産褥精神病の家族歴との関連が示唆されている		・産後2週目前後（1か月以内）・治療開始して数週間で軽快することが多いが，再発率は25〜45％と高い・精神科フォローアップ，家族計画支援が必要	・不眠，イライラ，焦燥，抑うつなどの前駆症状に引き続いて，幻覚妄想，まとまりのない言動や行動，些細なきっかけで怒ったり混乱する，躁状態などを呈する・対人接触が良好で人格は保たれる・発症が急激	・精神科専門医による抗精神病薬などの薬物療法・急性期は母子分離により入院加療

01 診断と褥婦への影響

近年，産後1年未満までの妊産婦死亡の原因として自殺が最多であったことが指摘され，周産期メンタルヘルスの重要性が注目されている。また，母親の抑うつ状態は，子どもの発育遅延や情緒，行動発達，認知発達などへ長期的な悪影響を及ぼすことも指摘されている。治療には産科と精神科との連携が欠かせず，精神疾患の背景に経済的困窮，育児負担感などの存在も指摘されていることから，地域との連携も不可欠である。

産褥期精神疾患は同居家族の精神状態に影響を及ぼし，パートナーがうつ病に罹患することも珍しくない。同居家族の精神状態も合わせて評価する必要がある。妊娠中の問診やスクリーニング質問票「日本版エジンバラ産後うつ病質問票」（EPDS：Edinburgh Postnatal Depression Scale）の回答結果も踏まえて，産後にかかわる。

02 発現時期・症状，主な治療法

マタニティブルーズ

産後3〜5日を中心に，10日頃までに生じる一時的な情緒障害である。日本の場合，頻度は25〜30％程度とされている。マタニティブルーズは，産褥経過で起こりうる正常な反応であり精神疾患ではない。しかし，長引く場合は産後うつ病も疑われ，約5％が産後うつ病に移行するともいわれている[1]。

産後うつ

産後数週間〜数か月以内に生じる強い抑うつ症状が現れたもので，2週間以上続き，家事や育児が困難になったり，心理社会的に目立った障害があるものをいう。一般的なうつ病と同様であり，近年では妊娠うつも含め周産期うつ病と呼ばれることもある。

退院前にEPDSを用いてスクリーニングを行う。日本では褥婦の9.0％前後（5〜15％）の発症頻度である。うつ病の既往歴がある場合，産後の再発率は約25％ともいわれ，産後うつ病に罹患した場合の次の妊娠での再発率は約50％と高い[1]。

産褥期精神病

産後1か月以内に躁や幻覚，妄想などの多彩な症状が出現し，重症の場合，自殺や嬰児殺を引き起こす急性の精神病状態である。出現頻度は褥婦の0.1〜0.2％と稀だが最も重篤な病型である。産後2週目前後をピークに発症する[2]。

マタニティブルーズ

理由なく突然涙が溢れたり，気分が落ち込んだりする情緒不安定な状態が産後3〜5日頃にみられるが，一過性であることが特徴である。

産後うつ

産後2週間健診や1か月健診時に，EPDSと「赤ちゃんへの気持ち質問票」が高得点，抑うつ状態，育児負担感，不眠，意欲低下，自分を傷つける考えが浮かぶなどの発言がある場合は，丁寧に生活状況を尋ね，精神科へつなぐ。

産褥期精神病

妄想や幻覚，抑うつや躁などの気分症状がある場合は，速やかに精神科へつなぐ必要がある。産後の精神疾患と甲状腺機能の関連は従来から指摘されており，産後に発症した甲状腺機能低下症や分娩時の大量出血による下垂体の虚血性壊死（Sheehan症候群），橋本病の悪化による精神症状として現れている場合もあり，甲状腺機能抗体のスクリーニングが重要となる。

04 看護のポイント

産褥期のメンタルヘルスを表2に示す。

マタニティブルーズ

❶傾聴と共感

誰にでも起こる一過性の状態であり，不安定な感情を表出してよいことを伝え，サポートと共感を行う。家族にも温かく見守るよう伝える。ときに妊娠中に上の子へ十分にかかわれなかった申し訳なさ，納得のいかない出産体験などが関係している場合があり，現在の状態だけでなく妊娠期や分娩期など過去の体験にも配慮し傾聴する必要がある。

医学的な管理や治療は必要ない。

表2 産褥期のメンタルヘルス

	マタニティブルーズ	産後うつ	産褥期精神病
定義	・一時的な情緒障害（疾患ではない）	・強い抑うつ症状	・躁や幻覚，妄想などの多彩な症状が出現する急性の精神病状態
頻度	・25〜30％	・9％前後	・0.1〜0.2％
好発時期	・産後3〜5日を中心に10日頃まで	・産後4週間〜3か月以内	・産後2週間〜1か月以内
症状	・一時的な疲労感，涙もろさ，不安感，当惑，不眠，頭痛，食欲不振，怒りっぽさ，忘れっぽさなど ・1〜2日で自然軽快	・2週間以上続くうつ状態，イライラ，不眠 ・育児や家事が困難になる	・不眠，イライラ，焦燥，抑うつなどの前駆症状 ・幻覚妄想，まとまりのない言動や行動，些細なきっかけで起こったり混乱する，躁状態など ・発熱

❷精神疾患との鑑別

産後うつ病の前兆や移行する場合もあり，心身の支援と症状の経過観察が必要である。

産後うつ

❶リスク因子の査定

産後うつのリスク因子として，過去の精神疾患，望まない妊娠，成育歴，疾病保有新生児，否定的な出産体験などがあげられる。母子関係構築のために，新生児からのポジティブな反応を伝えたり，カンガルーケア，ベビーマッサージなどを通じて，自責の念や出産の傷つき体験を癒すケアも必要である。背景に経済的困窮などがみられる場合は，ソーシャルワーカーとの連携を要する。

❷母親の自殺と児への虐待予防

2週間を超える抑うつ状態がみられた場合，精神科への受診を勧める必要がある。しかし，精神科への治療は偏見や薬物療法による母乳育児中断の懸念から，本人や家族から拒否される場合もある。家族の支援基盤を評価し，キーパーソンと危機的状況であることを共有することにより，母親の心身回復を最優先にした家族内の役割を調整し直すことを提案する。また，

心理職，保健師，児童相談所などと連携し，退院後の育児を支える必要がある。

産褥期精神病

❶リスク因子の査定

既往歴に統合失調症や双極性障害がある場合や実母に産褥精神病の既往がある場合，家族歴に双極性障害がある場合は，発症頻度が高まるといわれている。

❷母親の自殺，嬰児殺の予防

短時間のうちに症状が激変し，自傷や自殺につながる行動をするため，周囲から危険物を排除し，注意深く見守る。

❸薬物投与中の全身管理

薬物投与中は，全身状態を観察し，発熱・脱水に注意する[3]。

❹育児への支援

入院により母乳育児や育児を中断せざるを得ない場合がほとんどである。家族により育児が行える支援や母親が可能な限り育児に携われる支援や母親としての自尊心を保てる支援が必要である。

COLUMN

父親の産後うつ

近年，父親の産後うつが注目されている。スクリーニングには，母親と同じEPDSが用いられるが，父親を対象とした場合は母親よりも1点低い8点以上を「リスクあり」とする。

カップルが同時にうつになった場合，育児

困難になる。2019年12月に施行された「成育基本法」では，父親も支援の対象とすることが明記された。父親にとっても産後は体調を崩しやすく，子育てと仕事への責任・重圧によりうつ状態に陥りやすい時期である。父親の産後うつ予防も課題である。

引用・参考文献

1) 中塚幹也：［産褥］産褥精神病，マタニティブルーズ．周産期医学，50（8）：1417-1418，2020.

2) 中山敏男：産後うつ　私たちにできる支援．小児保健研究，79（1）：26-35，2020.

3) 真鍋敦，宮崎康二：産褥期精神障害．産科と婦人科，72（11）：1637-1645，2005.

3
産褥期の看護

5 特別な支援を要するもの

01 ペリネイタル・ロス

流産，死産，新生児死亡など，分娩を取り巻く子どもの喪失をペリネイタル・ロスという。周産期に子どもを亡くしたり，子どもに異常や障害があることを知った親や家族は，悲しみや怒り，罪悪感，絶望感，ショックなど混乱した感情のなかで日々の生活に対処していかなければならない。こうした喪失に寄り添う支援をグリーフケアという。退院までの数日はショックのなかで不安定な思考・心理状態にあり，退院後も続く。

ペリネイタル・ロスの特徴

ペリネイタル・ロスを経験する両親の特徴的ニーズを理解し，看護にあたる必要がある。ペリネイタル・ロスでは，子どもの誕生と死が同時に訪れるため，両親は子どもを失った喪の作業と同時に親になる過程をたどる。しかし，死産の場合などは子どもとの思い出が少なく，亡くなった後に思い出をつくる時間が必要となる。

一方で，子どもを失った悲しみは社会のなかで語られることが少なく，周囲から過小評価されがちである。こうした社会的風潮により，両親はさらなる苦悩に陥りやすい状況にあることを理解しておく。

看護のポイント

❶親になるニーズを満たし，子どもとの思い出をつくる

亡くなった子どもとどのように過ごしたいか，両親の希望を聴き，面会・抱っこなどを提案する。面会時には両親が子どもと一緒に過ごせるプライバシーの保たれた静かな環境をつくる。また，子どもが生きた証の思い出づくり，親になることの支援を行う（沐浴などの育児，写真，爪切り，足型など）。

こうした子どもとのかかわりや思い出づくりを拒否される場合もあるが，後になって後悔する場合もあることから，先を見通した意思の確認を丁寧に行う必要がある。

❷亡くなった子どもへの気持ちや理解を表出できる場をつくる

両親には，感情を表出してよいことを伝えたり，亡くなった子どもについて伝えらえた医学的内容をどのように理解したりしているのかを確認する。必要であれば，医師からの説明を受ける機会を再度設ける。

また，両親には誰が悪いわけでもないことを説明する必要がある。入院中の病室は，新生児の泣き声や姿がみえにくい配置の部屋または婦人科病棟などで過ごせる配慮を行う。

❸母親への身体的な支援を行う

妊娠16週以降は乳汁が分泌されるため，薬物療法にて乳汁抑制を行う。合わせて，乳房への冷罨法を行うこと，搾乳などによる乳房への刺激を与えないことも説明する。

❹継続的支援について伝える

退院後も喪の作業はつづき，1年後に再度悲しみが高まるなど長期的なケアが必要である。出産施設や自治体での退院後のサポートや家族

会についての情報を提供する。また，家族にもペリネイタル・ロスの特徴を伝え，母親や父親を支えるための支援を家族に伝える。

02 帝王切開

子宮壁を切開して胎児を娩出させる手術である。妊娠期から予定されていた「予定帝王切開（選択的帝王切開）」と妊娠・分娩期の緊急事態により決定した「緊急帝王切開」がある。産科では最も一般的な手術であり，ハイリスク妊婦の増加などにより帝王切開による分娩は年々増加傾向にある。妊娠から産褥という心身がダイナミックに変化する時期であるため，術前・術後管理や合併症について慎重に対応する必要がある。

帝王切開の適応

適応は予定帝王切開または緊急帝王切開それぞれあり，母親側，胎児側の要因で決定する（表1）。

術前看護のポイント

術前は，インフォームドコンセント，バースプラン作成，術前検査，術前オリエンテーション，入院準備を行う。

産婦が帝王切開による分娩をどのように受け止めているのか確認し，安心して帝王切開に臨めるようにかかわる。経腟分娩ではなく帝王切開となったことに失敗感や敗北感，罪悪感を感じる母親もいるため，帝王切開も経腟分娩と同様に新たな命を生み出す分娩方法に変わりはないことを伝えるなどするとよい。

術後の創部治癒の妨げとなるため，禁煙，血糖コントロールについて指導する。予定帝王切開では前日に入院し，NST，除毛，バースプランの確認，手術の流れについて再確認などを行う。

術中看護のポイント

術中は，手術室入室，モニター装着，腰椎麻酔，新生児出生，新生児科医の診察，早期母子接触，早期授乳が行われる。

殺風景な手術室においても産婦が安心できるようにかかわる。産婦自身の出産であることがわかるよう，「もうすぐ赤ちゃんが生まれてきますよ」といった言葉やお祝い，ねぎらいの言葉をかける。また，児が娩出するとき下腹部が引っ張られる感覚があることを前もって伝えておくとよい。

新生児の全身状態の診察・観察が終了した

表1 帝王切開の適応

❶予定帝王切開	
母親	・既往帝王切開　・児頭骨盤不均衡/狭骨盤　・前置胎盤/低置胎盤　・多胎妊娠　・母体感染症　・子宮手術の既往　・子宮筋腫　・母体合併症
胎児	・胎位・胎勢異常（骨盤位，横位，反屈位など）　・巨大児　・子宮内胎児発育遅延　・胎児形態異常，胎児疾患
❷緊急帝王切開	
母親	・遷延分娩，分娩停止　・子宮内感染　・妊娠高血圧症候群　・常位胎盤早期剝離　・子宮破裂の徴候
胎児	・胎児機能不全　・臍帯下垂，臍帯脱出　・超低出生体重児や極低出生体重児の早産

ら，新生児が元気であることを知らせ，母子の状況に応じて早期母子接触，早期授乳を行う。

術後看護のポイント（帰室〜翌日）

術後であるとともに産褥期であることを念頭におき全身状態の観察，ケアを行う。

❶全身状態をアセスメントする

帰室後はバイタルサインの測定，意識の観察（覚醒状態，上下肢の感覚，嘔気・嘔吐の有無），呼吸（呼吸数，SpO₂，呼吸音，呼吸苦の有無），循環動態（血圧，脈拍，チアノーゼ，体温）を観察する。

術中・術直後は，麻酔による末梢血管拡張や輸液などにより低体温に陥りやすいため，保温に努める。水分出納バランスを確認し，尿量は0.5〜1.0mL/kg/時を確保する（約30〜50mL/時）。血尿がある場合は，膀胱損傷も考慮する。産後は尿量が増える時期のため，排尿がない場合は膀胱留置カテーテルの閉塞を疑う。

術後の全身状態に問題がなく，麻酔から覚醒し腸蠕動音が聴取できれば飲水が可能となる（目安：帰室後2時間）。

❷出血・悪露，子宮復古を確認する

出血量（創部および悪露）を確認する。帝王切開による分娩時出血量は約1,000mLである。

単胎帝王切開で1,500mL以上，双胎帝王切開2,300mL以上は大量出血である。陣痛を経験しない分娩のため，オキシトシン分泌が十分ではなく，子宮収縮不良により術後1〜2時間に大量出血することが多く，創部からの出血や弛緩出血を起こしやすい。

悪露の量が50g/時間以上の場合は子宮収縮不良を疑う。子宮復古は経腟分娩と比べ，術後の安静や子宮頸管の開大が不十分であることにより悪露が貯留しやすく子宮復古が遅れやすい（表2）。子宮復古の確認は，創部痛に配慮し，触診する。

❸創部，創部痛の観察・コントロールを行う

創部を観察し，出血，皮下出血，血腫の有無，疼痛を確認する。創部は閉創後24〜48時間で接着が完了する。創部痛コントロールは，早期離床につなげるためにも重要である。

❹術後合併症を予防する

褥婦を観察する際は，出血（創部出血，弛緩出血），子宮内膜炎（産褥熱），血栓症（深部静脈血栓，肺血栓塞栓症），イレウス，硬膜穿刺後頭痛（脊髄くも膜下麻酔の場合），誤嚥性肺炎に注意する。血栓症やイレウス，肺炎予防，翌日の早期離床に向けて，体位変換，床上運動を行う。

下肢の感覚が回復してきたころより，足関節底屈運動を行う。翌日（術後1日目）は早期離床を行う。離床の2〜3時間前からベッドの姿勢調整機能によりファーラー位，半座位となり，立位時の起立性低血圧症状の発現を予防する。早期離床を進める前に，出血量，麻酔による四肢麻痺，とくに下肢のしびれ感の有無，疼痛，子宮収縮などを確認し，歩行可能か判断する。

早期離床を行う場合，座位時，立位時には，

表2 帝王切開後の子宮底高

産褥0日目（手術当日）	臍下1横指
産褥1〜2日目	臍下1〜2横指
産褥3日目	臍下2横指
産褥4〜6日目	臍下2〜3横指
産褥7日目	臍下3横指
産褥8〜10日目	臍下3〜4横指

竹内正人：帝王切開のすべて．ペリネイタルケア，p,121，2013年新春増刊，2013. を参考に作成

図1 帝王切開で出生した新生児の確認ポイント

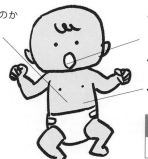

- 在胎期間が38週未満なのか 38週以上なのか
- 帝王切開分娩の適応は？
- 低血糖の可能性は？

- 呼吸障害の程度は？ 無呼吸，多呼吸，呻吟，チアノーゼのいずれかを認めるか
- 哺乳障害はいつから？

- 外表に傷はないか？

母体
・母体の基礎疾患は？

大橋敦：帝王切開で生まれた児. ペリネイタルケア, 38 (5)：443, 2019.

血圧，脈拍，気分不良，頭痛，視野狭窄，耳鳴り，意識消失，顔色に注意し，肺血栓塞栓症の症状がないことを確認する。初回歩行時は，転倒，意識消失に備え，早期離床することをスタッフに周知したり車椅子を準備しておくなど，すぐに対応できる体制を整えておく。

❺愛着形成，育児を支援する

母子の状態に応じて，ベッド上での授乳支援などを行い，母子の愛着形成，相互作用を促す。術後，初回歩行ができてトイレに行けるようであれば，膀胱留置カテーテルを抜去し，母子同室を開始する。

❻新生児の胎外生活適応を評価する（図1）

帝王切開で生まれた新生児は陣痛に曝されていなかったり，狭い産道を通過していなかったりすることで，肺水の吸収遅延により新生児一過性多呼吸（TTN：transient tachypnea of the newborn）が生じやすい。出生後2～3時間以内に発症しやすいため，多呼吸，陥没呼吸，呻吟，鼻翼呼吸などの努力呼吸，中心性チアノーゼに注意し，呼吸状態（呼吸数，肺音，SpO₂）を観察する。症状は，12～24時間，長くても72時間以内に改善することが多い[1]。

03 多胎育児

多胎育児の特徴

多胎育児は母親と家族にさまざまな課題を引き起こす（表3）。複数の新生児を授乳・育児しなければならないため，人手が必要であり，育児困難，虐待防止の観点から支援は重要である。また，多胎育児の情報や気持ちを共有できるピアサポートへのニーズも高い。

厚生労働省は2020年度から多胎育児への支援を予算化し，多胎ピアサポート支援や育児などサポーターの派遣による支援を新たに創設し

た（図2）。

看護のポイント

多胎出産した褥婦は，帝王切開やバースプランについて出産への不全感を抱いていたり，産後の身体回復が十分でなかったりするなか，育児が開始すること，退院後もNICU面会のために病院に通うことにより，十分な休息の時間が不足しやすい。

多胎育児の大変さや母親の頑張りを認める心

理的サポートが必要である。また，同時に複数の子どもを育てていくための育児スキルを伝えたり，身体的負担を軽減したりするための社会資源の活用が必要である。父親（パートナー）

も母親と同様にさまざまな不安（表4）を抱えながら育児に取り組んでいくため，父親（パートナー）にも多胎育児へのサポート体制が必要である。

表3 多胎育児による母親の困難感

時期	困難感
妊娠から出産，退院まで	・多胎妊娠を知ったときの戸惑い ・多胎妊娠の説明や情報が不十分で今後の生活が不安 ・多胎出産と児の健康への不安 ・突然の入院に伴う動揺や後悔 ・家族の不安 ・多胎妊婦や先輩ママ・パパとの出会いが少ない ・夫や家族，周囲の人の多胎妊婦への理解不足 ・経済的な不安 ・妊娠中のトラブルや長期の安静の辛さ ・長期入院による兄・姉の心配 ・遠方の病院への入院 ・入院中の医療従事者の説明不足や配慮のなさ ・出産への不全感 ・産後も体力が落ち母子同室や母乳育児がうまくいかない ・母親退院後の体調の悪さ ・多胎児を育てることへのイメージの無さ ・多胎児がNICU入院になることでの母親の困難な状況
退院後から産後4か月まで	・体力が回復していない段階での育児行動の開始 ・母親が精神的に追い詰められ壊れそうになる ・多胎児の授乳困難と発育への不安 ・多胎児の泣き声と母親の自責の念 ・エンドレスな多胎育児と，兄姉の育児とのギャップ ・父親の自覚と協力のなさ，そこから派生する家庭崩壊 ・兄・姉の育児ができないことによるストレス ・祖父母に関するジレンマやストレス ・具体的な情報が入手できないことに関するストレス

日本多胎支援協会：多胎育児家庭の虐待リスクと家庭訪問型支援の効果等に関する調査研究. 2017. を参考に作成
https://jamba.or.jp/wp-renewal/wp-content/uploads/2021/02/kodomokosodateH29.pdf（2021年3月閲覧）

図2 多胎育児への支援事業

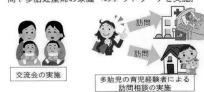

多胎妊産婦への支援について

○孤立しやすく、産前・産後で育児等の負担が多い多胎妊産婦を支援するため、産前・産後サポート事業に支援のためのメニューを創設し、多胎妊産婦への負担感や孤立感の軽減を図る。

■対象：多胎妊婦、多胎家庭
■実施主体：市区町村　　　■補助率（案）：国1/2、市区町村1/2
■事業内容
　①多胎ピアサポート事業　：　補助単価（案）：月額189,000円
　　孤立しやすい多胎妊婦及び多胎家庭を支援するため、同じような多胎児の育児経験者家族との交流会の開催や、多胎育児経験者による相談支援事業を実施。
　②多胎妊産婦サポーター等事業　：　補助単価（案）：月額408,800円
　　○多胎妊婦や多胎家庭のもとへ、育児等サポーターを派遣し、産前や産後において、外出の補助や日常の育児に関する介助等を行う。併せて、日常生活における不安や孤立感などに対応した相談支援を実施する。
　　○多胎妊産婦等へ派遣される育児サポーターに向け、多胎に関する研修も併せて実施する。

＜多胎ピアサポート事業＞
○多胎児の育児経験者家族との交流会等や、多胎育児経験者による相談支援事業を実施。
○相談支援事業では、多胎妊婦が入院する病院への訪問や多胎妊産婦の家庭へのアウトリーチを実施。

交流会の実施　　　多胎児の育児経験者による
　　　　　　　　　　　訪問相談の実施

＜多胎妊産婦サポーター等事業＞
○多胎妊産婦や多胎家庭のもとへ育児サポーターを派遣し、外出時の補助や、日常の育児に関する介助を行う。
○多胎妊産婦へ派遣される育児サポーターに向け、多胎に関する研修も併せて実施。

日常生活の　　　外出時の補助　　サポーター向けの
サポートの実施　　　　　　　　　　　研修会の実施

厚生労働省子ども家庭局母子保健課：厚生労働省における妊娠・出産，産後の支援の取組.
https://www.gender.go.jp/kaigi/senmon/jyuuten_houshin/sidai/pdf/jyu23-03.pdf（2021年3月閲覧）

表4 双胎育児期の父親の心配なこと，困ったこと（n＝25）

内容	数
妻の寝る時間がなくなるので，自分も起きて手伝っていたが，結局十分な睡眠時間をとることもなく仕事に行くこともあった	9名
子どもが同時に話しかけるので，一人ひとりに対応することができず2人同時に接することができないのはつらい 平等に接しているつもりでも，子どもはその違いをしっかりと肌で感じ取っており，（接し方が）難しいと思う場面がよくある	9名
一方の子どもが病気をすると必ず，もう1人の子どもが病気をする 別々に病気になり，寝るのも個々での違いがある 授乳，風呂や必要物品など2倍の時間や費用がかかり，どうしていいかわからなかった	6名
子どもがまだ歩けないときの予防接種，健診や病院の受診では人手が足りない	6名
上に子どもがいる場合は，生まれた多胎の子どもの育児に手がかかり，上の子どもの相手が十分にできないことや，家族の時間が取れない	3名
双胎の一方が障害をもっているが，楽しく育児を行っている	2名

富安俊子ほか：多胎児をもつ父親の体験. 周産期医学, 37(11)：1477, 2007.

母子分離の特徴

早産など新生児が治療を必要とする場合，児は新生児集中治療室（NICU：neonatal intensive care unit）へ入院することになり，母子分離状態となる。

母子分離状態では，母子の自然なかかわりが阻害されるため，愛着形成や母子相互作用を育む支援が必要になる。保育器の中にいる子どもに対し，心理的距離を感じたり，母親となった実感が湧かなかったりする場合もある。とくに，帝王切開による分娩の場合，お腹の中にいた子どもと生まれてきた子どもが一致しない感覚が生じる可能性がある。

看護のポイント

❶育児技術獲得や愛着形成への支援を行う

母子の体調をみながら，抱っこや授乳など児との触れ合いや育児をすることにより，母親としての実感が味わえるよう支援することが必要である。

❷母子分離となったショックなどの気持ちに寄り添う

分娩やNICUへの入院が突然であった場合は，分娩がトラウマ体験となったり，ショックや不安が高まったりする。子どもに先天奇形がある場合，親の反応としてショック，否認，悲しみと怒り，適応，再起の段階をたどる[2]。

母親や父親の気持ちに寄り添い，NICU入院や入院した子どもを受入れられるよう，継続的にかかわっていく必要がある。切迫早産などであらかじめNICUへの入院がわかっている場合は，NICUスタッフが出生前に母親と面会し，NICUの環境説明や事前見学，信頼関係の構築を目指し，母親の不安や疑問を解消する支援を行うとよい。

一方，NICU入院となった子どもに対し，自責の念を抱く母親も少なくない。産科と新生児科との連携，心理職との連携など多職種で母親や家族を支援していく必要がある。

❸退院後にNICUへの面会が必要な場合の支援を行う

母子が一緒に退院できない場合，母親は退院後に新生児が入院するNICUへ搾母乳を届けたり，面会に行き育児を行うことになる。そのため，退院前に搾乳の方法，電動搾乳器の使用方法・レンタル，母乳パックの方法や家庭での保存方法などについて説明しておく必要がある（図3）。

また，NICUへ通うための負担が増えることから身体の回復に影響が考えられる。NICUへ通う方法などを確認し，無理せずパートナー等に搾母乳を届けてもらうなどしてもよいことを伝えておくとよい。

図3 母子分離中の母乳について

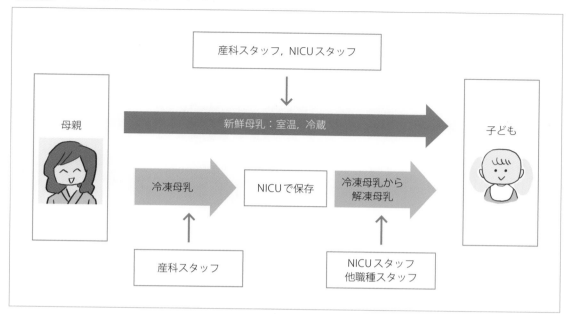

西智帆：母乳の保存方法をどう伝えるか. with NEO, 32（3）：427, 2019.

引用・参考文献

1）松本敦：新生児一過性多呼吸（TTN）. ネオネイタルケア, 31（9）：828-831, 2018.

2）Drotar, et al: The adaptation of parents to the birth of an infant with a congenital malformation: A hypothetical model. Pediatrics, 56(5): 710-717, 1975.

第4部

新生児期の看護

第1章

新生児をまるごと捉えよう

新生児をまるごと捉えよう

母子保健法において「新生児は出生後28日を経過しない乳児」と定義される。とくに生理的適応に重要な生後0〜6日を「早期新生児期」という。この時期は母体内生活から母体外生活へ適応していく時期である。この適応は数時間,数日で大きく変化するため,個々に応じたアセスメントとケアが求められる。また,新生児期は胎児期の妊娠経過や母体の状態,分娩時の影響を強く受ける。そのため看護師は,新生児をアセスメントする十分な知識をもち,正常から逸脱しないよう予測的な支援と状態に応じた個別性のある看護ケアを行うことが重要となる。

新生児の分類

新生児の発育は在胎週数や体重によって,その後の発育に大きな影響を及ぼす。そのため,その指標として以下の分類方法がある。

①在胎週数による分類

妊娠22週〜36週で出生した児を早産児,妊娠37〜41週で出生した児を正期産児,妊娠42週以降に出産した児を過期産児という。

②出生体重による分類

出生体重が2,500g未満の児を低出生体重児(とくに1,500g未満の児は極低出生体重児,1,000g未満の児は超低出生体重児),4,000g以上の児を巨大児という。

③在胎週数と出生体重による分離

出生体重が胎児発育曲線上の在胎期間別出生体格標準値(10〜90%タイル)に含まれる新生児をAFD児(appropriate-for-dates infant)という。また,標準値より小さい(10%タイル未満)児をLFD児(light-for-dates infant),大きい(90%タイルを超える)児をHFD児(heavy-for-dates infant)という。

新生児をまるごと捉える

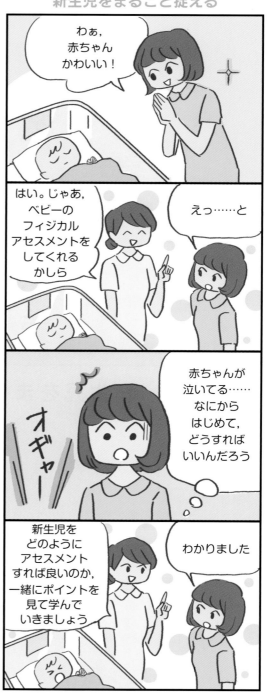

出生直後は母体内生活から母体外での生活に適応する時期であり，適応を促していく看護ケアが求められる。いままで胎盤に依存していた胎内生活から，循環，呼吸，栄養，排泄といった生命維持のための活動を新生児自らの機能で行っていく大きな変化が生じる。この変化は新生児自身の身体機能だけでなく，妊娠期の経過や母体の状態，分娩経過によって影響を受けやすい。また，出生直後の状態はその後の新生児の成長発達にも影響を及ぼしやすい。

　出生直後に行う看護ケアは，蘇生，保温，気道確保，アプガースコア（p.132参照）の採点，母子標識である。出生直後にまず蘇生の必要性を判断し，適切な処置を行う。問題がなければその後の保温等のケアに移行する。新生児は低体温に陥りやすく，低体温になると代謝性アシドーシスなどの状態悪化につながる[1]ため，ラジアントウォーマーなどの熱源をもったベッドに収容するなど，体温保持のための複数の看護ケアを行う。新生児は鼻呼吸[2]であり，口では呼吸できないために，気道確保のための呼吸を抑制しない最小限の鼻の吸引が必要となる。アプガースコアは出生直後の呼吸循環状態を評価する指標で，1分後と5分後に評価する。出生直後の5分間の蘇生処置が新生児の予後に影響するため，適切に判断・対処を行う。

　出産施設では新生児の取り違え防止や災害時の親子識別のため，母親と確認しながら母子標識を新生児の手首や足首につける。

新生児のアセスメントの基本

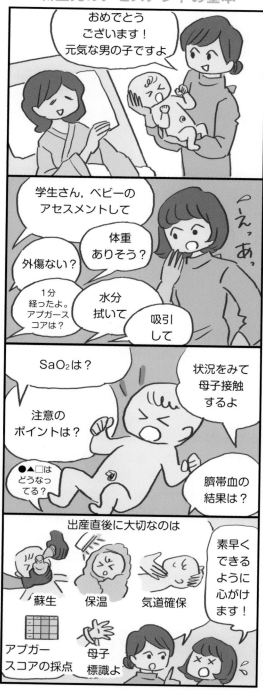

新生児の子宮外適応には出生直後のケアのほか，栄養・排泄，代謝を確認する必要がある。出生直後は新生児の胎内にある糖を消費することでエネルギーを維持するが，時間の経過とともに経口での栄養摂取を必要とする。哺乳は消化管の蠕動運動が確立して胎便が排泄されることで進む。排泄は早産児や新生児仮死などの場合に遅れる傾向があり，そのため哺乳の開始時期も遅れることが多い。胎便の排泄が24時間以内に行われない場合には注意が必要となる。新生児の栄養源は乳糖が最も重要で，分解酵素のラクターゼは正期産児では成熟している。母乳のタンパク質は消化・吸収されやすく，消化しにくい脂質も母乳では比較的吸収されやすい[3]。新生児は体内に占める水分量が80％と高く，出生後は不要となる細胞外液が不感蒸泄や尿となって排泄される。この排泄と哺乳の確立までの時間が重なり，一過性に出生児体重の5〜10％の体重減少（生理的体重減少）が起こる。

出生直後の血糖は30mg/dL程度まで低下することがあるが，糖代謝は3時間以降に安定する[4]。ビリルビン代謝は赤血球の短寿命によってヘモグロビンが分離され，間接ビリルビンから直接ビリルビンへの移行が不十分であること，肝臓での腸肝循環による再処理が多いことなどから血中のビリルビン値が上昇する。生後3〜7日目ごろには肉眼的に黄疸が認められることが多く，生理的黄疸と呼ぶ。生後1週間前後で肝臓の酵素活性は上昇し，これに伴って黄疸も軽減する。

新生児の栄養，排泄，代謝の確認

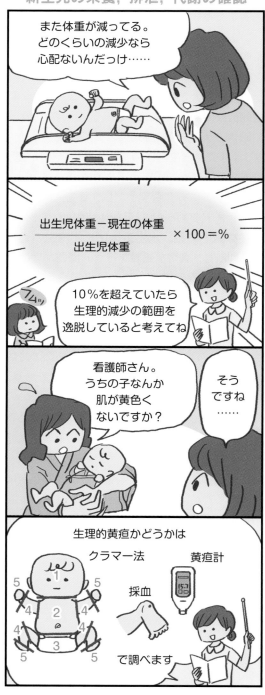

03 退院に向けたケア

出生直後から入院中の看護ケアでは新生児の子宮外生活への適応が順調に経過しているか，異常がないかをアセスメントしてケアにあたる。一般に分娩時の入院期間は生後5日程度であり，退院後には母親は周囲のサポートを得ながら一人で育児を担わなければならない。母親の育児不安は育児と現実とのギャップや育児に自信がもてないこと，どうかかわればよいのかわからないこと，他児と比べて気にすること，他者の目が気になることなどが指摘[6]されている。そのため1か月健診までに母親に必要な知識と技術の提供を行う。

母親は母乳を含めた哺乳量に不安を訴えることが多い。体重増加の目安や哺乳不足の指標の情報について個々に応じた目安を伝えておく。季節によっては環境温の調整も必要となる。衣服の着せ方やエアコンの調整，おむつかぶれや汗疹予防の身体の清潔，臍処置，清潔保持と乾燥に留意したスキンケアについて説明する。新生児の五感はかなり発達しており，母親の声や抱っこによって親子の相互作用が発達することも併せて伝えておく。

新生児が加わることは家族にも大きな変化をもたらす。褥婦は妊娠を経て変化したホルモンバランスや身体的疲労から，身体的・精神的不安定となりやすい。夫（パートナー）や，里帰りの場合は祖父母に対する医療者の情報提供が母親の良好な環境づくりにつながる。場合によっては，公的なサポートも取り入れて他者に支援を求める方法も伝えていく。

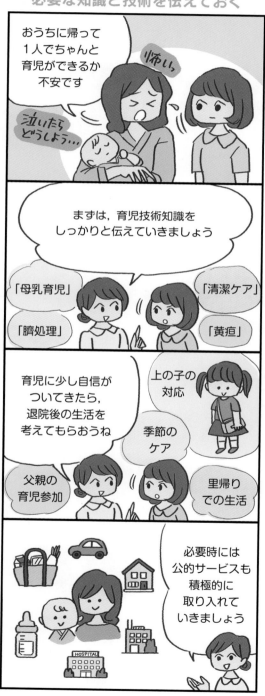

必要な知識と技術を伝えておく

引用・参考文献

1）日本新生児生育医学会編：新生児学テキスト.
　　p.463-464, メディカ出版, 2018.

2）前掲1）, p.130

3）前掲1）, p.364-368

4）前掲1）, p.466

5）前掲1）, p.470-472

6）日本小児科学会・日本小児保健協会・日本小児科医
　　会　日本小児科連絡協議会ワーキンググループ：子
　　育て支援ハンドブック. 日本小児医事出版会,
　　p.179-180, 2011.

第2章

新生児期の気づく力を高める
基礎知識

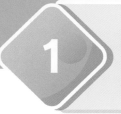

1 新生児理解に必要な理論や概念

01 理論・概念と「子どもの権利条約」

ベリー・ブラゼルトン（Berry Brazelton）[1)2)3)]は，新生児の行動や視線で評価することによってその能力の高さを証明し，それまで受け身で反射による行動がメインだと思われてきた新生児を評価して「有能な新生児」と呼んだ。新生児は出生時にすでに個々で異なる行動能力をもっていることを発見し，一方で母体の胎内環境が出生後の発育に影響を与えることも示唆した。また，生後の文化的環境や両親との相互作用，両親自身の自信や自己肯定感が新生児の行動にプラスの影響を与えることを明らかにした。

生後間もない新生児が他者の舌出し行動を模倣する現象は，新生児模倣[4)]，共鳴反応[5)]と呼ばれている。この新生児模倣は他者理解の発達の基盤にあるとされており，実証的な研究[6)]も進められているものの，探索行動の一部とする議論[7)]もあり，現在も検討されている。

Mind-mindedness（MM）は乳児を心的世界をもつ独立した存在として捉え，1人の人間として扱う親の姿勢[8)]であるとした。親のMMが低い場合，子どもの社会的能力や言語発達[9)]，攻撃性や反社会的行動などの外在化した問題行動[10)]と関連する。これは子どもに対する高い敏感性とともに安定した愛着関係を築くとされている。また，親が日々の子育てとそれに伴う自分と子どもの内的状態に関する内省的注意力を探ることで，親のメタ認知による乳幼児の安定感が正しく予測できる[11)]とした。しかし，MMやメタ認知の概念は混用されており，系統的な定義づけが不十分であり，恣意的に使われてきたことからそれぞれの研究結果を臨床に還元するには至っていない[12)]。

1989年に「子どもの権利条約」が国連総会で採択され，日本は1994年に批准国となった。子どもの権利条約[13)]は，図1の4つの権利を守るように努めている。また，一般原則として，生命，生存および発達に対する権利，子どもの最善の利益，子どもの意見の尊重，差別の禁止を保証されることを明記している。これらはあらゆる子どもについて当てはまり，健康問題をもつ子どもも含まれる。子どもの尊厳を守るために，人格をもった1人の人間として子どもを尊重する姿勢で育児を行う必要がある。

02 新生児の五感の発達

五感は視覚，聴覚，嗅覚，味覚，触覚の5つを指す。

出生直後の視力は未発達で光に対する反射が出生直後から認められる程度である。生後1〜3か月ごろの視力は0.03〜0.05で[14)15)]，徐々に視機能は発達する（図2）。

聴覚（図3）は母胎内から発達し，出生直後にはすでに音刺激に反応する能力を有している。しかし，音を認識し解釈する機能は，生後の発達のなかで獲得されていく。小児の難聴は周囲に気づかれずに放置されると言葉が遅れ，人格形成に影響を及ぼすこともあるので，早期発

図1 子どもの権利条約

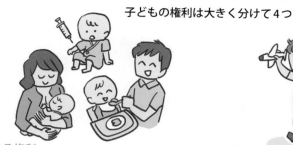

子どもの権利は大きく分けて4つ

生きる権利
全ての子どもの命が守られること

育つ権利
もって生まれた能力を十分に伸ばして成長できるよう，医療や教育，生活への支援などを受け，友達と遊んだりすること

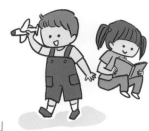

守られる権利
暴力や搾取，有害な労働などから守られること

参加する権利
自由に意見を表したり，団体をつくったりできること

図2 新生児の視力

視力
抱っこしたときの距離（約15cm）であれば，相手の顔を認識できる

新生児の視力は 0.03〜0.05

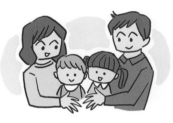

図3 新生児の聴力

聴力
音を認識する能力は生後の発達で獲得していく

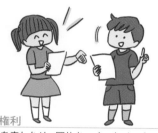

おはよう

今日もかわいいね

お腹の中にいた時のママの声だ

見，早期対応が重要となる。新生児の約1,000人に1人は両側高度感音難聴[16]であり，これは他の新生児の代謝スクリーニングで発見される他の疾患と比べても高い。これを防ぐ目的で新生児聴覚スクリーニング検査を生後1か月以内に受けることが推奨されている（令和3年12月10日に全例検査を目標とする基本方針案がまとめられた。今後は全例検査になることが考えられる）。

嗅覚は出生直後から発達している。生後数日では母親のにおいや母乳をかぎ分けるとされている。

味覚は味蕾の味細胞によって受け取られるが，胎児期にすでに味覚神経線維の支配が完成する。そのため新生児でも辛み，甘み，苦み，酸味を弁別できる[18]。味蕾は胎生期後期から哺乳期が最も多く，その後，しだいに退化する。したがって，子どもは大人より味覚に敏感であるといえる。

触覚は出生直後に十分に発達しており[14][19]，

4
新生児期の看護

触・圧覚，振動覚，痛覚，温度覚などからなる皮膚感覚と，位置，動き，力，重さなどからなる深部感覚が常に相互に強調し，姿勢保持や運動制御に関与している[14]。

新生児の五感の発達は胎児期から新生児期に目覚ましい発達を遂げるが，その発達を規定するものは遺伝要因のみならず，環境要因も大きい。母親が新生児の能力を理解し，その発達にあった育児を行えるよう支援する必要がある。

引用・参考文献

1）Brazelton TB: Neonatal behavioral assessment scale. Clinics in Developmental Medicine, No. 50. London, Wm Heinemann Medical Books, Philadelphia, JP Lippincott, 1973.

2）Brazelton TB: The Neonatal Behavioral Assessment Scale (NBAS). In JK Nugent, B Petrauskas, & TB Brazelton (Eds.), The newborn as person: Enabling healthy infant development worldwide, p.278-286, Hoboken, NJ: John Wiley and Sons, 2009.

3）Brazelton TB, Nugent JK: Neonatal Behavioral Assessment Scale. 4th ed, London, MacKeith Press, 2011.

4）AN Meltzoff, MK Moore: Imitation of facial and manual gestures by human neonates. Science. 198(4312): 74-78, 1977.

5）立元真：乳児における視覚共鳴反応の発達. 日本心理学会誌, 64（3）：173-180, 1993.

6）AN Meltzoff, J Decety: What imitation tells us about social cognition: a rapprochement between developmental psychology and cognitive neuroscience. Philos Trans R Soc Lond B Biol Sci, 358(1431): 491-500, 2003.

7）Jones SS: Imitation or exploration? Young infants' matching of adults' oral gestures. Child development, 67(5): 1952-1969, 1996.

8）Meins E: Security of attachment and the socia / developmentof cogtlition. East Sussex, UK, Psychology Press, 1997.

9）Maternal mind-mindedness and children's school readiness: A longitudinal study of developmental processes.

10）Colonnesi C, et al: Fathers' and Mothers' Early Mind-Mindedness Predicts Social Competence and Behavior Problems in Childhood. J Abnorm Child Psychol, 47(9): 1421-1435, 2019.

11）Fonagy P: The significance of the development of metacognitive control over mental representations in parenting and infant development. Journal of Clinical Psychoanalysis, 5(1): 67-86, 1996.

12）朴信永, 杉村伸一郎：用事を育てている親の子育てに関する省察の3層モデルの検討. 発達心理学研究, 20（2）：99-111, 2009.

13）ユニセフ：子どもの権利条約.
https://www.unicef.or.jp/about_unicef/about_rig.html（2021年2月閲覧）

14）常石秀一：感覚器の成長・発達. バイオメカニズム学会誌, 32（2）：69-73, 2008.

15）長谷川素美：眼の発生と視機能の発達. 新生児学テキスト（日本新生児生育医学会編）, メディカ出版, 2018.

16）日本小児科学会・日本小児保健協会・日本小児科医会 日本小児科連絡協議会ワーキンググループ：子育て支援ハンドブック. 日本小児医事出版会, p.351, 2011.

17）巷野悟郎：子どもの保健. 第7版, p.38, 診断と治療社, 2017.

18）前掲16), p.429.

19）前掲14), p.38.

2 新生児のウェルネスとは

01 全体の観察

新生児は，以下の5点で全体を観察する必要がある（図1）。

①身体的変化：出生直後から急激な呼吸・循環動態の変化が起こるため，生理的変化が正常から逸脱していないか，適応状態を観察する。生理的黄疸にも注意する。

②栄養：新生児期の栄養はその後の成長・発達にも大きく寄与する。哺乳行動や体重の増減などに注意する。

③成長・発達：子宮内での成長・発達が出生後に影響する。また，出生後の成長は著しいため，日々の変化にも注意する。

④生活環境：新生児は環境の影響を受けやすい。温度，湿度，照度，騒音などに注意する。

⑤家族関係：養育者にすべてを依存する新生児にとって大きな影響がある。退院後の育児を見据え，サポートの有無や知識の提供を行う。

図1 新生児の観察ポイント

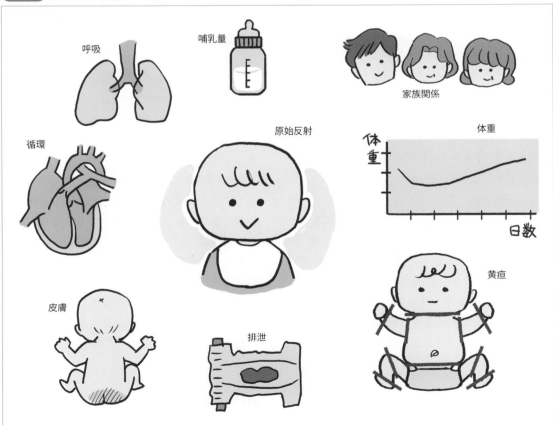

情報収集

❶身体的変化

①呼吸動態は正常から逸脱していないか

②循環動態は正常から逸脱していないか

③先天奇形・代謝異常はないか

④分娩時外傷・股関節脱臼はないか

⑤皮膚（色・冷感，落屑，中毒性紅斑，蒙古斑など）は正常範囲内か

⑥排泄（排尿・排便）は正常から逸脱していないか

⑦黄疸は生理的変化の範囲内か

⑧産瘤・頭血腫・応形機能に問題はないか

❷栄養

①体重の変化は生理的範囲内か

②哺乳量（回数，時間，量，種類等）は適正か

③哺乳を阻害する因子はないか

④脱水症状（皮膚の弾力，乾燥，大泉門陥没）はないか

❸成長・発達

①身体の成熟・発育はどうか（在胎週数，身体所見，身体計測値，感覚器，性別等）

②原始反射はあるか（モロー反射，把握反射，哺乳反射，緊張性頸反射，自動歩行，バビンスキー反射等：図2）

③良肢位，筋緊張，睡眠，応答性等は正常範囲か

④新生児の発達に影響する因子に問題はないか（母体因子：年齢，血液型，合併症，既往歴，家族歴，感染症等；妊娠因子：多胎，薬剤服用，嗜好等；分娩因子：分娩様式，分娩経過，異常破水，アプガースコア等）

❹生活環境

①入院中の環境は適切か（室温，湿度，照度，採光，騒音，母子同室・異室，感染防止策，安全への対応）

②退院後の環境は整えられているか（退院先の住居環境，日当たり，間取り，育児物品準備，地域環境等）

❺家族関係

①母子関係を形成できるか（愛着行動，母親の育児知識・技術の獲得，母子相互作用）

②父子関係を形成できるか（愛着行動，父親としての養育行動，家族としての受け入れ）

③上の子や祖父母との関係

④家族の役割分担の調整・協力体制

アセスメント

❶子宮外適応

　早期新生児は母体の子宮内から子宮外環境への移行に伴って，循環・呼吸・栄養といった身体機能を開始させて子宮外生活へ適応していく。適応の過程において，さまざまな変化が数時間のうちに行われ，その変化は急激なものである。この変化のプロセスが，正常な変化から逸脱していないか，経日的な変化として問題がないか，適応を阻害する因子がないかをアセスメントする必要がある。

　新生児の発育は在胎週数や個人がもつ特性によって大きく異なる。そのため，出生直後の計測値を基準に変化に問題がないか，標準的な発育から逸脱していないかを確認する。一方で個人としての発育も考慮し，発育がゆっくりであったとしてもその変化をアセスメントする。

　同時に，子宮外適応を促すための生活環境が十分に提供できているか，退院後の環境を想起した支援が行えているかについてアセスメントする。

❷家族発達

　母子関係・父子関係のみならず，家族として

の発達に問題はないか，新生児の受容が確立している（しつつある）かどうかをアセスメントする。里帰りの割合は祖父母に対する支援を考える必要がある。また，2018年の里帰り実施率は約5割[1]とその割合は依然として高いが，自宅に戻る割合も増えていることから，自宅地域でのソーシャルサポートの利用や産後ケア等，必要なサービスの情報提供等も重要となっている。

図2 原始反射

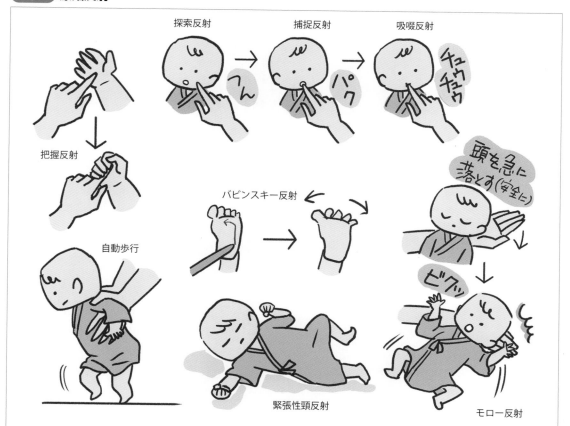

探索反射　捕捉反射　吸啜反射
把握反射
バビンスキー反射
自動歩行
緊張性頸反射
モロー反射

引用・参考文献

1）三菱UFJリサーチ＆コンサルティング：妊産婦に対するメンタルヘルスケアのための保健・医療の連携体制に関する調査研究　報告書. 平成29年度　子ども・子育て支援推進調査研究事業, 2018.
https://www.mhlw.go.jp/content/11900000/000520478.pdf（2021年5月閲覧）

4
新生児期の看護

第4部

第3章

新生児期の気づく力を
高めるアセスメント

入院中のアセスメントの視点

新生児の子宮外生活への適応は，各適応によって，適応にかかる期間や注意を要する時期が異なる。そのため，日齢によってアセスメントする適応の優先順位が変わる。身体的機能，栄養摂取，母子関係の視点から，アセスメント時に根拠となるメカニズムと経日変化を中心に説明する。なお，アセスメントに必要な情報項目等を表1に示す。

01 身体的機能

呼吸

第1啼泣によって呼吸が開始し，肺水が吸収され，呼吸が確立する。両肺で換気ができているか，左右差の有無を聴診する（図1）。排水を吸収する過程で，副雑音などの肺音を聴取することがあるが，生後数時間は生理的肺音であるため経過観察する。呼吸が安定するまでは生後2〜3日かかるため，呼吸数のみならず，肺音にも注意する。

循環

出生後，卵円孔と動脈管は閉鎖し，胎児循環から新生児循環へ移行する。完全に閉鎖するまでには，24時間程度かかるため，閉じかけたシャントの血流を心雑音として聴取することがある。心音の聴取は，心拍数，リズム，心雑音の有無など，目的に応じて聴取部位を変えて聴診する（図2）。心雑音の強度はレヴァン（Levine）分類（表2）で確認できる。中心性チアノーゼや異常呼吸など，他の症状を伴う心雑音は，先天性心疾患の可能性を考慮する。

体温

出生後から熱を産生し体温を維持するように

なるが，体温調整機能が未熟なうえに，体重当たりの体表面積が成人の3倍あることから熱を喪失しやすく，環境の変化を受けやすい。体温が異常を示した場合，不必要な露出や室温，衣類，掛物などの影響がないか確認する。環境を調整しても異常値の場合は，疾患による症状を疑う。

ビリルビン代謝

新生児は，生理的に多血状態であることに加え，肝機能が未熟でビリルビンの処理が十分にできないこと，胎児期の腸肝循環が活発であることから生理的黄疸が出現する（図3）。

肉眼的な黄疸は，生後2〜3日から出現し，生後4〜5日目にピークとなる。しかし，生後4〜5日目からグルクロン酸抱合酵素の働きが活発になり，7〜10日ころに肉眼的黄疸は消失する。生理的黄疸であるか否かは，黄疸の発現時期や黄染の強さ，ビリルビン値から判断する（表3）。生理的に経過するかは，ビリルビンの排泄に関連する哺乳量や排泄，黄疸を増強させる因子を含めてアセスメントする（図4，p.330図2）。

黄疸を増強する因子としては，感染症，血液型不適合，低出生体重児，頭血腫，哺乳不足などがあり，注意して観察する。

表1 新生児期の情報収集項目アセスメントの視点

		情報収集項目（正常値）	アセスメントの視点（注目する項目）
身体的適応	呼吸	・呼吸数：40～50回/分 ・肺音 ・呼吸の型 ・SpO$_2$：96％以上〈右上肢と右下肢で測定〉	・異常呼吸はないか：多呼吸（60回/分以上），陥没呼吸，鼻翼呼吸，シーソー呼吸，不規則呼吸，無呼吸発作（20秒以上続く呼吸停止または20秒以内でチアノーゼ，徐脈（100回/分未満）を伴う〉 ＊動脈管を介する右左シャントを有する児は下肢の酸素化が不良（SpO$_2$95％以下）となる
	循環	・心拍数：110～140回/分 ・睡眠時（ノンレム睡眠）：110回/分 ・啼泣時：180回/分 ・心音（心雑音の強さ：表2参照） ・チアノーゼの有無種類	・中心性チアノーゼ（低酸素血症や心疾患を疑う）安静時に顔面，口唇や体幹にみられる ・末梢性チアノーゼ（生理的）：四肢末端や鼻口周囲にみられ，生後2～3日で消失する
	体温	皮膚温：36.5℃以上37.5℃未満	正常値を逸脱している場合 ・皮膚温と直腸温を同時に測定する（皮膚温は直腸温より0.5℃低い） ・冷感，脱水（哺乳状態・排泄状態），感染徴候の有無
	代謝	・肉眼的黄疸観察（クラマー法，図4参照） ・経皮ビリルビン測定値 ・血清ビリルビン値 ＊経皮ビリルビン値が基準値を超えた場合採血を行う ・哺乳意欲，哺乳量 ・排泄状況（尿・便の回数） ・活気	・黄疸は生理的な範囲内で経過しているか ・正常から逸脱するリスクはないか
	排泄	・排尿：回数，性状，排泄間隔 ・排便：回数，性状，排泄間隔 ・哺乳状況（哺乳量，回数，時間間隔）	・必要な哺乳回数や哺乳量を摂取しているか ・胎便→移行便→普通便と日齢で変化しているか
	皮膚	皮膚所見 ・発症時期 ・部位 ・色調 ・隆起の有無 ・大きや数の変化 臍部	・生理的な皮膚症状か ・発熱や活気不良などの症状がないか ・感染症のリスクはないか ・出血，発赤はないか ・異臭や膿はないか ・臍脱の有無
栄養に関する適応	哺乳	・哺乳状況（吸啜，嚥下状況，哺乳意欲，哺乳量） ・授乳状況（母乳栄養・人工栄養，摂取カロリー） ・授乳状況（母親の授乳手技） ・嘔吐や腹部膨満などの異常所見の有無 ・排泄状況 ・体重の増減	・経口からの栄養摂取はできているか ・必要な栄養は摂取できているか 　必要な摂取カロリーの目安：120kcal/kg/日 　授乳量の目安：「日齢×10mL」または「（日齢＋1）×10mL」を1日7～8回 ＊生後の胃の容量は5～7mLであり，日齢とともに徐々に容量も増える。生後2～3日頃に必要なカロリーを摂取できるようになる
	体重	・哺乳状況・体重減少率 ・前日比	・生理的な範囲での体重減少か ・哺乳量の増加に伴い体重は増加傾向にあるか

排泄

循環動態が安定し腎血流量が維持されると，生後24時間以内に初回排尿がみられる。生後24時間以降は，糸球体濾過率や再吸収率も低いため，濃縮されていない尿を排泄する。

生後1～2日ころまでは黒緑色の胎便であるが，哺乳が始まると乳汁に含まれる乳糖やたんぱく質，脂質を分解した便が混じった移行便となり，生後4日ころに黄色の普通便を排泄する（表4）。排泄の状況は，哺乳と合わせてアセスメントする必要がある。

皮膚

胎脂や毳毛，落屑など，新生児に特有の所見がある（表5）。いずれも生後数日で消失する。その他，生理的な特徴として，出生直後の末梢性チアノーゼや中毒性紅斑，稗粒腫がみられることがある。いずれも感染症などによる異常所見かどうか判断するためには，全身状態とあわせてアセスメントする。

臍帯は図5のように変化し，5～7日ごろに脱落する。脱落に向けて順調な変化をしているかをアセスメントする。異常時には，出血や異臭などがみられる。

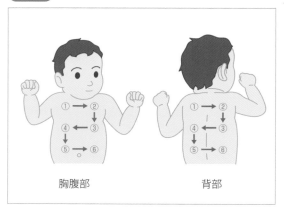

図1 呼吸の聴取

胸腹部　　　　背部

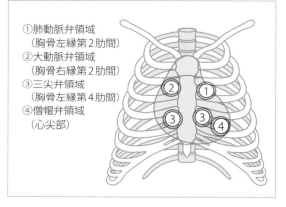

図2 心音の聴取

①肺動脈弁領域
（胸骨左縁第2肋間）
②大動脈弁領域
（胸骨右縁第2肋間）
③三尖弁領域
（胸骨左縁第4肋間）
④僧帽弁領域
（心尖部）

表2 心雑音の強さの表現（Levine分類）

Ⅰ度	最も微弱で，聴診をはじめて最初の数秒間は聞こえず，注意深い聴診でのみ明らかになる
Ⅱ度	聴診器を当てると同時に聞こえるがとくに弱い
Ⅲ度	Ⅱ度とⅤ度の中間で弱いもの。振戦を触れない
Ⅳ度	Ⅱ度とⅤ度の中間で強いもの。振戦を触れる
Ⅴ度	非常に強いが，聴診器を胸壁から離すと聞こえない
Ⅵ度	聴診器を胸壁から離しても聞こえる，きわめて強い雑音

＊Ⅱ度以上の場合は医師に連絡する

表3 経皮ビリルビン測定値の血清ビリルビン測定判定基準値

出生体重	<24時間	<48時間	<72時間	<96時間	<120時間	<5日
<2,500g	7	9	11	14	15	15
≧2,500g	9	11	14	15	15	15

森岡一朗：新生児室で行われる検査の意義と実際——ビリルビン測定. 小児内科, 51 (5)：724, 2019.

図3 黄疸のメカニズム

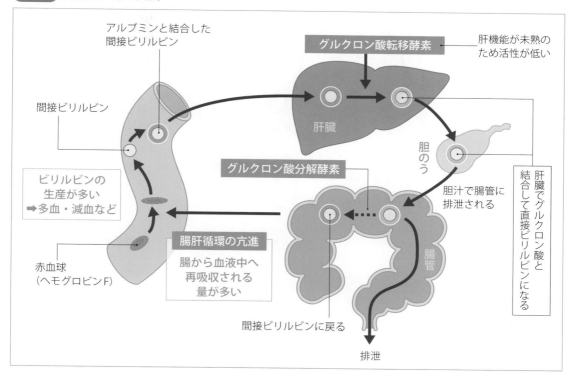

表4 排尿・排便の排泄回数と性状

生後日数	0(24時間まで)	1	2	3
尿の回数	1	2〜3	3〜4	4〜6(紙おむつ) ≧6〜8(布おむつ)
尿色	薄い	薄い	薄い	薄い
尿酸塩	ありうる	ありうる	ありうる	無
便色	黒色	緑色・黒色	緑色・黄色	黄色・粒々が混じる
便の回数	1	1〜2	3〜4	4(多量)10(少量)
粘度	タール状・粘度	移行便	柔らか	柔らか・水様便
体重	<5%減少	<5%減少	≦8〜10%減少	15〜30g/日

表5 皮膚の特徴

	特徴
胎脂	出生時,腋窩や鼠径部などに多くみられる。黄白色のクリーム状
毳毛	肩や上背部にみられる。成熟徴候
落屑	手足の表皮に亀裂が生じ,はがれ落ちる
中毒性紅斑	生後数日間に現れ,類円形紅斑で中央に丘疹や無菌性膿疱を伴い,全身にみられる。成熟徴候
稗粒腫	鼻や前額部にみられる黄色か白色の表皮嚢腫
蒙古斑	臀部や背部にみられる青色の色素母斑

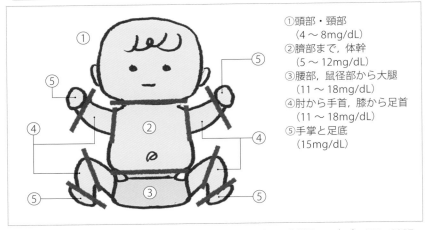

図4 肉眼的黄疸観察(クラマー法)

①頭部・頸部
　(4 〜 8mg/dL)
②臍部まで，体幹
　(5 〜 12mg/dL)
③腰部，鼠径部から大腿
　(11 〜 18mg/dL)
④肘から手首，膝から足首
　(11 〜 18mg/dL)
⑤手掌と足底
　(15mg/dL)

宮崎亮一郎：先天性代謝スクリーニング，血清ビリルビン検査. 日産婦誌，59(11)：650, 2007. を参考に作成

図5 臍の変化

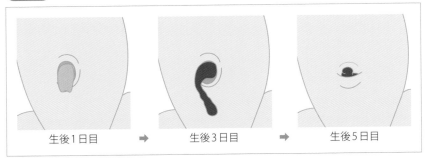

生後1日目　➡　生後3日目　➡　生後5日目

02 栄養摂取

哺乳

　児の健康状態，哺乳状況は栄養摂取に影響する。新生児の胃は縦型で噴門部の括約筋が弱く，吸啜・嚥下の協調運動と腸蠕動運動が順調になるまでは数日かかる。そのため，初期嘔吐*1や溢乳などの生理的な症状が出現することがある(図6)。日齢とともに胃の容量が増え，消化機能も活発になってくる。順調な哺乳ができている場合は，1回の哺乳量が増加し，必要なエネルギー摂取ができ，体重も増加していく。体重増加が認められない場合や噴水状嘔吐や吐物に胆汁が混じっているような場合は，消化器疾患を疑う。

　順調な母乳育児の評価のための資料を表6に示す。

体重

　哺乳量に比べ排泄量(不感蒸泄や尿・便)が多いため，生後2 〜 3日までは体重が減少する。この現象を生理的体重減少という。5 〜 10％が正常範囲である。

　生後1 〜 2日目が最も減少率が高く，母乳栄

＊1 🔖初期嘔吐　噴門部括約筋が緩いことから，分娩時に嚥下した羊水や粘液を嘔吐する生理的症状。生後0 〜 2日で消失。

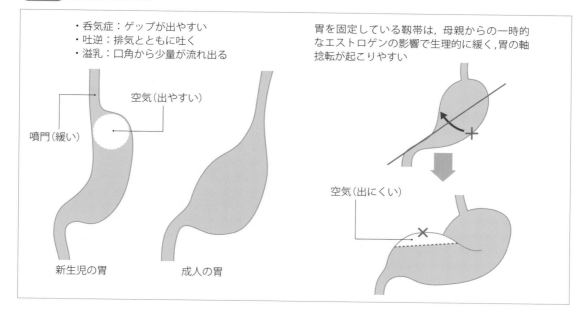

図6 新生児の胃の形

・呑気症：ゲップが出やすい
・吐逆：排気とともに吐く
・溢乳：口角から少量が流れ出る

胃を固定している靭帯は，母親からの一時的なエストロゲンの影響で生理的に緩く，胃の軸捻転が起こりやすい

空気（出やすい）

噴門（緩い）

空気（出にくい）

新生児の胃　　　成人の胃

表6 効果的な母乳育児が行われているときの児のサイン

- 生後早朝の体重減少が7％までである
- 日齢2までに24時間に少なくとも3回以上の排便がみられる
- 日齢2までに24時間に3回かそれ以上おむつが濡れる
- 日齢3までに透明か，薄い黄色の排便がみられる
- 日齢3までに授乳中に嚥下する音が聞かれる
- 日齢4までに粒々が混じった黄色い排便がみられる
- 日齢4以降は体重減少がみられない
- 日齢9までに出生体重に戻る
- 授乳のあとは満足して落ち着いて見える

IL. CA. Clinical Guidelines for the Establishment of Exclusive Breastfeeding, 3rd ed, p.16, ILCA, 2014. をもとに作成
日本ラクテーション・コンサルタント協会：母乳育児支援スタンダード. 第2版, p.176, 医学書院, 2015. より一部抜粋

養児は5〜7％，人工栄養児は3〜5％程度である。その後，体重は増加傾向となる。生後3〜5日ころからは，哺乳量の増加に伴って体重も増加していく。哺乳による水分摂取より排泄量が多い場合，哺乳量が増えるまでの間は，脱水症による発熱や体重減少率が大きくなることがある。

血糖

胎盤を介したグルコースの供給がなくなるた

め，生後約1時間で血糖値は最低となる。その後，自ら生産することで血糖値は徐々に上昇し，通常は低血糖にならない。

　低出生体重児や早産児，母体糖尿病合併などリスクがある場合には，低血糖になる可能性があるので，生後30分，1時間，2時間に血糖値を測定し，全身状態と併せてアセスメントする。

早期接触の状況，母子の健康状態，母子同室，母乳育児などが母親の愛着の促進因子であり，母子相互作用を促す。

出生後，母親が児の反応性を読み取れている

かが，アセスメントのポイントとなる。家族構成や退院後の育児環境，育児サポート状況について，退院を見据えて出生後から情報を収集し，アセスメントする。

引用・参考文献

1）仁志田博司：新生児学入門．第5版，医学書院，2018.

2）森岡一朗：新生児室で行われる検査の意義と実際──ビリルビン測定．小児内科，51（5）：720-724，2019.

3）日本ラクテーション・コンサルタント協会：母乳育児支援スタンダード．第2版，p.176，医学書院，2018.

3）中田雅彦ほか：お赤さんと赤ちゃんの生理とフィジカルアセスメント．ペリネイタルケア，新春増刊：220-223，2017.

4）前原澄子編著：新看護観察のキーポイントシリーズ母性Ⅱ．中央法規，2017.

5）宮崎亮一郎：先天性代謝スクリーニング，血清ビリルビン検査．日産婦誌，59（11）：650，2007.

第**4**章

新生児のウェルネスに基づく
看護計画

1 入院中の看護

01 生後2時間以降〜24時間以内

呼吸・循環動態が安定しつつあるなかで，経口から栄養を摂取し，はじめて排泄を行うなど，各身体機能が子宮外生活に適応していく時期である。各身体機能の適応が順調に進むように看護するとともに，異常を早期に発見することが看護のポイントとなる（表1）。

身体機能の適応が順調に進む

❶呼吸・循環・体温

体温が子宮外生活に適応し維持できるように，衣類や掛物などで調整して保温する。体温の維持は呼吸・循環に影響するため，適宜，バイタルサインを測定し，身体的機能が適応しているか確認する。正常な適応過程において，肺の副雑音や心雑音が聴取されることがあるため，チアノーゼやSpO2値と併せて経過観察をする。バイタルサイン測定時は，呼吸状態が安定し体動の少ない覚醒レベル4（表2）で，4〜8時間ごとに行うことが望ましい。

❷全身状態

頭部から下肢まで系統的に観察し，各身体機能が適応しているか観察する。また，呼吸・循環が安定したところで，脳幹・脊髄の発達の指標となる原始反射（p.295）を確認する。

❸ビリルビン代謝

バイタルサイン測定時に，皮膚の黄染の程度を肉眼的観察（クラマー法，p.302）と，経皮ビリルビン値で測定し，生理的な範囲の黄疸の経過であるか確認する。生理的黄疸の範囲で経

過するために，必要な哺乳量を摂取できるように授乳を支援する。また，呼吸障害などのストレスは黄疸を強めることになるため，児のバイタルサインに留意し，黄疸の増強を防ぐ。生後24時間以内に肉眼的な皮膚の黄染を確認した際は早発黄疸を疑い，採血による血清ビリルビンの測定を行う。

❹排泄

初回排尿，初回排便（胎便）の有無，性状，排泄時間を確認する。順調に排泄機能が適応していくために，哺乳を行う。

❺ビタミンK欠乏による出血の予防

新生児は腸内細菌で産生される血液凝固因子のビタミンKが不足している。そこで，ビタミンK欠乏による出血の予防として，数回の哺乳ができたことを確かめた後，ビタミンK2シロップを生後24時間以内に与薬する。

栄養摂取に向けて経口摂取ができる

初回授乳時に，吸啜・嚥下の協調ができ，経口摂取ができているか確認する。哺乳量よりも経口から摂取することを第一の目標として授乳を支援する。必要な栄養摂取，母親の意向に沿った栄養方法（母乳 or 人工，混合）かつ児の健康状態にあった授乳プランを立案する。授乳は覚醒レベルのstate 4からstate 6が適している（表2）。

表1 生後24時間以内の看護目標と看護支援のポイント

看護目標	身体的機能の適応が順調に進む
看護計画	**観察プラン** ＊【　】は有無を確認する初見 ・バイタルサイン（呼吸音・肺音，心拍数・心音，体温：皮膚温，SpO₂値） ・全身状態 　・姿勢【WM型】 　・皮膚色【チアノーゼ，肉眼的黄疸】，皮膚の状態【湿疹，発赤，母斑，浮腫など】 　・頭部（骨重積，大泉門・小泉門）【産瘤，頭血腫，帽状腱膜下血腫】 　・顔・首（目・鼻・耳の位置と形，口腔内）【口腔内：口蓋裂・舌小帯・魔歯，斜頸】 　・胸腹部，【鎖骨骨折，腹部膨満】　臍部【出血，膿，発赤，異臭】 　・背部（毳毛）【脊柱：二分脊椎】 　・四肢（筋緊張の程度，指やしわの状態，爪の長さ）【内反足・外反足】 　・外陰部【男児：陰嚢水腫，停留精巣，女児：大陰唇・小陰唇，新生児月経，帯下，鎖肛】 ・排尿，排便（回数，性状，量） ・原始反射【モロー反射，把握反射，バビンスキー反射，緊張性頸反射，吸啜反射，ルーティング反射，歩行反射，背反射】 **ケアプラン** ・体温の維持：衣類や掛け物による体温の調整 ・身体の清潔保持 ・感染予防 ・K₂シロップ2mg/dLの内服（1回目：生後24時間以内）
看護目標	栄養摂取に向けて経口摂取ができる
看護計画	**観察プラン** ・哺乳状態（初回哺乳，哺乳回数，哺乳量：人工乳・母乳） ・哺乳状況（哺乳力，吸啜と嚥下の協調運動，哺乳意欲，摂取の内容と量） ・嘔気・嘔吐【初期嘔吐の有無，吐物の性状】 ・バイタルサイン，口腔内，消化器系の異常の有無 **ケアプラン** ・哺乳　＊低血糖のリスクがある場合，哺乳開始時間，量については医師の指示に従う 　　　　母　乳：直接授乳の支援，カップフィーディングの授乳 　　　　人工乳：児の胃の容量を考慮し，約3時間ごとに2〜10m/回を授乳する ・母親が行う場合の授乳支援 **教育プラン** ・母親が母乳による授乳を行う場合，ポジショニングやラッチオンなどの授乳支援 ・母乳が人工乳を授乳する場合，感染防止のための哺乳瓶類の取り扱いの説明
看護目標	適応を促す生活環境が提供される
看護計画	**観察プラン** ・室温，湿度，照度，音 ・ベッド（コット内）の寝具などの位置 **ケアプラン** ・環境調整（室温：24〜26℃前後，湿度50〜60％，照度500lx以上） ・安全確認（危険物の除去，ベッド柵やコットのロック，母子標識の確認） **教育プラン** ・母親への児の環境による影響（体温調節の確認と方法）について説明する ・児の安全（添い乳や寝具類による窒息の予防，転落予防）について説明する

❶母乳栄養

　生後24時間以内は母乳の分泌量が少ないため，分泌量にかかわらず児の欲求に合わせ，頻回に授乳を行うように母親へ伝える。

❷人工栄養

　初回授乳後，3〜4時間ごとに授乳を行う。母乳育児を希望する場合は，カップフィーディングを行う。

表2 新生児の覚醒レベルと特徴

state 1	深い睡眠：non-REM睡眠，規則的な呼吸
state 2	浅い睡眠：REM睡眠，不規則な呼吸
state 3	まどろみ：傾眠傾向
state 4	静かに覚醒：大きく開眼，刺激には反応
state 5	動く・活発に覚醒：活発に動き刺激に敏感
state 6	啼泣：活発に動き，啼泣している

竹内徹：新生児期における母子相互作用——その意義と臨床現場でのケア. 教育と医学, 50(6)：496-503, 2002. を参考に作成

適応を促す生活環境が提供される

❶環境調整

体温は環境温度に影響されやすいため，室温や湿度の調整を行う。

❷安全安楽

窒息や転落につながる危険はないか，寝具やコット内の物品，ケアや観察時の環境を確認する。児の取り違えを防ぐため，移動時などは母子標識を確認する。

02 生後24時間〜退院時まで

生後24時間以降は，新生児黄疸の出現や生理的体重減少など新生児に特徴的な生理的変化をしつつ，子宮外生活へ適応していく時期である。呼吸・循環や全身状態は安定し，栄養摂取，排泄が活発になり，身体的な成長がみられる。生理的変化が正常な範囲で経過できるように支援すること，順調に成長発達が行えるように支援することが看護のポイントとなる（表3）。

また，入院中の養育者となる母親の育児技術の習得状況，授乳を介しての母子相互作用が，児の子宮外生活の適応に影響する。母親への支援は，産褥期の看護に示す。

生理的変化が正常範囲内にあり，子宮外生活への適応が順調に進む

❶バイタルサイン，全身状態

順調に各身体的機能が適応していることを確認するため，8時間ごとのバイタルサイン，全身の観察を行う。

❷新生児黄疸

日々，黄疸の程度を観察する。はじめに全身の皮膚の色を肉眼的観察（クラマー法）で行い，黄疸の強さを予測し，経皮ビリルビン値を測定する。正常な経過は，生後2〜3日で肉眼的黄疸が出現し，生後5〜7日に軽減していく。ビリルビン代謝には，必要な栄養の摂取のための哺乳を行う（p.299）。

出生体重や日齢に対して正常範囲にあることを確認する（p.300）。経皮ビリルビン値が前回の測定値より5mg/dL以上の上昇がみられた場合，基準値内であっても血清ビリルビン値を測定する。血清ビリルビン値が正常域（成熟児15mg/dL，早産児12mg/dL）を超えた場合は，重症黄疸となり光線療法などの治療が必要となる。

❸生理的体重減少

毎日，全身の観察とともに体重を測定し，体重の減少率を算出する。減少率は5〜10％が正常範囲である。10％以上にならないように哺乳量を調整する。

表3 入院中の看護目標と看護支援のポイン

看護目標	生理的変化が正常範囲内にあり，子宮外生活への適応が順調に進む
看護計画	**観察プラン**　＊【　】は有無を確認する初見 ・バイタルサイン(呼吸音・肺音，心拍数・心音，体温：皮膚温，SpO_2値) ・経皮ビリルビン値【基準値を超えた場合，血清ビリルビン測定】 ・皮膚の黄染の程度(クラマー法) ・排泄(尿，便)の回数，正常，量 ・体重：生理的体重減少率【(出生体重－測定体重)÷出生体重×100】，前日比 ・哺乳の状況(母乳or人工乳：量，回数)【溢乳，嘔吐の有無，吐物の性状】 ・皮膚の状態【落屑，発疹，発赤など】 ・室温，湿度 **ケアプラン** ・環境調整(室温，湿度，衣類，寝具) ・安全確認(危険物の除去，転落予防，ネームバンドの確認) ・事故防止について説明 　　取り違え：母子標識は2つ以上装着する。日齢が進むと，取れやすくなるので，確認を怠らない 　　窒息や誤嚥：窒息や誤嚥をしないように排気を行い，排気が不十分な場合は側臥位とする
看護目標	成長発達に必要な栄養を摂取できる
看護計画	**観察プラン** ・哺乳状態(哺乳回数，哺乳量：人工乳・母乳，回数，授乳間隔) ・哺乳状況(哺乳力，吸啜と嚥下の協調運動，哺乳意欲，摂取の内容と量) 　　母乳栄養の場合：母親の乳房の状態，授乳手技，ラッチオン，ポジショニングなど ・排泄(尿，便)の回数，性状，量 ・体重：生理的体重減少率【(出生体重－測定体重)÷出生体重×100】，前日比 **ケアプラン** ・母乳栄養の場合：直接授乳の支援，カップフィーディングの授乳 ・人工栄養の場合：哺乳量の目安例→日齢×10mL ・K_2シロップ2mg/dLの内服(2回目：生後5日または退院前) **教育プラン** ・母乳栄養の場合：母乳不足の見分け方の説明をする ・人工栄養の場合：1日の授乳量の目安と増量方法の説明
看護目標	感染が予防できる
看護計画	**観察プラン** ・バイタルサイン(呼吸音・肺音，心拍数・心音，体温：皮膚温，SpO_2値) ・臍部の状態(感染徴候の有無：匂い，膿の有無，出血，臍脱の有無) ・皮膚の状態(発疹，発赤) **ケアプラン** ・スタンダードプリコーションの徹底(処置前後の手洗い，体温計等の個別使用) ・清潔ケア(沐浴・ドライテクニック) 〈沐浴を行う基準〉 　呼吸・循環・体温が安定した後(生後6〜12時間以降) 〈沐浴を避ける基準〉 　体温が正常値を逸脱している時：発熱(37.5℃以上)，低体温(36.5℃以下) 　溢乳や誤嚥を防ぐため授乳後30分以内 　激しくて啼泣し，児にとって不快な状況である空腹時

4

新生児期の看護

❹排泄

日齢に伴い，排泄回数や量は増加していく。便は，胎便から移行便へと色や性状が変化する。母乳を飲んでいる場合は，人工乳より水様性で回数も多くなるので，栄養の内容も併せて確認する。

排泄の状況は，授乳の評価や脱水傾向の徴候，ビリルビンの代謝の指標ともなる。

成長発達に必要な栄養を摂取できる

吸啜反射，嚥下反射，呼吸の協調運動，必要な授乳量が摂取できているか観察する。母乳栄養の場合は，母親の乳房・乳首の状態や形態による阻害因子はないか確認し，授乳のタイミング，授乳姿勢（ラッチオンとポジショニング）が適切に行われるように支援する。

さらに，母乳栄養児の場合は，摂取哺乳量を把握するため，体重の変化や母乳不足の見分け方を目安にする。人工栄養の場合は，3～4時間おきに1日8回の授乳を行う。

感染が予防できる

新生児は免疫能が低く，感染しやすい。

医療者を介して水平感染を防ぐために，使用する物品は個別にし，スタンダードプリコーションに則りケアを行う。

体表面積当たりの不感蒸泄が多く新陳代謝が活発なため，清潔を保ち，感染を予防するために沐浴を行う。児の健康状態によっては，低体温になりやすい沐浴が負荷になることもあるので清拭（ドライテクニック）を選択する（p.312）。

引用・参考文献
1）仁志田博司：新生児学入門. 第5版, 医学書院, 2018.

退院に向けた看護

入院中は，退院後の環境の変化にも適応し，順調に成長発達し続けるための準備期間でもある。そのために，出生直後からの各身体的機能や哺乳状況の適応状態を評価し，退院後も継続して留意しなければならないことを明確にし，養育者となる母親へ情報提供を行う。また，順調な成長発達に向けて，聴覚や先天性代謝のスクリーニングを行い，異常の早期発見を行う。

退院に向けた看護目標と看護支援のポイントを表1に示す。

退院後も順調に子宮外生活へ適応し，成長発達ができる

❶生理的体重減少

退院時の体重が出生時体重を超えているか，または増加傾向であるかを確認する。哺乳状態をふまえて，退院後の授乳方法等を母親と相談し，退院後の予定を確認する。母乳育児の場合，「母乳不足感」をもつことが多いため，母乳摂取不足を示すサインについて説明する（表2）。退院時までに体重増加の傾向がみられない場合は，母乳量の確認と退院後に相談窓口の情報の提供を行う。

❷生理的黄疸

退院時の生理的黄疸の状況が軽減傾向であるか，経皮ビリルビンの経過を確認する。母乳栄養の児は遷延性黄疸になりやすく，判断が難しいため，母親に対し，皮膚・眼球の黄染増強，哺乳力・活気の低下，灰白色の排便がみられた場合，受診することを説明する。

❸先天性異常のスクリーニング

先天性異常の早期発見を行い，早期治療を開始し，順調な成長発達ができるために実施する。実施前には，母親へ書面と口頭で検査の意義，方法について説明を行い，同意を得る。

先天性難聴は生後3日以内にスクリーニングを実施する。先天性性難聴は1/1,000人といわれ，早期発見より言語障害を予防できる。結果は実施した即日判明し，異常が疑われた場合は精密検査を受ける（図1）。

先天性代謝異常検査（タンデムマス法）は，授乳を開始し代謝物質が産生するころに実施する（図2）。結果は生後1か月健診時に伝える。

退院後の生活環境が整い，母親・家族から適切な養育を受けることができる

❶生活パターン

順調な成長発達のために，母親が退院後の新生児の生活をイメージし，生活環境を整えることができるように，自宅の準備状況を確認する。入院中に習得した育児技術や知識を自宅で選択し，応用できるように情報を提供する。

❷睡眠

昼夜の区別がなく，3〜4時間ごとに覚醒する。退院後の環境の変化によりさらに睡眠リズムが崩れることもあるが，徐々に安定してくることを伝える。

❸啼泣

空腹や排泄後の生理的欲求としての啼泣のほかに，理由もなく啼泣することは異常ではなく，ゆったりとした気持ちで付き合うこと，時には児の安全を確認して，その場を離れることも対応の1つであることを伝える。

❹異常時の対応

38.0℃以上の発熱や哺乳力の低下などの異常に気づいた場合は，速やかに受診するように勧める。

❺清潔ケア

沐浴方法は，自宅の環境や手技の習得状況で選択するように説明する。

❻予防接種

生後1年間で受ける予防接種の種類は多く，接種時期は複雑である。予防接種の意義とスケジュールについて説明し，かかりつけ小児科医を決定することを勧める（表3）。

表1	退院に向けた看護目標と看護支援のポイント

看護目標	退院後も順調に子宮外生活へ適応し，成長発達ができる	
看護計画	**観察プラン** ・退院時の体重（生理的体重減少率，前日比） ・退院時の経皮ビリルビン値：皮膚の黄染の程度（クラマー法） ・哺乳状態（哺乳回数，哺乳量：人工乳・母乳，回数，授乳間隔） ・排泄（尿，便）の回数，正常，量 ・皮膚の状態【落屑，発疹，発赤など】 ・新生児聴覚検査（生後3日以内に実施→結果についての説明内容の把握） **ケアプラン** ・新生児先天性代謝異常等検査（新生児マス・スクリーニング）（生後4～6日に実施） **教育プラン** ・児の生理的変化（体重増加の目安，生理的黄疸の経過）と観察方法についての説明 ・授乳・哺乳の方法と量，回数についての説明 　＊母乳不足の見分け方について説明（表2参照） ・K2シロップ2mg/dLの内服についての説明をする（3回目：1か月健診時または週1回，生後3か月まで内服する，など施設より基準あり） ・聴覚スクリーニングの意義，結果によっては精密検査の必要性を説明 ・先天性代謝スクリーニング検査の意義と結果連絡方法について説明 ・退院後の受診の目安と受診方法について説明	
看護目標	退院後の生活環境が整い，母親・家族から適切な養育を受けることができる	
看護計画	**観察プラン** ・現在の母親の健康状態，家族（夫，パートナー，祖父母，児のきょうだい）の健康状態 ・母親，家族の育児技術・知識の習得状況 ・母親，家族の児の受け入れに関する反応 ・退院後の環境 ・自宅の住環境，育児用品の準備物品（着替え，おむつ，沐浴物品等） ・サポート体制（家族構成，夫，パートナー，退院後の仕事復帰の有無） **教育プラン** ・新生児の"泣いているときの対処"と睡眠パターン（生活パターン）についての説明 ・退院前に必要時，母親および家族に対し，育児技術方法の情報提供 ・自宅での沐浴方法の確認と説明	

	方法	利点
フェイスアウト法	沐浴に入る前に顔を清拭する	浴槽内の時間短縮
オールインワン法	浴槽内ですべてを洗う	石鹸で顔を洗う際は流しやすい
シャワー法	頭髪と身体の洗剤を分け，マット状で洗いシャワーで流す	乳児湿疹，アトピー性皮膚炎の予防

・退院後の環境調整（気候に応じた室温，衣類の選択，外出の目安）の説明
・生後2週間健診，1か月健診，新生児訪問指導についての説明
・予防接種プランについて説明（表3参照）

表2 母乳摂取不足を疑うサイン

- 1日の授乳回数が8回以下
- 尿の回数が少なくなる，濃縮された色をしている
- 排便の量が少なくなる
- 母乳以外のものを飲ませている
- おしゃぶりを使ってなだめている
- 児がおとなしい，眠りがち
- 体重が減り続けているか，横ばいが続いている
- 授乳がほぼ毎日40分以上かかる，10分に満たない，12回以上あるなど，有効な吸着・吸収ができていない様子がある

日本ラクテーション・コンサルタント協会：母乳育児支援スタンダード．第2版，医学書院，2018．を参考に作成

図1 新生児聴覚検査

聴覚検査
自動聴性脳幹反応（AABR）・耳音響反射（OAE）

- 先天性難聴の早期発見，早期対応により，難聴による発達の遅れを防ぐことができる

日齢2～4日のよく眠っているときに実施

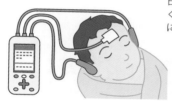

図2 新生児先天性代謝異常検査

代謝異常検査（タンデムマス法）

- 知能障害や心身障害の発症を予防することが可能
- 代謝性疾患を疑う所見（家族歴，哺乳開始後全身異常，けいれんの有無等）がないか，観察も重要

生後4～6日に踵部穿刺により採血し，指定された濾紙に血液を吸収させる。結果は生後1か月頃に判明する

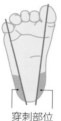

穿刺部位

表3 乳児期の予防接種スケジュール

定期ワクチン		出生後	6週間	2か月	3か月	4か月	5か月	6か月	7か月	8か月	9か月～
Hib★				①💉	②💉	③💉					
肺炎球菌★				①💉	②💉	③💉					
B型肝炎★				①💉	②💉					③💉	
ロタウイルス○	ロタリック			①💉	②💉		*生後24週までに完了				
	ロタテック			①💉	②💉	③💉				*生後32週までに完了	
4種混合★					①💉	②💉			③💉		
BCG○								①💉			

★不活性化　○生

〔推奨期間〕　〔摂取可能な期間〕

日本小児科学会：日本小児科学会が推奨する予防接種スケジュール．を参考に作成
http://www.jpeds.or.jp/uploads/files/vaccine_schedule.pdf

4 新生児期の看護

新生児の清潔ケア

　新生児は成人に比べて体表面積当たりの発汗量が多く，新陳代謝が激しいため，皮膚に老廃物が生じやすい。そのため皮膚の清潔を保つケアが必要となる。

　母子が入院中の出生早期にはドライテクニックと沐浴の清潔ケアが行われる。沐浴は呼吸循環動態が安定した生後6時間以上経ってから，できれば生後2〜3日以降に行い，連日の沐浴は避けることが推奨されている（HBV，HCV，HIVキャリア母体からの出生時はこの限りではない）。

　退院後の清潔ケア後は保湿剤を用いた保湿を行うことが推奨されている。

●**清潔ケアの目的**
　①皮膚・粘膜の生理機能を保持する
　②身体の清潔を保ち，感染を防止する
　③皮膚刺激を行うことで血液循環を促進する
　④新陳代謝を盛んにし，哺乳意欲を増す
　⑤全身の観察を行う

●**清潔ケア実施時の注意事項**
　体温を喪失しやすいため，物品を整え，手早く実施できるように準備する。新生児の熱の喪失経路を考慮し，室温26℃以上，湿度60〜80％とし，空気の対流を避ける。また，皮膚生理に基づき，体表の皮脂を適度に保つことが重要である。

〈**ドライテクニック**〉
沐浴に比べて体温の喪失が少なく，児の疲労が少ないため，体力の消耗を防ぐことができる。そのため，出生後から生後2〜3日までの呼吸循環等が安定しない時期，全身状態が良好ではないときなどに選択される。

①服を着たまま顔面・頭部をガーゼや湯

で湿らせた綿花で拭く（施設によっては頭部のみ湯で洗い流す場合もある）
②汚れている部位や陰部を優しく拭く
③おむつを交換し，新しい衣服を着せる

〈**沐浴**〉
生後4〜5日経つと発汗が多くなるため沐浴が望ましい。一方で沐浴は体力を消耗させ，熱喪失も大きいことから，全身状態が良好な場合に行う。授乳の前後30分は沐浴を避ける。沐浴の湯温は夏は38〜39℃，冬は40〜41℃とする。
①衣服を動かして脱がせるようにし，児に負担のないよう脱衣する

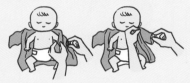

②体重を測定する（2回計測する）
③児を保持する（しっかり支える）

④顔面は目→額→頬→鼻の下→口周囲→耳の順に拭く
⑤頭部を洗う。洗った後は絞ったガーゼで水分を拭く
⑥頸部→胸部→上肢→腹部→両下肢を洗う
⑦児を保持して背部を洗う
⑧児を保持し直して外陰部・臀溝部を洗う
⑨バスタオルですばやく新生児を包んで水分を拭き取り，着衣させる
⑩臍部を消毒する
⑪鼻・耳を掃除し整髪する

第4部

第5章

新生児期の異常を早期発見
するためのアセスメント

新生児の呼吸障害

01 診断と新生児への影響

　胎内で臍帯を通じ母体血流によって酸素循環を確保していた児は，出生と同時に初めて肺を通じて体内に酸素を取り入れることになる。肺を通じた呼吸がうまくできないと，体内の酸素濃度が下がり，二酸化炭素濃度が上がることでアシドーシスに傾き，改善されないと脳への不可逆的な障害，さらには命の危険につながる。

　呼吸障害の症状を示す疾患は，肺にかかわるものだけではなく多くの疾患が存在するが，ここでは「肺を用いた呼吸をはじめる」という胎外適応が難しい場合について説明する。

　頻度の高い疾患としては，新生児一過性多呼吸，胎便吸引症候群，呼吸窮迫症候群，エアリークなどがあり，それぞれの疾患が生じやすい状況は異なる（図1）。

　発現時期・症状，主な治療法を表1に示す。

表1 新生児の呼吸障害：発症時期・症状，主な治療法

疾患名	機序	診断基準	
新生児一過性多呼吸 TTN	・肺水の吸収遅延による換気障害（陣発前の予定帝王切開児に多い）	・頻呼吸等の呼吸障害 ・胸部X線所見（胸水貯留）	
胎便吸引症候群 MAS	・呼吸時に胎便を吸引することによる気道閉塞，サーファクタント不活性による無気肺，サイトカイン活性化による炎症を伴う呼吸障害 ・多くの症例は胎児機能不全・新生児仮死で出生（過期産児に多い）	・羊水混濁がある ・呼吸障害 ・胸部X線所見：まだら状	
呼吸窮迫症候群 RDS	・早産による肺表面活性物質（サーファクタント）欠乏と肺胞構造の未熟性による無気肺	・呼吸障害の症状 ・胸部X線所見（重症度評価としてBomsel分類がある） ・マイクロバブルテスト	
エアリーク Air leak	・気胸，縦隔気腫など肺胞外に空気が漏出することの総称。自然発生のほかにMASやRDSが原因となる ・肺炎等に合併しやすく，陽圧人工呼吸の合併症としても多くみられる。早産での発症率が高い	・胸部X線検査 ・透光試験	

図1 肺の胎外適応と胎外適応が困難な疾患

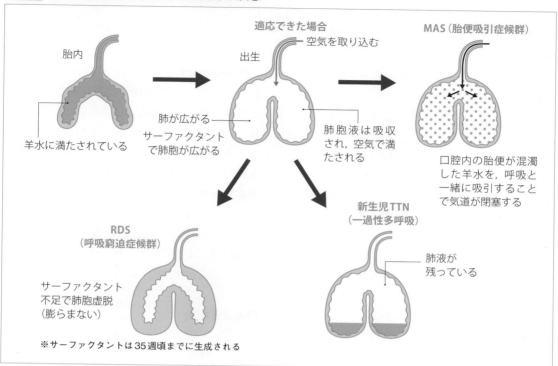

発症時期・予後	主な症状	主な治療法
・48 〜 72時間以内に軽快することが多い	・頻呼吸	・酸素投与のみで自然軽快していくことが多い
・出生直後から生後12 〜 24時間にかけて悪化 ・重症仮死での出生では予後不良 ・軽快する場合は，生後7 〜 10日で改善	・多呼吸 ・陥没呼吸 ・鼻翼呼吸 ・呻吟 ・チアノーゼ ・過膨張した胸郭の形 ・聴診：ラ音聴取	・肺サーファクタント投与 ・人工呼吸管理(MASの30％程度で必要とされる) ・新生児遷延性肺高血圧症(PPHN)合併もありうる ・重症例では体外式膜型人工肺(ECMO)
・生後24 〜 48時間ごろが増悪しやすく，死亡に至ることが多い時期 ・軽快例は生後4 〜 5日で軽快し始める	・呻吟 ・陥没呼吸 ・鼻翼呼吸 ・チアノーゼ	・肺サーファクタント補充療法 ・陽圧人工呼吸管理
・軽症では発症後1 〜 2日で改善する	・多呼吸，呻吟，陥没呼吸，鼻翼呼吸 ・呼吸音が聴取しにくい，呼吸音に左右差が生じる	・慎重な経過観察，または必要最低限の酸素投与 ・重症例では胸腔穿刺

4

新生児期の看護

❶多呼吸

呼吸の回数は重要な異常発見のポイントとなる。1回の呼吸での換気量が少ないため、回数を多くすることで酸素を十分取り込もうとするためである。児の状態（泣いているか、眠っているか等）によって呼吸の回数は変化するが、落ち着いた状態で60回/分以上は多呼吸であり、呼吸障害が疑われる。ただし、ほかにも、発熱、心疾患等でも多呼吸は生じる。

❷陥没呼吸

吸気時に胸腔内が陰圧になるため、呼吸に合わせて、肋骨間部分が陥没する（図2）。

❸呻吟

呼気時に唸る様子がみられること。息を吐くときに、声門を閉じ気味にして肺胞内の空気を残し、肺胞虚脱を防いでいる。

❹鼻翼呼吸（図3）

呼吸が苦しくなる初期段階でみられることが多い。吸気のたびに鼻腔が拡大し、少しでも多くの空気を肺に入れるための行動であり、気道が狭くなったり、肺喚気能が低下していることが考えられる。

❺チアノーゼ

血液中の酸素量が不十分な場合にチアノーゼがみられる。四肢末端や口唇周囲のチアノーゼのみであれば生後しばしばみられるものであり、必ずしも重篤ではない。しかし、体幹や顔面全体等の中心性チアノーゼは、重篤な疾患が考えられる。そのまま低酸素状態が続けば、後遺症にもつながる。

ただし、チアノーゼには呼吸性チアノーゼ（なんらかの肺疾患による換気不足）以外に、循環器疾患によって酸素化が不十分な血液が全身をめぐることが原因となるケースに注意する。

❻あえぎ呼吸

一見、呼吸をしているようにみえるが、呼吸回数が5秒に1回程度ととても少ない。十分な換気ではないので、無呼吸と同様に扱う。

❼呼吸音

聴診所見によって、喘鳴や呼吸音の左右差、ラ音の有無を聴取する。ただし、なぜ呼吸が苦しいのかを把握するのに重要な行為ではあるが、疾患があっても異常が明確でない場合もあることを理解する。

図2	陥没呼吸

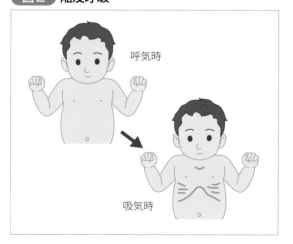

呼気時

吸気時

図3	鼻翼呼吸

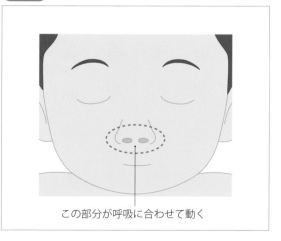

この部分が呼吸に合わせて動く

呼吸を困難にしている原因を考える

　呼吸，つまり肺のガス交換に関する以下の三要素を中心に，原因を考え，観察，支援を行う。

❶換気

　換気は，肺に酸素が入り，二酸化炭素が外に排泄される一連の流れを指す。換気が行われるためには，気道がふさがっていないこと，肺が適切な形で広がっていること，呼吸を命令する神経系統が確立されていることが重要である。

❷拡散

　拡散は，血液中に酸素が取り込まれ，二酸化炭素が血液から排出されることをさす。拡散が行われるためには，肺胞表面に分泌物等がないこと，肺胞膜が正常に機能していること（浮腫がない）が必要である。

❸灌流

　灌流は，肺の血流を通じて酸素を多く含む血液が全身に巡り，二酸化炭素の多い血液が全身を巡って血液が肺に戻ることを指す。肺での酸素交換の機能が問題なくても，その血液がう

まく巡らないことで身体面では低酸素血症になりうる。ここが"肺以外の疾患"とくに循環器疾患でも呼吸障害のような症状が出る理由である。

解剖を意識する

　呼吸障害が明らかな新生児は専門病棟への搬送が必要になるが，出生後，あるいは呼吸障害の症状が出た場合に，診察や搬送までに産科病棟で気をつけることがいくつかある。どれも，新生児の解剖を意識することが重要である。

❶スニッフィングポジション（図4）

　新生児は頭が大きいため，平らなところに寝かせたり頭に枕を入れると，気道が折れ曲がってしまう。気道がまっすぐつぶれない形をイメージして，少し肩枕を入れ，スニッフィングポジション（においをかぐような体勢）をとることが重要である。

❷右手にSpO₂のモニターを装着する

　血中酸素飽和度のモニターは大人は手指に装着するが，新生児は手掌や足甲などにつけることが多い。呼吸の状態を観察する必要がある

図4　スニッフィングポジション

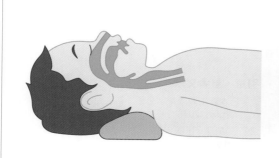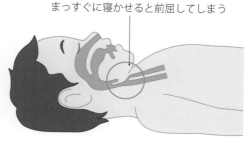

まっすぐに寝かせると前屈してしまう

ときには，必ず右手に装着する（p.323 図2参照）。右手のSpO₂は循環器障害（とくに動脈管）の影響を受けず，呼吸状態の評価ができるためである。

酸素投与は状態を悪化させることもある

　呼吸障害の問題といえば低酸素であり，酸素投与をすればいいように思うかもしれない。しかし，高濃度酸素は肺に障害となることもあるため，新生児蘇生の場面では正期産児は高濃度の酸素ではなく，空気で陽圧呼吸をすることになっている。また，循環器疾患がある場合，酸素投与によって動脈管が閉鎖することでより状態が悪化することもありうる。「呼吸障害といえば酸素」ではなく，状態によって必要性や可否を検討することが重要である。

引用・参考文献
1）日本新生児成育学会編：新生児学テキスト．メディカ出版，2018.
2）仁志田博司編：新生児学入門．第5版，医学書院，2018.
3）細野茂春監：日本版救急蘇生ガイドライン2020に基づく新生児蘇生法テキスト．第4版，メジカルビュー社，2021.

2 新生児の循環不全

01 診断と新生児への影響

　胎児は出生と同時に成人の循環へと変化させる。しかも，出生の前後も含め一度も心臓の動きと循環を止めずに，それまで使っていなかった肺を経由した経路に，その循環経路だけを変えるのである。これがどれだけ困難なことかを想像してみてほしい。とくに胎児循環の特徴である動脈管は出生後に閉じる必要があるが，うまく閉じない，肺を経由する経路への移行がうまくいかないということもある。

　また，胎児循環では大きな問題とならなかっ

た小さな心室の穴のような疾患も，胎児循環から成人の循環へ移行するに伴って大きな問題へと変化する。胎児循環，また胎児循環から成人循環への移行という胎外適応が適切に進むかどうか（図1），困難がある場合，一見問題なくみえる新生児の体調悪化の徴候をいかに早くみつけることができるか，看護師の観察が重要となる。

　ここでは，産科病棟で出会う可能性のある胎外適応に関連する疾患についてみていく。

図1　心臓の胎外適応と胎外適応が困難な疾患

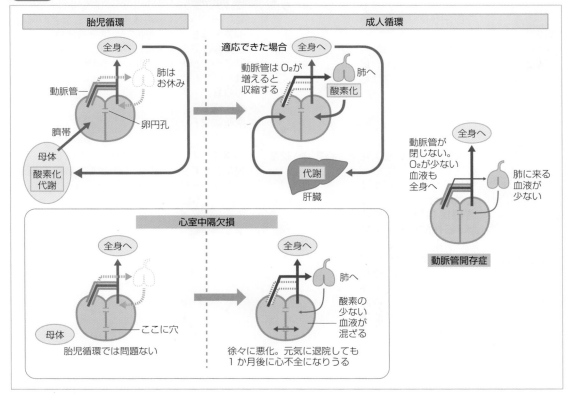

胎内で大きな心臓疾患などがみつかっていなくても，出生後に発見される頻度が高い循環器疾患として，動脈管開存症，新生児遷延性肺高血圧症，心室中隔欠損症がある（表1）。

このほかにも，注意が必要な循環器疾患は多数あるが，「十分な酸素濃度の血液が全身をめぐっているか」「胎児循環からの移行は順調か」という視点で常に観察を行い，正常な経過からの逸脱が疑われる場合には，専門医に診察を依頼することが重要である。

とくに先天的な心疾患をもっている場合も，動脈管が開存している間は症状が出にくいことが多い。そのため，生まれたばかりのときは問題がなくても，注意して観察していくことが重要である。また，動脈管開存症などの新生児特有の疾患もあるため，胎児循環から成人循環へ移行している最中であることを常に意識する必要がある。

表1 新生児の循環不全の発現時期・症状，主な治療法

疾患名	機序	診断基準	主な症状	主な治療法
動脈管開存症	・動脈管が閉鎖せず，肺への血流が不十分であることで，徐々に循環不全，心不全に至る	・心エコー検査	・特徴的な心雑音 ・多呼吸 ・哺乳力不良	・COX阻害薬（インドメタシンやイブプロフェン） ・外科手術
新生児遷延性肺高血圧症（PPHN）	・出生後にも胎児期と同様に肺血管抵抗が高く，身体の血圧よりも肺血圧が高い状態を示す ・右心室に負荷がかかり，右心室圧が増大し，最終的に左心室も含め心不全に至る	・高度のチアノーゼ ・心エコー検査	・高度チアノーゼ（下半身に強いチアノーゼ） ・啼泣・体動・処置などでチアノーゼが増悪 ・心雑音 ・血圧低下 ・尿量減少	・原因疾患の治療 ・チアノーゼ発作の誘因予防（minimal handling） ・高濃度酸素療法などの肺血管抵抗を下げる治療 ・昇圧剤や輸液による身体血圧を上げる治療
心室中隔欠損症	・最も頻度の高い先天性心疾患 ・膜性部に生じた場合は比較的症状も軽く，経過観察の場合もあるが，筋性部での欠損では症状が強くなる ・新生児早期には元気でも，1か月健診の際には心不全となることがあるので，必ず診察のうえで，必要な期間での受診を促す	・心エコー検査	・心雑音 ・欠損が大きい場合は多呼吸，哺乳不良	・全体の50〜60％では1〜2歳の間に自然閉鎖がみられる ・外科手術

❶チアノーゼ

チアノーゼを表す疾患は，肺疾患と循環器疾患の大きく2つに分かれる。呼吸障害に伴うチアノーゼ（なんらかの肺疾患による換気不足）ではないと考えられた場合は，循環器疾患（酸素化が不十分な血液が全身をめぐることによるチアノーゼ）を疑う。

チアノーゼがみられる場合には上下肢のSpO_2を計測する。

❷血中酸素飽和度（図2）

生後1日目（24時間）以降，退院までの時点で下肢でのSpO_2を計測することが，心疾患のスクリーニングになると考えられている[1]。下肢ではSpO_2が低い場合や，上下肢でSpO_2の値に差がある場合には，心疾患が隠れている場合が

あるので，他の症状を観察しつつ専門医の診察を依頼する。

❸心雑音（図3）

心雑音は，心室中隔欠損をはじめ，弁逆流など心疾患がある場合に，本来の血流と異なる部位やタイミングで血流があるために，心収縮と異なるタイミングで雑音が聞こえるものである。専門家であれば，心雑音の聞こえる場所や音によってある程度疑われる疾患も予想できる。

心雑音は，児が落ち着いた状態での聴診でないと見逃しやすいので，まずはバイタル測定で，心拍数だけではなく心雑音の有無についても注意深く聴取し，専門医への診察・超音波検査等へつなぐことが重要になる。

04 看護のポイント

心雑音を把握する

毎日のバイタル計測時が，心雑音等の異常の発見に適している。出生後退院までの間に継続して何度も観察をする機会がある看護師や助産師が，きちんと心雑音を把握することが重要である。

生後数日以内は，動脈管（成人循環への適応

図2 SpO_2計測の方法

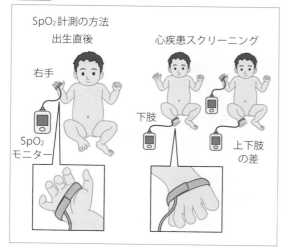

図3 心雑音が聞こえる仕組み

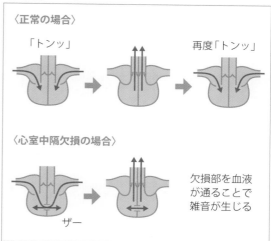

表2　心不全を疑わせる症状

- 頻脈(ギャロップを伴う)
- 多呼吸
- チアノーゼ
- 浮腫・体重の異常な増加
- 肝腫大
- 哺乳力低下
- 元気がなくなる

仁志田博司, 進純郎：産科スタッフのための新生児学
──出生から退院までの医療とリスク管理. 改訂2版,
p.116, メディカ出版, 2007.

の過程で狭くなりつつある)などを流れる血流音が心雑音として聞こえることもあり, そのような正常範囲での適応過程の心雑音であれば, 2～3日以内に消失する。その一方, 出生日には聞こえなかった心雑音が2～3日後に聞こえるようになることがある。これは, 成人循環に移行する過程で, もともとの循環器疾患による影響が明らかになるためである。

心雑音のみであれば, 様子をみてよいこともあるが, まずは診察を依頼する。その際には, チアノーゼ, SpO₂, 心不全を疑わせる症状(表2)がないかを同時に観察したうえで報告をすることが必要である。

酸素化の程度を把握する

SpO₂の計測や呼吸状態の観察によって, 酸素化の程度を把握することが重要である。循環器疾患があっても, 入院中は大きな症状はなかったにもかかわらず, 退院後に心不全につながることもあることを意識して観察する。

胎内での循環からの連続で考える

胎児循環から成人循環への移行中であるということを常に意識する。循環器疾患を早期発見することが, 児のその後の生活のために大変重要である。「正常な経過で来たから問題ない」と思わず, 常に意識して観察を続ける。

Not doing well (何となく元気がない)

心臓への負荷がかかることで, 呼吸への影響(多呼吸), 何となく元気がない, 哺乳力が悪いといった症状につながることがある。循環器疾患特有の症状ではないため, そこから診断につなげることは難しいが, 他の症状(チアノーゼ, 心雑音など)と併せて, 気になる症状がないか, 観察が必要となる。

引用・参考文献

1）日本未熟児新生児学会　医療提供体制検討委員会：正期産新生児の望ましい診療・ケア. 日本未熟児新生児学会雑誌, 24 (3)：419-441, 2012.
http://jsnhd.or.jp/pdf/sinseijikea.pdf
2）日本新生児成育学会編：新生児学テキスト. メディカ出版, 2018.
3）仁志田博司編：新生児学入門. 第5版, 医学書院, 2018.

3 新生児の神経疾患

01 診断と新生児への影響

　胎児は，臍帯を通じた母体からの血液を用いた「胎児循環」という成人とは異なる循環をもっている。私たちは，自分の身体の中心に近い部分にある心臓から全身へ血液を循環させているため，外的な要因で（身体の損傷なく）循環だけが途絶するということは考えにくく，安全な部分に循環の要があると考えてよい。

　その一方で，胎児は，直径約1cmの臍帯1本が，命綱である母親からの血液循環のすべてを担っているため，胎盤からの血流が途絶えることは生死にかかわる問題である。そのため，児にとって大きなストレスとなりうる分娩時をはじめ，妊娠中に何らかの理由で胎盤や臍帯の血流に問題が生じると，胎児循環が途絶し，脳への大きな影響となりうる。

　母体からの血流が十分でないことは低酸素状態や虚血状態につながり，脳組織や神経細胞が障害され，神経機能に障害，つまり筋緊張や姿勢の異常をはじめとした自分の身体をコントロールする機能が障害される。中等度以上では予後不良であり，脳性麻痺の大きな原因である。

　また，脳内出血は早産児に多い疾患だが，正期産児でも生じうる。分娩そのものが胎児にとっては大きなストレスであり，巨大児や回旋異常などのいわゆる難産では分娩損傷が生じるリスクがあり，その結果，まれではあるが脳内出血にもつながる。

02 発現時期・症状，主な治療法

　新生児の神経疾患の発現時期・症状，主な治療法を表1に示す。

　低酸素性虚血性脳症（図1）では，重症度によって異なった症状を示す。重症度評価にはSarnatのステージ分類や，トンプソン（Thompson）のスコアが用いられる。中等度以上で予

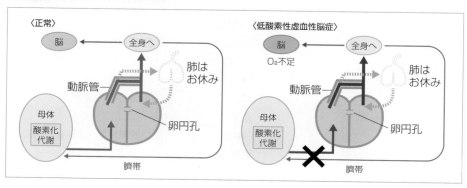

図1　低酸素性虚血性脳症

後の改善効果が期待できる低体温療法は，実施施設が限られること，適応が限られること，適応となる時間が限られることに注意が必要である。

　頭蓋内出血は，早産児と正期産児で病因・病態が異なることに注意が必要である。頻度としては，早産児での発症が明らかに多い。早産児では多くが生後72～96時間以内に発症する。早産児では，未熟な脳室上衣下胚層に起こる出血が原因であり，正期産児での頭蓋内出血では硬膜下出血とくも膜下出血の頻度が高い。

正期産児では多くが分娩外傷による。脳実質の出血や硬膜外出血は少ない。分娩外傷以外の理由としては，血管奇形や血液凝固異常，原因不明の場合などがある。部位や症状によって重症度・予後に大きな差があり，けいれんを繰り返すような症例では予後不良だが，無症候性では予後良好であることが多い。

　なお，比較的多くみられる頭血腫や帽状膜下血腫は頭蓋骨の骨の外側の出血であり，出血量の多い帽状膜下血腫でない限り，予後は良好である。

表1　新生児の神経疾患：発現時期・症状，主な治療法

疾患名	機序	診断基準	主な症状	主な治療法
低酸素性虚血性脳症 HIE	・新生児仮死に伴う低酸素，虚血状態となることで脳細胞の壊死，さらにその後6～20時間頃に組織損傷が広がる2段階の神経細胞死によって発症する ・症状によって予後も異なるが，中等症以上では予後不良であることが多い	・神経症状 ・頭部MRI ・頭部エコー ・新生児脳波・aEEG	・筋緊張・姿勢異常 ・腱反射・原始反射の異常 ・瞳孔異常 ・バイタルサインの異常	・在胎36週以上，中等度以上，生後6時間以内の場合には，低体温療法によって二次的な組織損傷の広がりを抑える低体温療法が適応になる ・それ以外に有効な治療法はない
頭蓋内出血 IVH	・早産児では，脳の未熟性による出血，正期産児では分娩外傷によるものが多い ・血液凝固異常の疾患が原因となることもある	・頭部エコー ・頭部CT ・頭部MRI	・高度チアノーゼ（下半身に強いチアノーゼ） ・啼泣・体動・処置などでチアノーゼが増悪 ・心雑音 ・血圧低下 ・尿量減少	・有効な治療法はなく，症状に対する対処療法を行う

表2　Thompsonの低酸素性虚血性脳症スコア

	0	1	2	3
筋緊張	正常	亢進	低下	弛緩
意識状態	正常	興奮・開眼	嗜眠	昏睡
新生児発作	なし	1日3回未満	1日3回以上	
姿勢	正常	ペダルこぎ，握りこぶし	遠位部屈曲	除脳硬直
モロー反射	正常	部分的	なし	
把握反射	正常	減弱	なし	
吸啜反射	正常	減弱	なし	
呼吸	正常	過呼吸	間欠的無呼吸	自発呼吸なし
大泉門	正常	膨隆	筋満	

Thompson CM, et al: Acta Paediatr, 86(7): 757-761, 1997.

03 異常と判断できる観察ポイント

低酸素性虚血性脳症

❶アプガースコア

出生5分後のアプガースコアは，児の予後と強い相関を示すといわれている。点数が低いほど，予後が悪い。6点以下で仮死，3点以下で重症新生児仮死となる。5分後も6点以下であった場合は，10分後も評価する。

ただし，早産児では筋緊張と反射が弱いので，仮死がなくても点数が低く出ることがある。

❷臍帯血ガス

臍帯動脈血ガスは，分娩時の胎児のアシドーシスを評価することができる指標である。重度のアシドーシスがあれば，分娩時の低酸素・虚血を示すものとなる。正常新生児の臍帯動脈血ガスは，pH7.27（7.15～7.38の範囲），BE－2.7（－8.1～0.9）とされており，pH7.0未満では予後悪化のリスクが高くなる。

❸CTGモニター
（胎児心拍数陣痛図モニタリング）

低酸素性虚血性脳症は分娩時の低酸素が大きな原因であることから，CTGモニターを把握す

ることは，分娩時の児の状態を知る手がかりとなる。そもそも，すべての分娩の新生児担当は出生してくる児の状態をある程度予測する必要があるため，徐脈をはじめ児のレベルについて把握し，状態が悪いことが予測される際には，まとめて報告できるようにする必要がある。

❹重症度スコア

評価の簡便さから「Thompsonのスコア」（表2）が用いられやすい。筋緊張，意識状態，発作や姿勢，反射について観察の必要がある。

頭蓋内出血

正期産児では，分娩時の外傷，塞栓や血栓症，血液凝固異常や血小板減少症，凝固因子欠乏，動脈瘤や動静脈形成異常などの出血に関連する基礎疾患の有無を確認する。とくに，めぼしい原因のない原因不明の出血もある。

早産児で生じる頭蓋内出血は，生後24時間以内に50％，72時間以内に90％が発症するため，とくにこの時期の経時的な観察が必要である。

4
新生児期の看護

04 看護のポイント

低酸素性虚血性脳症

❶胎内・出生までの循環を評価する

低酸素性虚血性脳症は，出生までの間に低酸素，虚血状態におかれたことによる病態である。そのため，妊娠中～分娩中，出生までの経過を評価し，把握することが重要である。分娩中のCTGモニター，出生時のアプガースコア，アシドーシスを把握できる臍帯動脈血ガス等の情報を整理したうえで，児の症状とともに報告

する必要がある。

アプガースコア（表3）は，減点式ではなく加点式で考える（10点満点から「皮膚色マイナス1」といった評価をされることも多いが，本来は望ましくない）。アプガースコアの5項目（心拍数，呼吸，筋緊張，刺激，皮膚色）について，合計点はもちろん，生後何分の時点で，どの項目が何点で，合計点につながったのかを記録することが重要である。

臍帯血ガスの測定は，臍帯動脈からの確実な

表3 アプガースコア

	0点	1点	2点
心拍数	ない	100回/分未満	100回/分以上
呼吸	ない	弱い泣き声/不規則な浅い呼吸	強く泣く/規則的な呼吸
筋緊張	だらんとしている	いくらか四肢を曲げる	四肢を活発に動かす
刺激	反応しない	顔をしかめる	咳またはくしゃみ
皮膚色	全身蒼白または暗紫色	体幹ピンク・四肢チアノーゼ	全身ピンク

採血，採血後可能な限り早く計測をすることが重要である。臍帯静脈からの採血や，採血後時間が経過した後での計測値は児のアシドーシスを評価できない。

❷低体温療法について知る

低体温療法を実施するのは限られた施設ではあるが，適応や自らの施設の近くではどこで実施可能なのかについて，知っておくことが大切である。

頭蓋内出血

❶ Not doing well

症状として，新生児発作，無呼吸発作，発熱，血圧低下，貧血，ショック，黄疸などがあるが，どれも頭蓋内出血特有の症状ではなく，難しい。分娩時の状況や週数，母体の情報などと併せて，判断が必要となるため，他の情報も併せて「なんとなく元気がない」というときの可能性の1つとして考える。

❷ Minimal handling（早産児）

未熟な脳への刺激を極力減らし，頭蓋内出血を起こさないことが重要である。すみやかな処置，必要最低限の介入，母体搬送をすることで早産児を搬送することを回避する，出生前の母体へのステロイド投与，血圧変動を防ぐことなどがあげられる。

❸分娩時の状況（正期産児）

分娩は児にとっては大きなストレスである。分娩の経過（分娩所要時間，胎児心拍モニタリングの経過，器械分娩の有無など）についても，まとめて報告できるようにする。

引用・参考文献

1）日本新生児成育学会編：新生児学テキスト．メディカ出版，2018.
2）仁志田博司編：新生児学入門．第5版，医学書院，2018.
3）田村正徳監：2015 CoSTRに基づいた新生児低体温療法実践マニュアル．東京医学社，2016.

01 診断と新生児への影響

黄疸はほぼすべての新生児が経験するが，その程度には大きな個人差がある。そもそも，黄疸とは血中のビリルビン濃度が高いことであり，皮膚をはじめ，症状が強いと涙なども黄色くなる（図1）。

大人の黄疸では皮膚のかゆみと倦怠感が症状としてあげられており，新生児もビリルビン濃度が高い場合，活気がなくなることが多い。しかし，黄疸自体に大きな問題はなく，治療を必要としなければ「生理的な」状態であるといわれる。

ただし，黄疸が重症化した場合の疾患として「核黄疸」と呼ばれる脳障害がある。核黄疸は，脳性麻痺の原因にもなる大きな問題である。核黄疸のリスクが高く治療が必要な黄疸が「病的黄疸」，治療を必要とせずに落ち着く黄疸が「新生児特発性黄疸（生理的黄疸）」である。

黄疸の症状が強くなるのは産褥入院期間である生後1週間程度が多いため，産科病棟での観察が重要となる。はじめから生理的であると断言できる黄疸はなく，一方で「少しでも黄疸が出るのはおかしい」ということではない。適切なアセスメントと判断が，いちばん近くで新生児を観察する看護師に求められている。

図1 黄疸とビリルビン

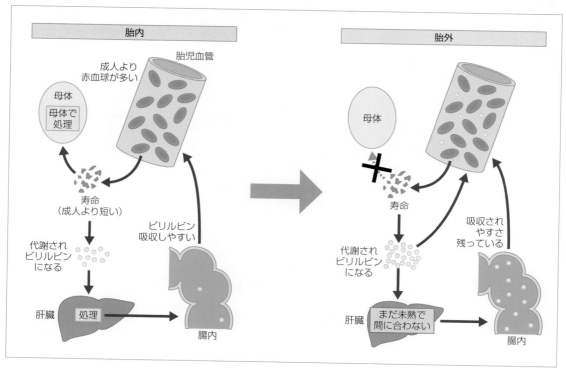

新生児黄疸の機序，発症時期・予後を表1に示す。

一般的に，ビリルビンの濃度は生後4～7日目まで上昇し，その後，低下するという経過をたどることが多い。そのため，生後1週間前後が治療の必要性を判断していくうえで重要となることが多い。自然にビリルビン濃度が下がり始めると，再上昇することは多くない。ただし，光線療法によってビリルビン濃度が下がった場合は，光線療法中止後に再度濃度上昇する場合（リバウンド）があるので注意する。

治療の必要な黄疸として，生後早くに急激に発症する黄疸，基準値を上まわり治療を要する黄疸，ビリルビン濃度が下がらず遷延する黄疸の3つに大きく分けられる（図2）。これらの原因としては，以下のようなものがある。

①血液型不適合黄疸：母子の血液型が異なることによって溶血し，生後1日目ころから急激にビリルビン濃度が上昇する。早期の治療，必要ならば交換輸血が必要である。

②母乳性黄疸：母乳栄養で育っている場合に，比較的ビリルビン濃度が高い状態が1か月近く続く場合がある。母乳性黄疸の場合には，「ある程度，総ビリルビン濃度が高くても核

表1 新生児黄疸：機序，発症時期・予後

疾患名	機序	発症時期・予後
早発黄疸	・ほとんど溶血性黄疸（血液型不適合など）	・生後24時間以内に発症
生後2～7日目に治療を要する黄疸	・新生児特発性黄疸 ・感染症に伴う黄疸など	・生後2～7日目に基準値を上まわる
遷延性黄疸	・母乳性黄疸 ・肝の未熟性 ・先天性胆道閉鎖症 ・甲状腺機能低下症など	・生後1週間を過ぎても黄疸が続く

図2 新生児黄疸

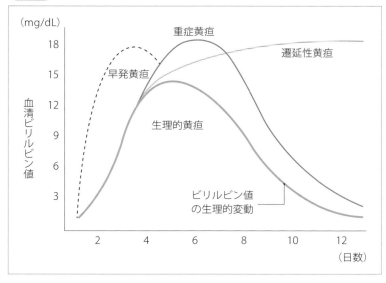

黄疸にはなりにくい種類のビリルビンなので問題ない」ともいわれているが，母乳性黄疸か否かの診断には各種検査が必要である。臨床的に母乳性黄疸と考えられても核黄疸に至った事例もあるため，ビリルビン濃度が下がるまで注意深い観察と適切な評価が必要である。

黄疸が強くなってくると，見た目が黄色くなることのほかに，児は活気がなく，眠りがちになることが多い。ビリルビンの排泄のためには適切な哺乳によって排便を促すことが重要だが，活気がないために哺乳の意欲が落ちる場合もある。黄疸が強くなる時期は，ちょうど母乳分泌が急に増え，乳房緊満が強くなるため児の吸着の意欲も重要になるが，それが難しい場合もある。

また，多血の場合には赤血球が多いということであり，黄疸が強く出やすい。そのため，頭血腫があるような場合も高ビリルビン血症のリスクが高いといえる。

治療方法としては，光線療法が中心である。とくに病状が重い場合には交換輸血が必要な場合もある。光線療法の方法にもいろいろな方法があるため，それぞれの利点・欠点を把握しつつ，確実に光線療法ができるようにする。

03 異常と判断できる観察ポイント

皮膚色など

明らかに皮膚色が黄色くなってくるため，見た目での評価は重要である。もちろん，見た目だけで判断はできないが，明らかに黄色みが強くなったということがあれば，施設のルーチンにとらわれず，経皮ビリルビンの計測を行う。黄疸が強くなってくると，眼球の白目の部分や，涙も黄色くなることがある。

活気

成人の黄疸患者は倦怠感を感じるといわれているが，新生児も同様に明らかに活気がなく，傾眠傾向となる。黄疸が落ち着けば回復する。

経皮ビリルビン

経皮ビリルビン計測器の数値は，血中の総ビリルビン濃度と相関がある。もちろんずれは生じるが，光線療法を必要とするビリルビン値に近い場合には，採血をする根拠となる。採血と異なり，新生児への侵襲がほとんどないので，施設でのルーチンでの計測はもちろん，必要と判断した場合には計測を行い，基準値と比較する。基準値は生後24時間経過ごとに変化するため，日齢だけではなく，出生時間や生後の経過時間の把握が必要である。ただし，光線療法開始後は経皮ビリルビンは血中の総ビリルビンとずれが生じるため，治療開始後は必ず採血した値を用い，経皮ビリルビン値は使わない。

なお，これまでは出生体重ごとに基準値を定めた「村田・井村の治療基準」（図3）と中村の治療基準（図4）が用いられることが多く，多くの新生児室に掲示されている。正期産児については この基準が用いられることが多いが，早産児に関しては近年新しい基準（神戸大学（森田）の基準）が提案され，用いられているので注意する。なお，村田・井村の基準では，出生時の仮死（5分値アプガースコア3点未満），低血糖の場合等に核黄疸発症のリスクが高くなるため，一段低い基準線を光線療法開始の基準値として用いることが推奨されている。

図3 村田・井村の光線療法の治療基準

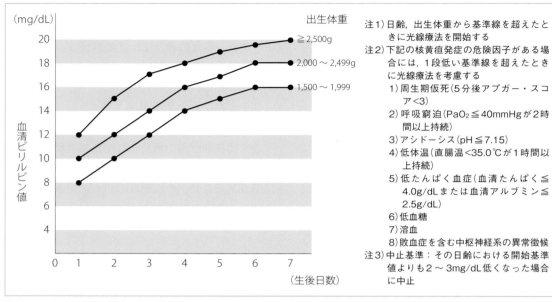

井村総一：新生児黄疸の治療——光線療法の適応基準と副作用の防止. 日本臨床, 43：1741-1748, 1985. を一部改変

図4 「中村の治療基準」を基に作成した，光線療法開始基準
（血清総ビリルビン濃度（TB：mg/dL）

疾患名	<24時間	<48時間	<72時間	72時間以降
1,500 〜 2,500g	8	10	12	15
≧2,500g	10	12	15	18

※血清アンバウンドビリルビン（UB）の場合は，≧1500gでは常に0.6μg/dLが光線療法開始の基準となる

04 看護のポイント

黄疸の悪化を防ぐ

新生児黄疸のメカニズムを理解し，排便を促進することが重要になる。黄疸が強い場合にはどうしても活気が低くなり，哺乳力が落ちることが多いが，便を腸内にとどめすぎない（腸肝循環を防ぐ）ことが重要となる。

光線療法前後での看護

光線療法は，光を児の皮膚にあてることが重要である。とくにベッド型やブランケット型は母子同室での実施がメリットだが，授乳のため

にほとんど抱っこしていて光を当てていなければ治療の効果が見込めない。母親に「少しでも長く光にあてることが重要である」ことを説明し，どうしても難しいと感じる母親に対しては，授乳時以外は預かる等の選択肢も検討し，治療を最優先できるように働きかける。

比較的黄疸が重度である場合は，クベースに収容して光線療法を行うことが多い。この場合も，授乳時のみ治療を中断できるが，児の主治医と相談して行う。

光線療法で用いる光は結膜への有害性が考えられるため，光線療法中は児の目を保護するアイパッチをつける。確実につけることができ

図5 黄疸光線療法の治療器

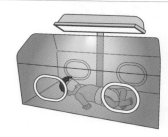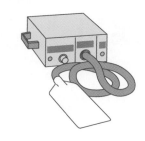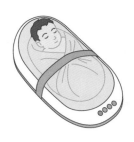

スタンド型, スポットライト型
（クベースと組み合わせて使用する）　　　　パッド型　　　　　　　　ベッド型

ているかの確認も必要である。

黄疸光線療法の治療器を図5に示す。

母親の心配・罪悪感へのケア

黄疸は, 少なくない新生児が経験することであり, 医療者からみると光線療法はそれほど侵襲の強い治療法ではない。

しかし, 母親は, 健康に生まれた児に異常があったという事実, 光線療法中の姿（アイパッチにより顔が見えない, ベッド型で自由に動けない）をみて, 流涙することも多い。とくに, 黄疸が強まるころには, 母親もホルモンバランスの関係で精神的に不安定になっていることが多い点にも注意が必要である。光線療法では, 母親の協力が必要な場面も多いので, 母親の責任ではないこと, 治療後の見通しなどを丁寧に説明し, 不安な点の傾聴, 確実な治療のための頻回の訪室等が必要になる。

引用・参考文献

1）日本新生児成育学会編：新生児学テキスト. メディカ出版, 2018.

2）仁志田博司編：新生児学入門. 第5版, 医学書院, 2018.

3）難治性疾患実用化研究事業監,「早産児核黄疸の包括的診療ガイドラインの作成」班：早産児ビリルビン脳症（核黄疸）診療の手引き. 診断と治療社, 2020.

https://www.jpeds.or.jp/uploads/files/20200415_birirubin_tebiki.pdf

5 新生児の代謝・内分泌，血液疾患

01 診断と新生児への影響

　胎内での胎児の血糖や電解質，微量栄養素は母体から臍帯を通じて供給されており，それらの濃度調整は母体に依存している。出生と同時に母体から独立して胎盤・臍帯からの適切な濃度の血液供給が絶たれると，新生児は自分自身で摂取したり生成する必要がある。しかし，生後早期はその切り替え時となるため調整がうまくいかない場合もあるが，血糖はエネルギー源で必要不可欠であるので，出生当日から低血糖のリスクがある（図1）。

　新生児期は低血糖となるリスクが比較的高い時期であるが，その理由として，①蓄えが少ない（低出生体重児等）場合，②母体血糖値が高く，

出生後もインスリン分泌が盛んで血糖が下がってしまう場合，の2つがあげられる。

　そのほかに，新生児期に注意が必要なものにビタミンKがあげられる。ビタミンKは血液の凝固因子に関連しており，ビタミンK不足は血液凝固能の低下による脳出血や消化管出血につながる。ビタミンKは納豆をはじめとするさまざまな食品の摂取や腸内細菌による産生によって補充することができるが，新生児ではどちらも難しい。母体由来のビタミンKは生後4日〜5日ころに使い切ってしまうため，出血予防のために経口的にビタミンKの投与が必要になる。

02 発現時期・症状，主な治療法

低血糖

　通常，血糖は生後1時間ころに最も低下する。その結果，インスリンの分泌が抑えられ，肝臓でグルコースが産生され，生後3時間ころまで血糖は上昇し，その後は問題のない値となる。しかし，低血糖のリスクが高い新生児では，「血糖が下がりすぎる」「適切に上昇しない」などの問題が生じるため，血糖測定による血糖の推移の確認が必要である。低血糖の基準は状態や施設によって多少違いはあるが，45〜50mg/dL以上が正常血糖値とされる。

　低血糖が認められる場合は，哺乳可能であればすぐにミルクを飲ませ，1時間以内に再度血糖測定を行う。それでも低血糖が続く場合や，

低血糖症状（けいれん・振戦，易刺激性，傾眠傾向，無呼吸，多呼吸など）がみられる場合は，ブドウ糖の輸液が必要である。

ビタミンK欠乏症

　生後4〜5日以降，母体由来のビタミンKが消費されると出血しやすい状態となり，とくに新生児メレナとしてよく知られている。メレナは消化管出血の症状のことを指し，消化管出血した血液の混ざった黒色便や吐血という症状で現れる。

　ただし，一見，新生児の下血や吐血にみえても，分娩時に新生児が何らかの要因で飲み込んだ母体血であり，新生児本人は出血していない

場合もある。そのため，新生児メレナは真性メレナ（新生児本人の出血）と仮性メレナ（母体血が混ざっただけ）に分けられる。しかし，肉眼では真性メレナか仮性メレナか区別することは

できず，区別のためにはアプト試験（図2）を行う。ビタミンK欠乏であれば，ビタミンKの静脈注射で改善する。出血量が多ければ輸血などが必要になることもある。

図1 新生児の血糖の推移と生理的反応

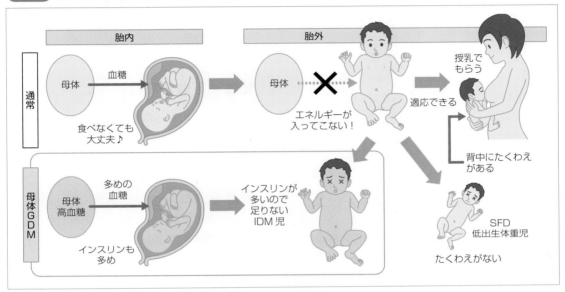

図2 アプト試験（真性メレナと仮性メレナ）

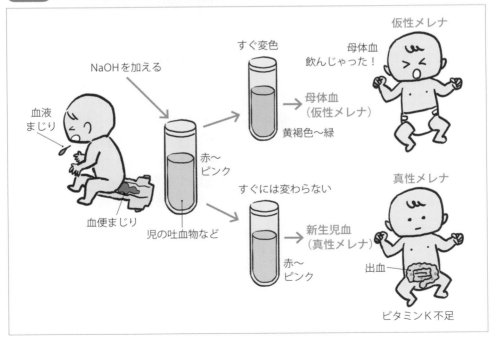

リスク判断に基づいた血糖測定

　低血糖に陥った新生児の症状として，けいれん・振戦，易刺激性，傾眠傾向，無呼吸，多呼吸などの症状があるが，低血糖に特徴的な症状というものはない。また，一見，良好な状態にみえていても低血糖に陥っていることもある。

　低血糖のリスクが高いと判断される場合には，血糖測定を行うことが重要になる。リスク評価を適切に行い，低血糖を見逃さないことが最も重要である（表1）。

高インスリン血性低血糖症

　生後直後の多くの低血糖は胎外適応に伴う一時期的なものだが，糖尿病の母親から生まれた場合や新生児仮死または胎児発育不全で生まれた場合，先天的高インスリン血症の場合に，インスリンの分泌が多いことによる低血糖が生じる。

　その場合，低血糖のリスクが高い期間が長くなるため，注意が必要である。

吐血・下血（血便）

　吐血・下血がある場合は出血の量と性状が重要となる。必ず現物を保存し，診察時に確認できるようにしておく。それまでにビタミンKの内服の状況も併せて報告する。

　なお，ビタミンK欠乏のほかにも，血便の原因（表2）となる疾患はいくつもあり，肛門周囲炎による血液の混入のように消化管からの出血ではない場合も含まれるため，哺乳の状態や肛門周囲の状態も併せて観察する必要がある。

04 看護のポイント

低血糖症

❶血糖測定

　血糖以外の採血などの必要性がある場合を除いて，新生児の血糖測定は，足底穿刺と簡易血糖測定器で行われる。穿刺には全自動ランセットを用いることが推奨されている。適切な部位の穿刺と，必要な量の血液の準備，適切な血糖測定器の使い方を把握することが重要である。

　また，足底穿刺の際には，新生児の痛みのケアを行うことが望ましく，新生児を手のひらで包み込むようにしたり（ホールディング），搾母乳を与えることが非薬理的な痛みのケアとして推奨されている[1]。

❷低血糖の予防

　うまく授乳ができれば大きな問題がない場合，血糖は上昇するはずであり，適切なタイミングで哺乳を促すことが重要である。早期授乳は低血糖の頻度の軽減につながる。新生児の様子に合わせた授乳をサポートすることが，低血糖の予防にもなる。

　一方で，出生当日の新生児は初期嘔吐やげっぷに伴う嘔吐など，嘔吐しやすい状態である。出生直後はとくに問題ない，あるいは血糖測定で正常血糖値であることが確認できていても，初期嘔吐が続く場合などは低血糖のリスクを検討する。

❸保温

　人間は環境の温度によって体温を調節している。新生児にとっての至適温度環境では酸素

表1 低血糖のリスクが高い児
①早産児
②胎児発育不全児(FGR児)
③SFD児(Small for dates),低出生体重児
④糖尿病・妊娠糖尿病の母から生まれた児(IDM児)
⑤HFD児(Heavy for dates)
⑥新生児仮死や低体温の児
⑦哺乳力が弱く嘔吐を繰り返している児

表2 血便の原因
①新生児一過性ビタミンK欠乏症 (狭義の新生児メレナ)
②腸管内での出血(腸重積,腸炎,易出血性疾患)
③ミルクアレルギー・乳糖不耐症
④肛門周囲炎・裂傷による血液混入
⑤母体血誤飲(仮性メレナ)

消費量や血糖の消費が少なくなるが,それよりも寒い・暑い環境では体温調節のためにエネルギーを消費する。成人と比べると低体温・高体温になりやすいとはいえ,体温調節を行っているため,実際に計測した体温が正常範囲でも,体温調節の結果である可能性もある。

低血糖のリスクを抑えるためにも,余分なエネルギー消費を抑えることを目的に,本人の体温とともに環境温度にも配慮が必要である。

ビタミンK欠乏症

❶ビタミンKの投与

予防的なビタミンK投与の目的を理解し,確実に内服させる。内服の際には,授乳直後を避け,嘔吐のしにくいタイミングで内服する。もし嘔吐した場合には,再投与の必要性があるかもしれないので知らせてもらうよう母親に依頼する。なお,退院後も生後3か月まで1週間に1回ビタミンKを内服させることが推奨されているため,自宅での内服方法についても保護者に説明が必要である[1]。

❷吐血・下血(血便)

吐血・下血とも,出血の量と性状が重要となる。必ず実際の現物を保存し,診察時に確認できるようにする。それまでのビタミンKの内服の状況も確認し,併せて報告する。

引用・参考文献

1) 日本新生児看護学会：NICUに入院している新生児の痛みのケアガイドライン2020年(改訂)・実用版, 2020.
2) 日本小児科学会ほか：新生児と乳児のビタミンK欠乏性出血症発症予防に関する提言. 2021. https://www.jsog.or.jp/news/pdf/20211201_shuuchiirai.pdf
3) 日本新生児成育学会編：新生児学テキスト. メディカ出版, 2018.
4) 仁志田博司編：新生児学入門. 第5版, 医学書院, 2018.

先天性疾患，障害をもつ新生児の家族への看護

　新生児医療の領域では，"家族を中心として家族全体を支援する"という考え方「Family centered care」がとくに重視されている。

　これは，出生直後の母子の愛着をはじめとする家族の形成過程において，新生児が何らかの障害をもっていたり治療の必要があることで，その愛着形成の機会が失われることに危惧を抱いているためである。また，先天性疾患・障害をもつ新生児は長期入院となることも多く，新生児が救命されても，家族と長期間離れていることで，「家族として受け入れられない」という状況も生じうる。

　先天性疾患・障害をもつ新生児は，「生きていくための治療の支援はもちろん，本来，発育・発達していく時期・段階にある」ということを理解したうえでの支援，家族がその児を家族として受け入れ，新しい家族形態に移行できるような支援も求められている。

　そのため，多くの配慮がなされている。まず，胎内から胎外での生活に適応している過程であることから，照明や騒音を含め，できるだけ外の世界に近づける環境の配慮がなされている。また，NICUでは他の病棟よりも両親に限っては面会の融通が利くような配慮がなされていることも多い。最近は，母子同室ができる部屋や家族が宿泊できる部屋などが併設されている施設もできている。しかし，コロナ禍では面会の制限が厳しくなった施設も多く，オンラインで面会できるシステムの開発等も検討されている。

　成人の入院と大きく異なるのは，面会に行っても本人から経過や様子を聞くことが難しいという点である。そのため看護師には，単なる面会ではなく，家族形成支援の場とすることが求められる。毎日の面会は難しい場合もあり，ノート等に日々の様子を記録し，家族が新生児の様子を知ることができるツールとして用いるなどの工夫も行われている。

　出産直後の母親は，たとえ医学的には大きな問題とならないことであっても，「正常ではない」ことに大きなショックを受けることがある。母自身のホルモン変動が大きい時期でもあり，つい先日までお腹にいた子の状態への強い心配，妊娠中に思い描いていた幸せな出産後の生活を否定されることなどが重なるからであろう。母親自身が医療関係者で，「頭ではたいしたことはないのはわかっているが，涙が出てしまう」と話すこともある。

　ましてや，長期にわたる治療が必要であったり，障害が明らかとなった場合には，受け入れに時間がかかることもある。治療を受けている新生児が幸せになるためには，治療が順調に進むことと同時に，家族からの愛情を受ける環境があることが重要である。新生児の一生涯への影響を与える場であることを常に意識したい。

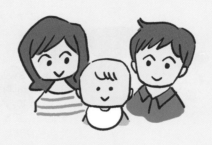

索引

編集・執筆者一覧
Profiles of Contributors

◆ 編集

茅島　江子　秀明大学看護学部 教授

村井　文江　常磐大学看護学部 教授

細坂　泰子　東京慈恵会医科大学医学部 教授

◆ 執筆（執筆順）

茅島　江子　編集

阿部　正子　名桜大学人間健康学部 教授

藤原　聡子　元・長野県看護大学看護学部 教授

村井　文江　編集

能町しのぶ　兵庫県立大学看護学部 准教授

山本　弘江　愛知医科大学看護学部 准教授

細坂　泰子　編集

濱田真由美　東京慈恵会医科大学医学部 講師

小川久貴子　東京女子医科大学看護学部 教授

中田　久恵　常磐大学看護学部 准教授

米澤かおり　東京大学大学院医学系研究科 助教

看護判断のための気づきとアセスメント

母性看護

2022年2月25日　発行

編　集	茅島江子・村井文江・細坂泰子
発行者	荘村明彦
発行所	中央法規出版株式会社
	〒110-0016　東京都台東区台東3-29-1　中央法規ビル
	TEL 03-6387-3196
	https://www.chuohoki.co.jp/

装幀	二ノ宮匡
本文デザイン	クリエイティブセンター広研
DTP	合同会社 Crivelli・早瀬衣里子
編集協力	友永由紀
印刷・製本	広研印刷株式会社

ISBN978-4-8058-8434-8

○本書へのご質問について
本書の内容に関するご質問については，下記 URL から「お問い合わせフォーム」に
ご入力いただきますようお願いいたします。
https://www.chuohoki.co.jp/contact/